现代儿科疾病分析与诊疗决策

王 宁 ◎ 著

黑龙江科学技术出版社

图书在版编目（CIP）数据

现代儿科疾病分析与诊疗决策 / 王宁著. -- 哈尔滨：
黑龙江科学技术出版社，2022.6
ISBN 978-7-5719-1374-8

Ⅰ.①现… Ⅱ.①王… Ⅲ.①小儿疾病-诊疗 Ⅳ.
①R72

中国版本图书馆CIP数据核字(2022)第065722号

现代儿科疾病分析与诊疗决策
XIANDAI ERKE JIBING FENXI YU ZHENLIAO JUECE

作　　者	王　宁
责任编辑	项力福
封面设计	刘彦杰
出　　版	黑龙江科学技术出版社
地　　址	哈尔滨市南岗区公安街70-2号 邮编：150001
电　　话	（0451）53642106　传真：（0451）53642143
网　　址	www.lkcbs.cn www.lkpub.cn
发　　行	全国新华书店
印　　刷	廊坊市瀚源印刷有限公司
开　　本	787mm×1092mm　1/16
印　　张	17.75
字　　数	416千字
版　　次	2022年6月第1版
印　　次	2022年6月第1次印刷
书　　号	ISBN 978-7-5719-1374-8
定　　价	68.00元

前　言

近年来，儿科学取得了重大突破，在基础研究与临床应用方面均取得了较大进步，新技术、新方法、新药物不断涌现。小儿常见疾病如严重心律失常、感染、急性呼吸窘迫综合征等多属于危急重症，若得不到及时、正确的诊断和治疗，将会错过最佳的抢救时机，导致严重的并发症和后遗症，重者将威胁患儿的生命。因此，如何早期诊断并组织抢救处理，就成为问题的关键。为了推广目前国内儿科临床诊治领域的先进经验，提高临床疾病的诊断率与治愈率，笔者编写了本书。

本书从临床实用的角度出发，在理论知识与临床实践之间架设起一座桥梁，使临床医师能在短时间内掌握诊断、治疗的基本流程，提高专业技能。本书首先简述儿童生长发育、儿童保健学、新生儿遗传代谢病筛查、儿童管理、儿科常见症状及鉴别等基础内容，然后阐述了消化系统疾病、呼吸系统疾病、循环系统疾病、泌尿系统疾病、神经系统疾病、营养性疾病、新生儿疾病等儿科临床中的常见病、多发病，对每一种疾病的诊疗过程都进行了清晰的阐述，贴近临床。本书内容新颖、简明扼要、重点突出，同时又兼顾知识面的广度及临床实用性，旨在提高医师的临床诊疗水平，是住院医师、基层医务工作者、高等医学院校学生常备的参考书。

鉴于笔者水平和拥有的资料有限，书中疏漏和错误在所难免，祈望各位读者不吝赐教。

目 录

第一章 绪 论

第一节 儿科学的范畴

随着科学的发展,尤其是与儿科有关的边缘学科的发展,儿科学研究的范围逐渐扩大及深入。如果以年龄来分,有新生儿学、青少年(青春期)医学;如果从临床的角度以器官系统的疾病来分,有小儿心脏病学、小儿神经病学、小儿肾脏病学、小儿血液病学、小儿胃肠道疾病学、小儿精神病学等;从小儿发育的角度考虑有发育儿科学;从研究社会与儿科有关的问题考虑有社会儿科学等。

残疾儿童是全社会关心的群体,先进的国家已建立了残疾儿科学,由神经病学、精神病学、心理学、护理学、骨科、特殊教育、语言训练、听力学、营养学等许多专科组成,专门讨论残疾儿童的身心健康。相信今后一定会有新的与儿科学有关的边缘学科兴起,为儿童的健康服务。

第二节 儿童期的年龄划分

儿童处在不断生长发育的过程中,全身各系统、器官及组织逐渐增大,趋向完善,其功能亦趋向成熟。这个过程是连续的,但也表现出一定的阶段性。各阶段在解剖、生理、免疫、病理等方面各有其特点,因此在疾病的发病率、引起疾病的原因、疾病的表现等方面均有不同。而更重要的是在身心保健方面的重点各阶段有所侧重,因此对儿童进行年龄期的划分对小儿疾病的临床及预防、保健均是有益的。

从受精卵开始到生长发育停止可分为下列 6 期。

一、胎儿期

从受精卵开始到婴儿出生前称为胎儿(fetus)期,共 40 周(从末次月经第 1 天算起为 40 周,实际上从受精开始为 38 周)。受精后 8 周内称为胚胎期(或称成胚期),这个阶段各系统的器官组织迅速分化发育,已基本形成胎儿。如果受到内外因素的作用,胚胎形成受到影响,会发生各种严重畸形,甚至流产。

从受精 8 周后到出生为胎儿期,这阶段胎儿各器官进一步增大,发育逐渐完全,如果到胎龄满 37 周后娩出,称为足月儿,在母亲的照顾下逐渐生长、发育。

临床上又将整个妊娠过程分为 3 个时期。①妊娠早期,此期共 12 周,胎儿已基本形成。②妊娠中期,此期共 16 周,各器官迅速生长和生理上成熟。但在妊娠 20 周前,体重均在 500 g以下,肺未发育好,即使生下也不能存活。妊娠 28 周时胎儿体重已达 1 000 g,肺泡结构已经比较成熟,故妊娠 28 周后娩出的早产儿在精心护理的条件下可以存活。③妊娠后期,此期共12 周,以肌肉及脂肪组织迅速生长为主,故胎儿的体重增加迅速。

引起胎儿病理改变的主要原因有:在妊娠早期主要是基因及染色体的异常(包括突变)及孕母的各种感染;妊娠中期及后期主要是胎盘、脐带的异常而导致缺氧、感染,放射及有毒化学物质的损害,免疫性血液病(溶血症)及孕母的营养障碍等。

胎儿期的保健措施应包括孕前咨询、孕母感染性疾病的预防(尤其是弓形体病,巨细胞病毒感染,风疹、疱疹病毒感染及梅毒)、孕母营养的合理指导、定期产前检查、高危妊娠的监测及早期处理、孕期合理用药及某些遗传性疾病的早期筛查等。

二、婴儿期

从出生后到满 1 周岁之前称为婴儿期。此期生长发育迅速,第 1 年内体重增加 2 倍,身长比出生时增加 50%,脑发育也迅速。婴儿主要从乳类中获得营养。

婴儿期的保健重点为提倡母乳喂养,及时添加离乳食品,预防营养缺乏性疾病(维生素 D 缺乏性佝偻病、营养性缺铁性贫血及消化道功能紊乱);有计划地接受预防接种,完成基础免疫程序;创造条件与婴儿多接触,促进正常发育。

围生期(perinatal period):国内的定义是指胎龄满 28 周(体重≥1 000 g)至出生后 7 足天。这一阶段从妊娠后期开始,经历分娩的过程及生后的第 1 周。该阶段内的死亡率较高,需产科与儿科医师共同合作,处理好胎儿及新生儿所发生的种种问题。

新生儿(newborn)系自出生后脐带结扎到生后 28 天内的婴儿。新生儿期是婴儿出生后离开母体,适应外界环境,开始独立生活的阶段。此期婴儿生理上出现血液循环的改变并建立自主的呼吸,但是生理调节和适应能力还不够成熟。此期发病率及死亡率均高。疾病中以产伤、窒息、颅内出血、溶血、各种感染、先天畸形等为主。

根据上述特点应做好分娩前及分娩过程中的各项工作,婴儿出生后的保健重点是保证母乳喂养,保温和预防感染(如皮肤、脐带的清洁护理、消毒隔离),早期的母婴接触,等等。有条件的地区进行苯丙酮尿症、先天性甲状腺功能减低症及先天性听力障碍等疾病的筛查,早发现,早治疗。

三、幼儿期

从 1 周岁后到 3 周岁之前为幼儿期(infancy)。此期生长发育的速度减慢,幼儿已能独走,活动范围较前广泛,已能用语言表达自己的想法与要求,但识别危险的能力不足。饮食上已逐渐过渡到成人膳食。至 3 足岁时乳牙已出齐。

此期的保健重点是合理营养、平衡膳食;防止各种意外伤害的发生;家长要正确对待及处理好第一阶段的逆反心理;重视牙齿保护;重视教养,从小培养各种良好的习惯。

四、学龄前期

3 周岁后到入小学前(6~7 周岁)为学龄前期(preschool stage),即小儿进入幼儿园的年龄阶段。此期生长速度减慢,每年体重平均增加 2 000 g,身高增加 5~7 cm。语言及思维发展迅速,好奇多问,模仿性强,求知欲强。到此期末已具备入小学的条件。

此期的保健重点为加强安全教育,预防各种意外伤害;注重口腔卫生,预防龋齿;注重眼的保健;重视良好的道德品质教育,养成良好的卫生、学习、劳动习惯。

五、学龄期

从入小学(6~7 岁)到青春期(女 12 岁、男 13 岁)开始之前为学龄期(school stage)。此期体重、身高每年稳定增加,乳牙逐渐脱落,换上恒牙。除生殖系统外,其他各系统的发育均将接近成人。认知能力进一步加强,社会心理进一步发育,求知欲进一步加强,是长知识、接受各方面教育的重要时期,应进行德、智、体、美、劳全面教育,为今后进入初中、高中的学习打好基础。

该阶段的保健重点是继续做好口腔及眼的保健,矫治慢性疾患,端正坐、立、站的姿势,防止脊柱畸形。孩子可能因离开家庭进入学校或者因学习困难而产生各种心理尤其是情绪方面的问题,家长要予以足够的关心。应注意道德品质的教育。

六、青春期

女孩从 11～12 岁开始到 17～18 岁,男孩从 13～14 岁开始到 18～20 岁为青春期(puberty),但这仅仅是人为的划分,因为个体差异较大。青春期的特点是生殖系统迅速发育,并趋向成熟,女孩出现月经,男孩有遗精。在性激素的影响下,体格发育出现第二次高峰(第一次在 1 岁以内),体重增加,肌肉发达,身高明显增加。但是增长高峰之后出现减慢的过程,直到身高停止增加,生殖系统发育成熟。随着年龄的增加,接触社会的机会增多,外界环境的影响逐渐扩大,由于逐渐趋向成熟,在这阶段会出现第二次的心理违拗期。

此年龄期的保健重点为保证足够的营养以满足生长发育之需,但容易出现内分泌及自主神经功能不稳定的现象,如高血压、甲状腺功能亢进、月经周期紊乱、痛经,还可由于学习紧张而出现一些心理上的问题,如忧郁、焦虑等。因此,应加强生殖、生理卫生知识的教育。

第三节 儿科学中的社会医学问题

社会医学是用现代医学和社会学等多学科的观点和方法,从社会宏观角度研究社会环境为主的生物、心理、社会因素对人群健康的影响,研究社会卫生状况及其变动规律,以及改善社会卫生状况,提高人群健康水平的社会对策和措施的一门交叉边缘学科。社会医学和儿科学一样同属医学的范畴,社会医学在儿科学中的应用,称为社会儿科学。

医学的研究和服务对象是人,儿科医学的研究和服务对象是儿童。人兼具生物和社会两种特性,所以,医学应该是自然科学和社会科学的综合。传统的医学多从自然科学的层面入手,很少从社会科学的角度分析问题;而现代医学发展的一个重要标志就是医学的社会化。当今,无论是医疗活动、保健服务还是卫生决策都不仅仅从自然科学的生物学角度来认识,而必须综合社会、心理、生物诸因素来考虑。因此,现代的儿科医生必须有社会医学的知识。

一、社会医学的基本观点

(一)人群健康与社会发展

双向作用性社会发展推动了人群健康,人群健康也促进了社会的进步与发展,两者有着相互影响的重要作用。社会发展的主要方面是提高社会生产力,而构成生产力的核心是掌握生产技能的健康的生产人群。社会经济和文化要高度发展,就必须依靠具有身心健康状态的广大社会劳动者。儿童是社会劳动者的预备队,儿童的健康关系到社会的未来,因此,保障儿童健康,提高儿童的智力发育潜能是 21 世纪我国社会发展的重要保证。

(二)医学模式与人群健康的相关性

在人群健康和社会发展之间,医学模式起着重要的中介作用,医学模式的转变和优化与提高人群健康水平的相关性越来越明显。在以生物医学模式为主导的时期,医疗卫生的服务面窄、服务要求低,人群的健康水平也较低;而在生物心理社会医学模式为主导的今天,医疗卫生的服务面越来越宽,服务的要求也越来越高,人群的健康水平也不断提高。因此,只有加快医学模式的转变,才能扩大卫生服务,提高服务质量,进一步改善人群的健康状况。

（三）疾病发生的因果多元性

现代社会是多元化的社会。疾病是一种社会现象,疾病的发生也是由多因素决定的,包括各种生物、自然因素,社会、心理因素。近年来,在我国城市中,儿童肥胖的发病率呈明显的逐年上升趋势。肥胖的发生有遗传和内分泌等生物学因素起作用,也有现代儿童生活方式改变所引起的多吃少动,学习压力增大、心理负担加重等社会、心理因素的影响。

（四）发病过程中社会因素起主导性

传统的医学观点重视疾病发生发展过程中的生物、自然因素,而现代的医学观点强调社会、心理因素。社会因素既可直接影响机体,也可间接通过生物和自然因素影响人群的健康。欠发达地区普遍的儿童营养不良,是社会经济发展落后的直接结果,在这种情况下,要消除儿童营养不良、提高儿童的整体营养水平,仅仅靠医学和营养干预是不够的,社会干预才是根本的解决办法。

（五）"高危险性"观点

高危险性是指对人群健康产生有害影响和不利作用的高可能性。高危险性包括以下几个方面。

（1）高危人群指易受疾病侵扰的对象。由于他们被疾病侵扰的可能性比一般人群高,因此,应该作为防治和研究工作的重点。

（2）高危环境指不利于人体健康的因素。

（3）高危反应:不同的机体对各种刺激的反应不同,对同样的刺激,有的人能够耐受,有的人则产生不利于健康的强烈反应,后者称为高危反应。

（六）"社会诊断"观点

社会医学认为,对疾病不能只注重生物因素的损害而仅做出生物医学诊断,对人体健康的评价及疾病的诊断需要考虑社会与心理因素,要了解其所处的社会环境,分析、寻求其社会原因。"社会诊断"就是根据生物心理社会医学模式的要求,从社会角度出发,综合性地分析影响人群健康与疾病的原因。

（七）"社会处方"观点

医学实践表明,许多儿科疾病,特别是营养性疾病、环境性疾病和传染性疾病,离开社会综合防治是无法解决的。对这些疾病,若没有强有力的社会对策,仅靠医学手段,难以在群体医学的意义上根除,必须在"社会诊断"的基础上开出"社会处方",才能实施有效的防治。

二、社会因素与儿童健康

（一）社会制度

社会制度是社会成员共同遵守的、按一定程序办事的共同规范。一个国家的社会制度直接或间接地影响儿童健康。我国的经济并不是十分发达,但我国儿童健康的总体水平已经达到国际上中等偏上的水平,有些指标达到国际上很好的水平。这充分体现了优越的社会主义制度对儿童健康的正面影响。社会制度影响儿童健康具有以下一些特征。

第一,双向性。落后的社会制度可以对儿童健康造成危害,而先进的社会制度可以促进儿童健康。

第二,普遍性和稳定性。普遍性指每个国家的社会制度都会影响儿童的健康。稳定性指社会制度一经建立,对儿童健康将会缓慢而持续地影响一段时间。

社会制度影响儿童健康的机制有几个方面。首先,社会制度决定卫生政策和卫生工作方针;其次,社会制度决定卫生资源的分配;最后,社会制度决定或导向了人们的行为。

（二）经济因素

社会经济因素对儿童健康的影响是一种互动的关系,两者互为条件。一方面,经济的发展为儿童健康提供了基本的物质保证;另一方面,经济的发展也以儿童健康作为条件。儿童的身心健康代表了未来生产者的素质,影响经济发展的可持续性。

现有资料表明,发达国家和欠发达国家之间的主要儿童健康指标存在明显的差异,人均国民总收入(gross national income, GNI)越高,儿童的健康水平也越高。从我国的统计资料上看,20世纪90年代以来,随着经济的发展,儿童健康水平也逐步提高。这在某种程度上也支持了这一观点。

经济因素影响儿童健康的机制有几个方面。首先,经济状况改善可向人们提供充足的生活资料,人们物质文化生活丰富,生活质量提高,营养条件改善;其次,经济发展使政府加大卫生事业发展的投入,人们的就医条件改善。

（三）卫生事业

卫生事业由政府领导,其目的是保障和改善人们的健康,因此,它对儿童健康的重要性不容置疑。卫生事业越发达,儿童的健康水平也就越高。

健康投资的增加是卫生事业发展、促进儿童健康的重要途径。健康投资包括投入卫生系统的人力、物力和财力的总和。社会对健康的投资越多,儿童健康水平就越高。

卫生法规的完善是卫生事业发展促进儿童健康的又一重要途径,起着维护人群健康、消除各种致病因素的作用。在我国,《中华人民共和国母婴保健法》的颁布和实施对保障儿童健康的积极意义已经得到体现。此外,卫生事业的发展还能改善保健制度,从而促进儿童健康。

（四）家庭因素

家庭是伴随婚姻制度出现的,它是以夫妻关系为基础,以血缘关系为纽带的一种社会生活组织形式。儿童生活在家庭中,家庭环境是儿童健康的重要因素。家庭对儿童健康的影响主要表现在以下几个方面。

(1)家庭是人口增殖的基本单位,与人口数量的增长和质量的控制密切相关。健康家庭的生育功能好,通过优婚、优生、优育保证人口的数量和质量。近亲结婚可使儿童的遗传性疾病增多。

(2)家庭是社会最基本的消费单位,家庭经济状况影响儿童健康。家庭经济状况良好或消费功能正常,能保证儿童生长发育和医疗保健的基本供给,儿童健康能够得到保障,反之亦然。

(3)家庭是一个具有密切感情联系的单位,家庭成员间的感情联系影响儿童健康,尤其是儿童的心理健康。家庭成员之间,尤其是夫妻间关系不和、离异等会给家庭中的儿童带来影响。研究发现,离异家庭、单亲家庭儿童的心理行为问题明显较多。

(4)家庭是儿童的第一所学校,父母是儿童出生后的第一任教师。良好的家庭教育可使儿童、青少年身心健康得到良好的发展。如果家庭成员文化水平低,或教育方法和教育能力差,会影响儿童的健康。

(五)学校因素

学龄儿童和青少年每天在学校里度过的时间不亚于家庭,因此学校环境对儿童的健康至关重要。

(1)学校和课堂的组织和管理,符合儿童心理发育规律,则促进儿童健康成长。

(2)老师具有儿童生长发育知识,若教育方法得当,则促进儿童健康成长。

(3)同伴具有积极向上的精神状态、学习成绩优良、品行端正,也是儿童健康成长的重要因素。

(六)文化因素

广义的文化是指物质文化和精神文化两类,而狭义的文化仅仅指精神文化,即人类精神财富的总和。文化因素对人类健康的影响非常明显。随着社会文化的发展,儿童健康水平也在不断提高。文化因素对儿童健康的影响具有两个明显的特征:一是文化影响的无形性,二是文化影响的本源性。

1.风俗习惯对儿童健康的影响

风俗是指历代相沿积久而成的风尚和习俗,习惯是指重复或多次练习而巩固下来并变成需要的行动方式。风俗习惯是一种无形的力量,约束着人们的行为,从而对健康产生影响。在我国许多地方,有将新生儿紧紧包裹成"蜡烛包"的习惯。已有研究证明,"蜡烛包"对新生儿胸廓和呼吸功能的发育不利。我国传统的育儿习惯十分注重通过"把尿"来进行婴儿的大小便训练,这使得我国儿童的大小便控制能力的发育远早于西方儿童。因此,在我国,如果4岁儿童还不能很好地在夜间自主控制小便,应怀疑有遗尿症;而在西方,儿童5岁前有夜间尿床的现象,可能仍然是正常的。

2.吸烟对儿童健康的影响

我国是目前世界上烟草消费量最大的国家。吸烟不但有损吸烟成人的健康,而且有损被动吸烟儿童的健康。

被动吸烟会对婴幼儿造成伤害,父母吸烟的1岁以下婴儿患上严重呼吸道疾病的概率比其他婴儿高一倍;孩子的父母本身吸烟,孩子会有双倍染上各种疾病的机会。有研究调查了儿童出生后5年内肺炎和支气管炎的发病率,发现父母均不吸烟和其中一人吸烟及父母双方均吸烟者,发病率分别为7.8%、11.4%和17.6%。父母吸烟还会影响孩子的智能水平。有关资料表明,妇女怀孕4个月后每日吸10支或以上的香烟,产下的孩子入学后,在学校的进步延缓,这种现象最少持续至16岁。在阅读及数学测验中,这些学生的成绩比其他学生差。在做出上述结论时,已将其他与教育程度有关的因素计算在内。孕妇主动或被动吸烟对胎儿也会造成严重影响。妇女在怀孕期吸烟,可使死胎和自发性流产的发生率增高,也使早产和低出生体重的发生率增高。同时,父亲大量吸烟的婴儿围生期死亡率比父亲不吸烟的婴儿高得多。

3.电子媒介对儿童健康的影响

电子媒介对儿童的影响有好有坏,其好处是能积极地增进知识,增加与社会的沟通和互动,其害处来自电子媒介中的暴力和色情内容。此外,长期、长时间专注于电子媒介也会对儿童发育产生不良影响。

已有越来越多的文献报道电视对儿童的影响。美国心理学家泰德·休斯顿(Ted

Huston)及其同事于1992年报告儿童看电视与注意力和认知的关系,没有证据支持看电视对注意力和认知的负面影响。但研究认为,如果儿童用太多的时间看电视,势必会影响其与家人进行感情交流的时间,而与父母的感情交流在儿童心理发育中起着很重要的作用。在儿童上学后,看电视会占用学习时间,有研究认为看电视的量和学习成绩之间呈明显的负相关。还有不少研究发现,看电视和部分儿童的惊厥有关。

电子游戏在不同的社会、经济层中迅速传播,由于技术先进,游戏的设计相对简单,仅用眼、手协调操作,并常有暴力内容。电子游戏和行为及学习之间的关系并没有研究证实,但电子游戏对于儿童来说有很强的吸引力,儿童很容易沉溺其中,对身心发育和学习的影响可想而知。但也有学者认为适量的电子游戏活动对训练眼、手协调有益。

以交互作用和多媒体潜能为特点的"新媒介"——互联网的出现给儿童健康和教育带来了新的挑战。这项新技术在为儿童提供学习和交流平台的同时,也给色情和暴力开辟了新的市场,其对儿童健康的深远影响有待于进一步研究。

三、现代儿科医生的社会医学观

社会因素对医学和人类健康的影响越来越突出,同时社会医学与临床医学的关系也越来越密切,现代儿科医生必须具备社会医学观念。

(一)儿科医生要具备生物心理社会医学模式的观念

现代医学由"生物医学模式"向"生物心理社会医学模式"转变是医学发展的必然趋势。儿科医生要从生物心理社会医学的角度重新审视临床问题。目前,儿童的疾病谱正在发生变化,既往影响儿童健康最严重的感染性疾病和营养性疾病发生率已经明显下降,而先天性畸形、恶性肿瘤、意外损伤、慢性疾病、心理行为性疾病和与环境因素有关的疾病成为儿童健康新的威胁。多数疾病不单纯是生物因素的作用,还受心理和社会诸因素的制约,有许多疾病的生物因素也要通过心理与社会因素起作用。同时,疾病的表现形式也已由单因—单果向多因—单果和多因—多果的形式发展。显而易见,如果不从心理和社会因素考虑这些疾病的诊断、预防和治疗,是难以达到满意的效果的。

(二)儿科医生要具备医学预防的观念

新的医学模式克服了单纯生物医学模式忽视心理因素和社会因素的局限性,全面、系统地从生物因素、心理因素和社会因素等方面来综合认识人类健康和疾病问题,把医学预防放在更为广阔的背景下进行研究,从而产生了大卫生的观念,其含义是:病因的广泛性、预防的社会性、病损的多样性和人类的同步性。如今的儿科医生看病不应该再是简单地看病、治病,而要扩大到预防和保健服务;不是简单地治愈疾病,而是要求发现和控制影响健康的各种因素,从而达到预防疾病的目的。因此,儿科医生不但要有医学预防的观念,还要有社会预防的观念。

(三)儿科医生要具备健康教育的观念

现代儿科医生不但要学会"就病论病""因病施药",而且要学会"因病施教"。现在,临床治疗不但要求有药物处方,还要求有健康教育处方,即不仅告诉病人应该吃什么药,还应该告诉病人回家以后怎样进行自身护理、生活调养、心理调节,怎样防止疾病的恶化和复发等。"两分钟瞧病,半分钟开药"的诊疗方式已经不能适应新的要求。

第四节　儿科医学中的伦理问题

伦理学是一门研究道德的起源、本质、作用及发展规律的科学。医学伦理学作为职业伦理学的重要组成部分,是专门研究医学活动中人们之间道德关系和道德规范的一门学科,研究内容包括医学领域中的道德作用、意义和发展规律,医学道德规范、医学道德原则及人际关系等。随着医学科学的发展,新的生物医学技术不断涌现,医学伦理学研究的问题越来越多,也越来越复杂。医学科学发展的每一个时期都会对医学伦理学提出新的命题。儿科学作为医学的重要分支,由于其研究对象及疾病谱的特殊性,所涉及的医学伦理问题除了共性的特点之外,还有不少个性之处。

一、儿科医学中几个重要的伦理学概念

(一)自主权

自主权是现代医学伦理学的核心概念。强调自主权的目的是希望病人能够根据他们自己的价值观来做出医疗护理方面的决定。病人可以出于宗教或其他原因而选择拒绝挽救生命的医疗措施,即使这样的选择在常人看来是愚蠢的。西方的现代儿科学比较强调儿童在医疗选择上的自主权。在中国,儿童通常被认为是孩子,孩子是应该听大人的,更不要说是事关生命的大事。但是,伦理学认为,一个行为个体是否应该具有医疗选择的自主权,并不取决于行为个体的年龄,而取决于行为个体是否具有行为能力。

(二)行为能力

行为能力是指行为个体具有理解所做出决定的后果和其他可能选择的能力。行为能力是自主权的决定因素。多数学龄儿童和青少年具有行为能力,应该重视其在医疗选择上的自主权。但是这一特定人群中的大多数还处于父母的合法监护下,因此在医疗行为的选择过程中,父母和孩子价值观上的冲突会经常发生。

(三)病情告知

告之以实情是人际交往中的共同道德标准,在医疗活动中和医患关系中也不例外。医生有义务告知患儿或家属真实的病情,这是因为在医疗活动的过程中,医患双方的信息不一致,各种医疗措施都可能产生这样或那样的后果。在中国,医疗活动中善意的隐瞒(如确诊为恶性肿瘤而不告以实情)曾经被认为是积极的行为,新的《医疗事故处理条例》对告知的具体要求使得上述"积极行为"的合法性受到挑战。

(四)隐私保护

患儿家属应该信赖医生,告知医生真实的病情,而医生有保护患儿家属隐私的义务。这不但有利于医生全面了解病情,而且有利于对疾病的早期诊断和及时治疗,也可避免对更大范围内的人群产生不利的影响(如传染病不及时诊断、不予以隔离,则导致扩散蔓延)。

(五)利益冲突

儿科医生既要维护患儿的利益,也要维护患儿家庭的利益,而有时患儿的利益和其家庭的利益是不一致的,这种利益冲突造成许多儿科医学上特有的伦理学问题,这也是伦理学上的重要命题。

二、儿科医学中几个重要的伦理学命题

（一）儿科生命支持的伦理学问题

儿科急救医学的发展对儿童健康产生了革命性的影响。20 世纪 70 年代重症监护技术的推广应用使得儿童死亡率，特别是新生儿死亡率明显下降。然而，重症监护技术的发展是一把双刃剑，在降低死亡率的同时，也使得相当数量的儿童留下后遗症而长期生存。在一段时间内，医学界对重症监护技术到底是祸是福有过不少争论。对个体来讲，也存在同样的问题。如某一重症缺血缺氧性脑病的新生儿病患，生命垂危，在机械通气下勉强维持生命体征在正常范围，但神经反射逐渐消失。上述情况持续一段时间后，就给儿科医生和家长提出一个两难的选择：如果选择继续治疗，比较好的结果是生命体征稳定，正常神经活动不能恢复，成为"植物人"而出院，从此患儿家庭经济和心理负担陡增，而患儿一生中不能像正常人一样工作和实现其生活价值，还要遭受无穷无尽的医疗操作和由此带来的痛苦。如果选择终止治疗，就意味着终止患儿的生命，似乎不能体现患儿的最佳利益，至少在伦理学上是不完美的。选择继续治疗，有较好的伦理学基础，但缺乏患儿实际利益的支持；而终止治疗，比较符合患儿及其家庭和社会的长远实际利益。这就是医学伦理学上著名的"植物人"两难命题。

在美国和其他发达国家，解决这一命题的方法是成立由多学科组成，有普通社区代表参加的医院伦理委员会，以个案研究的方式帮助临床医生和家长进行决策。但是在我国，不能用同样的方法解决这一问题，这主要是由于社会、文化和经济背景的不同。破解这一伦理学命题的主要难度在于美国和其他绝大多数发达国家，患儿的医疗费用由国家或保险公司支付，患儿家庭与医院、医生之间不存在直接的经济关系，医疗活动较少考虑经济上的问题，因此在做出医疗方面的决策时可以撇开医疗费用的问题而不予考虑。但在我国，即使在医疗上和伦理上都认定应该继续治疗，但如果患儿家庭要求终止医疗活动，并拒绝支付进一步发生的医疗费用，医疗活动的继续也会发生困难。

（二）新生儿筛查的伦理学问题

新生儿筛查（neonatal screening）是近二三十年发展起来的一项现代医学技术。它作为临床医学和预防医学结合的杰作，对提高儿童的健康水平和提高人口素质起着不可替代的作用。该项技术的核心是运用生理、生化或其他手段，发现亚临床的疾病状态，使得医务工作者能够在疾病早期进行干预，以提高干预的效果，改善疾病的预后。目前，在我国许多地区，已经广泛开展新生儿遗传代谢病（如苯丙酮尿症、先天性甲状腺功能低下症）和新生儿听力筛查，取得了相当好的社会效益。

但是，新生儿筛查也有某些负面的影响。首先，筛查并不等于诊断，任何筛查都会有一定的假阴性和假阳性，由此也带来一系列伦理学思考。假阳性给当事儿童家长带来一定的精神压力和心理负担。在多数情况下，虽然在后续的诊断程序后，家长有如释重负的感觉，但他们始终不能挥去筛查的阳性"标签"带来的阴影，这种阴影有时会持续相当长时间。有时，筛查的假阳性带来的负面效应甚至可以超过疾病本身。而假阴性给家庭带来的不幸是，患儿虽然参加了筛查，但由于被误认为是正常的，疾病仍然不能得到早期的诊断和干预。家长可能就此对以后的医学措施产生怀疑甚至是抗拒。其次，有些筛查并不能给当事儿童带来明确的治疗。如曾在美国进行研究的囊性纤维化（cystic fibrosis）的新生儿筛查，由于对确诊的病儿缺乏明确的后续干预和治疗措施，家长只能忧虑，看不到希望，儿童也不能得到实际的治疗。最后，有

些筛查的后续干预措施并不能证明对当事儿童有利。如在苯丙酮尿症筛查的初期,由于误将高苯丙酮酸血症标为苯丙酮尿症,这些儿童长期不恰当地食用营养成分不均衡的特殊饮食。当然,这一问题随着经验的逐步积累而已经得到解决。

为了使新生儿筛查尽可能少地受到伦理学问题的困扰,在设计新的新生儿筛查方案时,应该尽量考虑到以下一些方面:第一,筛查措施结束后必须要有后续的确诊方法和干预方法,而且确诊和干预的方法必须是技术上成熟的,是明确对当事儿童有益的;第二,筛查的方法要保证合理的假阴性和假阳性率;第三,每一项新的筛查在实施前必须要有可靠的卫生经济学分析,确保合理的投入产出比;第四,每一项筛查在具体进行前,都必须对家长进行正式的告知,并获知情同意。

(三)畸形新生儿处理的伦理学问题

每一个有经验的儿科医生都会有这样的经历:到产房会诊畸形的新生儿,家长要求"不要抢救",但新生儿的生命体征尚可。在这种情况下,平衡好医学、伦理学和社会学的问题,对做出正确的医学决断非常重要。目前,由于围生期保健的广泛开展及疾病谱的改变,先天性畸形的相对发生率越来越高。同时,计划生育的实施使得家庭对育儿质量的要求也越来越高。可以预见,这类问题在临床上也会越来越常见。

由此也引出了一个重要的医学伦理学问题——安乐死。安乐死是 20 世纪 70 年代以来国内外医学界、哲学界和伦理学界讨论最为热烈的问题之一。对安乐死的理解有广义和狭义之分。广义的理解包括一切因为"健康"的原因,任其死亡和自杀;狭义的理解则把安乐死局限于对患有不治之症的病人或死亡已经开始的病人,不再采取人工的方法延长其死亡过程,或者为制止剧烈疼痛的折磨不得不采用加速死亡的药物。当前,对"安乐死"一词的理解多是狭义的。

安乐死有被动与主动、自愿与非自愿之分。被动安乐死是消极的安乐死,停止治疗和抢救措施,任晚期病人自行死亡;主动安乐死又称积极安乐死,由医务人员采取给药加速死亡,结束病人的痛苦,让其安然离开人世。自愿安乐死是指病人本人要求或同意采取安乐死;非自愿安乐死是指对那些无行为能力的病人施行安乐死,如严重畸形的婴儿,他们无法表达自己的愿望,由法定监护人提出安乐死的建议。

合理而有条件的安乐死似乎最终会被社会、医学和法律接受。这实际上取决于对安乐死概念的正确理解。从伦理学角度分析,安乐死的实施必须具备两个前提:一是病人的疾病无法挽救,濒临死亡而不可逆转;二是这种病导致病人肉体及精神的极端痛苦。两者缺一不可。从这个意义上来说,有些家长面对一些并不是十分严重的畸形,而要求实施安乐死(虽然家长并不一定用这个词)的请求,医生是不应予以支持的。

(四)母婴利益冲突的伦理学问题

在日常医疗活动中,母婴利益冲突(interest conflict)时常会发生,尤其是在孕期,由于母婴一体,利益冲突不可避免。经典的案例是,一位孕晚期的孕妇,诊断为前置胎盘,医生为了保障胎儿的健康,避免宫内缺氧,建议立即剖宫分娩。但孕母根据自己感觉认为胎儿情况良好,并认为剖宫产会对自己的利益带来损害,故拒绝接受剖宫产。医学伦理学的观点认为,如果所建议的操作或手术对胎儿的利益是明显的、有科学依据的,医生应该说服母亲接受这样的建议。反之,如果所建议的操作或手术对胎儿的利益是不明显的、缺乏科学依据的,医生应该允许母亲根据自己的利益做出选择。

(五)青春期医学有关的伦理学问题

处于青春发育期的青少年虽然还没有成年,但已经具备行为能力。因此,在青春期医学的范畴内,应注重患者本人的知情同意,儿科医生应该像尊重患儿家长的意见一样重视青少年患者本人的意见。另外,应对患儿隐私的保护予以特别的重视,但可能是出于职业的特点,儿科医生往往不十分注重这些方面。

第五节　循证医学与临床实践

循证医学(evidence-based medicine)是近年国际临床医学领域迅速发展起来的一种学说。循证医学是临床医学的新范例,它提供给病人的医疗是建立在目前所能提供的证据基础上的,它并不是简单根据直觉得到的、非系统的临床经验,以及疾病的病理生理的基础知识,而是强调临床证据。其核心思想是:医务人员应认真地、明智地、深思熟虑地运用临床研究中得到的最新、最有力的科学信息来诊治病人。任何医疗决策的确定都应基于客观的临床科学研究依据,临床医师开处方、专家制定治疗指南、政府制定医疗卫生决策等也应依据现有的最可靠的科学依据来进行。

循证医学要求临床医师根据科学研究的依据来处理病人,在仔细采集病史和体格检查的基础上,要做到:①进行有效的文献检索;②运用评价临床文献的正规方法;③发现最有关和正确的信息,最有效地应用文献;④根据证据解决临床问题,制定疾病的预防措施和治疗措施。

随着临床医学近年来的迅速发展,人们越来越认识到动物试验不能取代人的试验,因为人体远较动物复杂,并对长期以来单纯根据病理生理机制指导临床治疗现状产生了疑问,许多学者认为随机对照试验在医学研究中的广泛应用可与显微镜的发明相媲美,根据临床研究依据来处理病人的观念已形成。循证医学将帮助培养21世纪的医生用医学证据解决临床问题的能力,将医学研究的结果用于临床实践。儿科学专业具有与其他学科不同的特点,儿科循证医学实践的核心除了检索文献和评价文献外,一旦证据被认为是真实可靠的,关键就是结合实际病人,并与患儿的监护人进行商量,在充分考虑患儿及其监护人的意见后做出临床的决策。

医疗实践在迅速进步,临床医师可以通过以下途径来了解信息进展:①查找医学文献,包括综述、实践指导、编者按、广告文章等;②向专家进行咨询;③听医学讲座、看广告栏、与医药公司代表交谈。但源于上述途径的资料都可能带有不同程度的偏倚,有时各种来源的意见并不统一。如不对上述资料进行评价,对临床实践的应用不会有很多的帮助,医生可能会听信某位权威专家的意见,而独立判断困难。

1984年由加拿大麦克马斯特大学(McMaster University)制定了阅读者指南,指南的主要目的是帮助临床医师阅读文献,确保知识更新。后来,该大学的工作小组与北美的同事制定了一套《使用者指南》(User's Guides),指导临床医生如何更有效地收集文献,指导如何解读临床的研究结果,以及如何将其用于医疗。新指南更注重提倡用医学文献的证据解决病人的问题,即用从文献中测定、总结出来的信息回答每天碰到的临床问题。

近30年来,临床研究进展迅速,20世纪60年代临床随机对照试验(randomized

controlled trial，RCT)还十分少见,现在已被普遍采用。任何一种新药上市都必须通过有效的临床试验。荟萃分析作为对 RCT 结果进行综合分析的手段,被更多的人所接受。

循证医学与传统医学在处理临床问题时有很大区别。传统医学对预后、诊断试验、治疗有效性的观察建立在非系统观察的临床经验、发病机制和病理生理知识的理解、对专家与经验依赖性的基础上,所以传统医学解决临床问题的方法是:①根据自己的经验和生物学知识来解决;②阅读教科书;③请教专家;④阅读有关文献。而循证医学系统地记录治疗结果,可明显地增强对疾病预后、诊断、治疗的信心。循证医学认为,对于疾病基础知识的理解十分重要,它可以帮助说明临床观察的结果和证据,但对临床实践的指导是不够的。循证医学还认为,为恰当解决临床问题,应仔细采集病史,进行必要的体格检查,为诊断和治疗的决定提供尽量多的客观证据,在此基础上应阅读有关原始文献并进行科学评价,决定如何用于临床,当然也不排斥向同事及老师请教。

循证医学证据的来源主要是随机对照试验或随机对照试验荟萃分析结果。在未进行随机对照试验或没有随机对照试验结果时,非随机对照试验,包括观察性、描述性研究也可作为证据,但可靠程度不及随机对照试验。证据即相关资料,必须在具有可供使用、可获得、可被接受、可应用和可被审评性五个先决条件后,才能开展循证医学。

循证医学的具体做法和步骤:首先,要提出一个拟解决的具体的临床问题;其次,进行有效的文献检索,选择有关的最佳研究资料,并用《使用者指南》中的标准评价,了解其优缺点,分析其是否合理正确;最后,提取有用的临床信息解决病人的问题。在考虑该信息是否适用于自己的病人时,既需要有关的病理生理基础知识,还需要有行为医学的知识。评价文章时,要考虑并回答以下问题:①研究结果是否正确？②结果是什么？③这些结果对处理自己的病人有帮助吗？

归纳起来,进行循证医学可分为下面四个步骤:①从病人存在的问题提出临床要解决的问题;②收集有关问题的资料;③评价这些资料的真实性和有用性;④在临床上实施这些有用的结果。

循证医学对医学文献的评价方法:循证医学对收集的医学文献都要进行评价,评价方法需遵循《使用者指南》提出的标准,如评价有关治疗和预防的文章,《使用者指南》有下列规定。

一、测定研究结果是否正确

(1)病人是否随机分组。

(2)是否所有进入试验的病人都归入原先随机化分配的各组中进行分析,并在结论中加以说明,即打算治疗分析。失访者越多,结果的偏倚越大,因为他们可以有不同的结局,有些可能因好转而不继续求医,有的可能很差或因不良反应甚至死亡而离开试验。故如有失访者,应将可能的两种结果都计算一遍,如结论不变,则较可信。

(3)病人、医生及研究者对治疗是否都是"盲"的。

(4)患者的分组在研究开始时是否相同。

(5)除实验干预外,各组其他的治疗是否都相同。

二、结果是什么,治疗的作用有多大,可以通过下列方法计算及表达

(1)绝对危险度差。

(2)相对危险度。

（3）对治疗作用的估计有多精确？实际上，从来也没有人能知道真正危险度的减少有多大，对此只能做出估计，上述的计算是估计，我们常用 95 ％可信区间（credibility interval，CI）来表示其范围。

三、结果是否对自己的病人有帮助

（1）该结果能否用于自己的病人，将自己的病人与文献报道中选择病人的标准相比。

（2）是否考虑到所有临床上的重要结果？每一种药物的治疗作用主要看对病人是否重要。

（3）治疗的好处与可能发生的不良反应及费用，应考虑可能的治疗作用是否值得。这可以用需要治疗的病人数目（number needed to treat，NNT）来表示。

总之，在评价治疗作用的文章时：首先，要确立问题；其次，用检索手段获得可提供的最佳证据测定该证据的质量，如果质量是好的，那么就测定治疗作用的范围，考虑病人是否与自己的病人相同，结果的测定十分重要；最后，考虑治疗的不良反应，测定干预措施的可能结果，在纸上写出治疗的好处、不良反应和费用，决定是否采用此治疗。

《使用者指南》发表了一系列对医学文献评价的标准，包括诊断试验的评价、疾病预后的评价、病因结论的评价等，均可用作循证医学对医学文献的评价。

总之，循证医学就是在提出问题的基础上寻找证据，对这些证据进行评价说明，最后用这些证据指导临床实践的过程。

系统综述（systemic review）是系统全面地收集全世界所有已发表或未发表的有关临床研究的文章，筛选出符合质量标准的文章，进行定量综合，得出可靠的结论。由于传统医学在解决临床问题的方法上存在缺陷，某些疗法虽有充分证据证明有效，但长期未被采用；另一些疗法根本无效，甚至有害，却被长期广泛应用，某些医学问题已有答案但仍在进行研究。系统综述就是用来解决这些问题的方法之一。1979 年，英国流行病学家阿奇·科克伦（Archie Cochrane）提出各专业应将所有有关 RCT 的研究论文收集起来进行系统综述，并随新的临床试验出现而及时更新，为临床治疗实践提供可靠依据。20 世纪 80 年代出现跨国合作，对某些常见重要疾病（心血管、癌症、消化道疾病）的某些疗法做了系统综述，它们对改变世界临床实践和指导临床研究课题产生了划时代的影响，被认为是临床医学发展史上的一个里程碑。系统综述由于经过系统评价结果，其结论最接近真实情况，可以为临床提供质量高、科学性强、可信度大、重复性好的医疗措施、治疗方法和药物，以指导临床实践，推动医疗质量的提高。另外，其也为临床科研提供了重要信息，为立题提供了科学的基础，从而避免了走弯路及重复研究浪费科研经费等问题的发生。

系统综述的步骤可分为：①确立综述目的；②确定资料来源和收集有关资料；③对收集的文献资料按循证医学的原则和方法进行评价；④应用描述性方法将资料进行数量上的合并；⑤应用荟萃分析方法将资料进行定量综合；⑥小结和分析综合结果；⑦提出应用指南。循证医学提倡个人的临床实践经验与从外部得到的最好的临床证据结合起来，这在病人的诊治决策中至关重要。但是必须强调，忽视临床实践经验的医生，即使得到了最好的研究证据，也可能用错，因为最好的研究证据用在每一个具体病人身上时，也必须因人而异，结合临床资料进行取舍。而如果缺乏最好、最新的外部证据，临床医生可能采用已经过时的方法，给病人造成伤害。1972—1989 年共有 7 项 RCT 研究显示用泼尼松龙治疗早产孕妇可降低 30 ％～50 ％早产儿死亡率，但在 1989 年以前，由于未开展该试验的系统性综述分析，大多数产科医师根本不知道该疗法有效,结果 1 %的早产儿由于没有得到相应治疗而死亡。

近年来,采用各种临床指南(clinical guideline)作为临床医生医疗行为的标准已成为国际趋势。临床指南是以循证医学为基础,由政府机构或学术组织撰写的医疗文件。它将规范化医疗与个体化医疗结合,对提高医疗质量有重要的推动作用,其目的是提高医疗质量和控制医疗费用的不断上涨。1993 年美国《医学索引》(*Index Medicus*)可以用"实践指南"作为关键词检索到所需要的内容。不同的疾病临床指南也可以在网上找到。如哮喘的诊治指南可以从美国国立心肺血液研究所的网址查到,其网址是 http://www.nhlbi.nih.gov/。此外,在网上也可查阅加拿大医学会(http://www.cmaj.ca)和澳大利亚医学会(http://www.mja.com.au/public/guides/guides.html)提供的临床指南。中华医学会发布的临床诊治指南虽然没有收集到一起,但中华医学会期刊系列均已全文上网(http://www.cma.org.cn/col/col522/index.html),读者上网查找原文也非常方便。我国第一部以循证医学为依据的脑血管病临床指南——《BNC脑血管病指南》也已问世,为我国神经科医生明确诊断和规范化治疗脑血管病提供了循证医学的依据。以循证医学为基础的临床指南的产生具有以下几个方面的重要意义。①可以提高医疗机构的医疗质量,给予经治病人最佳的和合理的治疗,因为临床指南上形成的诊断治疗决策都是以循证医学为基础,集中新近最佳临床科学研究和专家意见。②由于诊断和治疗建议以正式医疗文件形式在各种医疗机构和临床医师中传播,因此可以改变临床医师的医疗行为,减少不同医疗机构和不同临床医师间由素质不同造成的医疗水平差异。③可以减少医疗费用,不少临床指南的形成,都经过临床经济学成本—效果分析,所形成的诊断治疗意见成本—效果分析都是最好的。④有助于继续教育,临床指南收集了许多有关文献,并对文献中的结论进行了系统评价,集中了新近最佳临床科研结果,并且不断更新,因此也是很好的继续教育教材。⑤可以作为官方政府部门对医疗机构医疗质量检查的依据,因为指南具有一定的权威性。⑥可作为医疗保险机构掌握医疗保险政策的凭据。

不同水平的实证(按强度排序),包括:a.来自对所有相关随机对照试验系统评价的实证;b.来自至少设计良好的随机对照试验的实证;c.来自设计良好、有对照但非随机试验的实证;d.来自设计良好的队列研究或病例对照分析研究,特别是多中心研究;e.来自多时间序列研究,有干预或没有干预;f.来自权威的意见,基于临床经验、描述性研究或专家委员会的报告。

目前,有关儿童的高水平研究证据在很多方面是不足的,而成人的研究不能完全照搬应用于儿童,因为儿童对药物的吸收、分布和代谢与成人有着根本的区别。儿童与成人在相同疾病上的病因不同,治疗产生的效果也不同,如大剂量、长疗程使用糖皮质激素会造成小儿有生长发育迟缓的危险,而成人则没有这种危险。很多研究不包括儿童或没有年龄的分组结果,这意味着儿科医生没有适当的结果可以推广于病儿。与成人相比,小儿往往缺乏有价值的病史资料和体格检查,特别是这些资料是通过第三人(家长)和一些受限的检查(病人不合作)获得的,根据病史和检查能得到的验后概率和以前的实验室研究信息都十分有限。儿童的研究证据常存在诊断的不确定性,缺乏客观的终点指标,小样本和医德问题影响研究内部的真实性。加强儿科领域里的大样本多中心随机对照研究将会大大改变目前临床决策中的失误、偏倚。

尽管儿科循证临床实践存在着这些障碍,但循证医学的实践对保证患儿采用最好的和最适宜的临床处理,保证最适宜的证据应用于儿科临床决策是必要的。虽然循证儿科临床实践实施的困难是存在的,但克服这些困难的方法和策略也在不断发展、完善。

第二章　儿童生长发育

第一节　生长发育规律

一、生长发育的连续性

小儿生长发育是一个连续的过程,但各年龄生长发育并非等速,除在母体宫内的生长期外,出生后第1年末(婴儿期)身长为出生时的1.5倍,体重为出生时的3倍,此为生长发育的第一个高峰。至青春期,身高及体重生长又迅速加快,出现生长发育的第二个高峰。

二、各系统器官发育的不平衡性

各系统的发育快慢不同,各有先后。如神经系统发育较早,生殖系统发育较晚,淋巴系统则先快而后回缩,皮下脂肪发育年幼时较快,而肌肉组织到学龄期才发育加速(图2-1)。

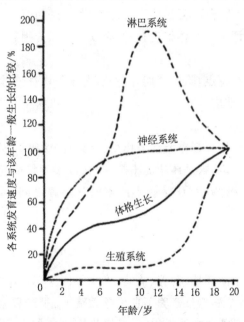

图 2-1　出生后不同年龄各主要系统的生长规律

三、生长发育的一般规律

生长发育遵循由上到下、由近到远、由粗到细、由低级到高级、由简单到复杂的规律。如出生后运动发育:先抬头,后抬胸,再会坐、立、行(自上到下);从臂到手,从腿到脚的活动(由远到近);手拿物品先用全掌握持,以后发展到能以手指摘取(从粗到细);先会画直线,进而能画圈,再画人(由简单到复杂);先学会观察和感觉事物,认识事物,再发展到记忆、思维、分析、判断(由低级到高级)。

15

四、生长发育的个体差异

小儿生长发育虽按上述一般规律发展,但受遗传、性别、环境、锻炼等的影响而存在显著的个体差异。如矮身材父母的小儿与高身材父母的小儿相比,两者身长就可能相差很多,但都属正常范围,故每个小儿有自己的生长模式。因此所谓的正常值不是绝对的,要考虑个体不同的影响因素,才能做出正确的判断。体格上的个体差异一般随年龄增长而越来越显著,青春期差异更大。因此系统、连续地观察比一次性调查更能反映小儿生长发育的真实情况,避免在评价时做出错误的判断。

第二节　影响生长发育的因素

一、遗传因素

染色体上的基因是决定遗传的物质基础。小儿生长发育的特征、潜力、限度、趋向,都受父母双方遗传因素的影响。人体生长发育多项指标,如身高、体重、皮下脂肪、血压、性成熟的迟早等都有家族倾向,尤以身高明显。在良好的生活条件下,2岁以后逐渐体现出遗传因素的影响,青春期后尤为显著。小儿身高与父母平均身高相关最密切,可以根据父母平均身高来预测小儿的最终身高。因此在评价小儿体格生长时,必须考虑遗传因素。

二、性别因素

男女小儿生长发育各有特点,除青春期外,一般女孩平均身长、体重较同年龄男孩小,在评价小儿体格发育时,男女标准应分开。

三、内分泌因素

内分泌腺的功能对生长发育起重要调节作用。内分泌疾病,如甲状腺功能低下,基础代谢缓慢,造成体格矮小,智力障碍;脑垂体功能不全,生长激素不足引起侏儒症;性腺可促使骨骺愈合,故青春期开始较早者比迟者身材矮小。各内分泌腺之间互相影响,与神经调节密切相关。

四、环境因素

(一)宫内环境

胎儿宫内发育受孕妇生活环境、营养、情绪、疾病等因素的影响。妊娠早期如患病毒性感染可导致胎儿先天性畸形;孕妇严重营养不良可导致流产、早产和胎儿发育迟缓;孕妇接受某些药物、X射线、环境毒物污染和精神创伤等,可使胎儿发育受阻,影响出生后的生长发育。

(二)出生后的环境

1.营养

营养是小儿生长发育的物质基础。营养摄入不足,首先导致体重不增甚至下降,长期营养不良最终也会影响身高。20世纪以来,人类身材有逐渐增高的趋势,性发育也提前,这主要是经济生活水平提高,营养好转所致。

2.疾病

急性感染性疾病常使体重减轻、生长迟缓,但只要在疾病恢复阶段为小儿提供良好的营养和生活条件,则小儿可"赶上生长"。但长期的慢性疾病,如哮喘反复发作、先天性心脏病(CCHD),对体格发育有一定影响。

3.生活环境和心理因素

良好的居住环境,如充足的阳光、新鲜的空气、清洁的水源等,能减少小儿疾病,促进小儿生长发育。合理安排生活制度、护理、教养、锻炼,对小儿体格和智力的发育能起促进作用。家长的爱抚和良好的学校及社会教育对小儿性格、品德的形成、智能的发育具有深远影响。

4.物理和化学因素

X射线照射、某些药物如细胞毒性药物、激素、抗甲状腺药物等,都可直接或间接影响生长,如长期应用肾上腺皮质激素者,身高增长减慢。

小儿的生长受遗传和环境两者的作用。遗传赋予人类生长的潜力,如种族特点、父母身高、体形和成熟速度等均制约儿童的生长。生长潜力是否能充分表现出来,决定于环境因素,如战争和自然灾害对儿童体格生长有不利影响。随着人民生活的改善和医疗保健水平的提高,小儿生长速度逐年加快,如我国1995年小儿体格生长标准高于1985年。但当遗传潜力充分发挥后,环境因素的影响越来越小,小儿体格生长的水平不再提高。

神经精神和智力发育也与体格生长一样,自始至终受遗传和环境的相互作用。研究证明,遗传关系越亲近,智力发展越相似,同卵双生子之间的智商相关系数在0.9以上。遗传素质有缺陷,如染色体异常与多种代谢缺陷病都会引起严重的智力迟缓。

环境因素中凡影响体格生长的因素,都能影响神经精神的发育,脑细胞对缺氧和营养不良等因素特别敏感。在后天环境中,教养是影响神经精神发育最主要的环境因素,家庭、学校及社会应密切配合,才能培养下一代成为德、智、体全面发展的人才。

了解小儿生长发育规律及遗传和环境因素的影响,医务工作者在实际工作中可按照发育规律,正确地评价小儿生长发育情况,及时发现问题,追查问题原因,予以矫治。另外,也可根据不同年龄的生长发育特点,探索和加强有利条件,防止不利因素,以促进小儿的正常生长发育。

第三节 体格发育及评价

一、体格生长的常用指标

常用的形态指标有体重、身高(长)、坐高(顶臀长)、头围、胸围、上臂围、皮下脂肪等。

(一)体重的增长

体重为各器官、系统、体液的总重量,是衡量儿童生长与营养状况的重要指标,也是儿科临床计算药量、静脉输液量的重要依据。

新生儿出生体重与胎次、胎龄、性别,以及宫内营养状况有关。我国1995年九大城市城区调查结果显示:男婴平均出生体重为(3.3±0.4)kg,女婴为(3.2±0.4)kg,与世界卫生组织的参考值(男3.3 kg,女3.2 kg)相近。生后1周内如摄入不足,加之水分丢失,胎粪排出,可出现暂时性体重下降或称生理性体重下降,生后3～4天达最低点(下降3%～9%),以后逐渐回升,至出生后 7～10 天恢复到出生时体重。若体重下降超过 10 %或至第 10 天还未恢复到出生时的体重,则为病理状态,应分析其原因。生后及时合理喂哺,可减轻或避免生理性体重下降的发生。

小儿体重的增长不是等速的,年龄愈小,增长速率愈快。生后第一年内婴儿前 3 个月体重的增加值约等于后 9 个月内体重的增加值,即 12 个月龄时婴儿体重约为出生时的 3 倍(9 kg),是生后体重增长最快的时期;生后第二年体重增加 2.5～3.5 kg,2 岁时体重约为出生时的 4 倍(12 kg);2 岁至青春前期体重增长减慢,年增长值约 2 kg。因此,小儿体重可按以下公式计算。

1～6 个月婴儿体重(kg)=出生体重(kg)+月龄×0.7(kg)

7～12 个月婴儿体重(kg)=6 kg+月龄×0.25(kg)

2 岁至青春前期体重(kg)=年龄×2+7(或 8)(kg)

(二)身材的增长

1.身高(长)

身高(长)指头顶到足底的垂直长度。3 岁以下儿童应仰卧位测量,称为身长;3 岁以上小儿一般立位测量,称为身高。身高(长)的增长规律与体重相似。年龄越小增长越快,也出现婴儿期和青春期两个生长高峰。出生时身长平均为 50 cm,生后第一年身长增长最快,约为 25 cm;前 3 个月身长增长 11～12 cm,约等于后 9 个月的增长值,1 岁时身长约 75 cm;第二年身长增长速度减慢,约 10 cm,即 2 岁时身长约 85 cm;2 岁以后身高每年增长 5～7 cm。故2～12 岁身高(长)的估算公式为:年龄×7+70(cm)。

身高(长)的生长受遗传、内分泌、宫内生长水平的影响较明显,短期的疾病与营养波动不易影响身高(长)的生长。

2.坐高(顶臀长)

坐高指头顶到坐骨结节的高度。坐高增长代表头颅与脊柱的生长。

3.指距

指距是上肢水平伸展时两中指指尖距离,代表上肢长骨生长。

(三)头围的增长

头围的增长与脑和颅骨的生长有关。胎儿期脑生长居全身各系统的领先地位,故出生时头围相对大,为 32～34 cm;第一年前 3 个月头围的增长约等于后 9 个月头围的增长值(6 cm),即 1 岁时头围约为 46 cm;生后第二年头围增长减慢,约为 2 cm,2 岁时头围约 48 cm;以后增长更慢,至 15 岁后接近成人,为55～58 cm。头围的测量在 2 岁以内最有价值,尤其是连续追踪测量头围更有意义。较小的头围常提示脑发育不良,头围增长过速往往提示脑积水。

(四)胸围的增长

沿乳头下缘至肩胛骨下缘绕胸一周的长度,取呼、吸的平均值,即为胸围。胸围代表肺与胸廓的生长。出生时胸围 32 cm,略小于头围 1～2 cm,1 岁左右胸围约等于头围。1 岁至青春前期胸围应大于头围(约为头围+年龄-1)。婴儿期应注意适度的啼哭和被动体操,练习爬行是促进婴儿胸廓发育的良好方法。

（五）上臂围的增长

上臂围代表肌肉、骨骼、皮下脂肪和皮肤的生长。1 岁以内上臂围增长迅速，1～5 岁增长缓慢。因此，有人认为在无条件测体重和身高的情况下，可测量左上臂围筛查 5 岁以下儿童营养状况：大于 13.5 cm 为营养良好，12.5～13.5 cm 为营养中等，小于 12.5 cm 为营养不良。

（六）身体比例与匀称性

在生长过程中，身体的比例与匀称性生长有一定规律。

1.头身比例

头的生长在宫内与婴幼儿期领先生长，而躯干、下肢生长较晚，生长时间也较长。这样，头、躯干、下肢长度的比例在生长进程中发生变化，头长占身长（高）的比例在婴幼儿期为 1/4，到成人后为 1/8（图 2-2）。

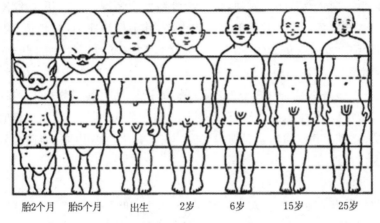

图 2-2　头与身长比例的变化

胎2个月　胎5个月　出生　2岁　6岁　15岁　25岁

2.体形匀称

表示体形（形态）发育的比例关系，有体重/身高（weight-for-height，W/H）、胸围/身高（身高胸围指数）、体重/身高×1 000（克托莱指数）、体重/身高^2×10^4（考普指数）、年龄的体块指数（BMI/岁）等。

3.身材匀称

以坐高与身高的比例表示，反映下肢的生长情况。坐高占身高的比例由出生时的 0.67 下降到 14 岁时的 0.53。任何影响下肢生长的疾病，可使坐高与身高的比例停留在幼年状态，如甲状腺功能低下与软骨营养不良。

4.指距与身高

出生时，指距略小于身高（长），到 12 岁左右，二者相等。如指距大于身高 1～2 cm，对诊断长骨的异常生长有参考价值，如蜘蛛样指（趾）（马方综合征）。

二、骨骼和牙齿的生长发育

（一）骨骼

1.头颅骨

除头围外，还可根据骨缝闭合及前后囟闭合时间来衡量颅骨的发育。小儿出生时颅骨缝稍有分离,于3～4个月时闭合。出生时后囟很小或已闭合,最迟生后8周闭合。前囟出生时1～2 cm,以后随颅骨生长而增大,6个月左右逐渐变小,在1～1.5岁闭合。前囟检查在儿科临床中很重要,如脑发育不良时头围小、前囟小或关闭早;甲状腺功能低下时前囟闭合延迟;颅内压增高时前囟饱满;脱水时前囟凹陷。颅骨随脑的发育而逐渐长大。

2.脊柱

脊柱的增长反映脊椎骨的生长。生后第一年脊柱生长快于下肢,以后四肢生长快于脊柱。1岁左右开始行走,形成3个自然弯曲,有利于身体平衡,6～7岁自然弯曲才被韧带固定。

3.长骨

长骨的生长和成熟与体格生长有密切关系。长骨干骺端的骨化中心按一定的顺序和部位有规律地出现,可以反映长骨的生长发育成熟程度。通过X射线检查长骨干骺端骨化中心的出现时间、数目、形态变化及其融合时间,可判断骨骼发育情况。一般摄左手X射线片,了解其腕骨、掌骨、指骨的发育。出生时腕部无骨化中心,其出现顺序为:头状骨、钩骨(4～6个月后出现);下桡骨(约1岁);三角骨(2～3岁);月骨(3岁左右);大、小多角骨(3.5～5岁);舟骨(5～8岁);下尺骨骺(6～7岁);豆状骨(9～13岁)。10～13岁时出齐,共10个。尺骨远端则6～8岁形成。故1～9岁腕部骨化中心的数目(称为骨龄)约为其岁数加1。临床上常测定骨龄以协助诊断某些疾病,如生长激素缺乏症、甲状腺功能减低症、肾小管酸中毒时明显落后;中枢性性早熟、先天性肾上腺皮质增生症则常超前。正常骨化中心出现的年龄差异较大,诊断骨龄延迟时一定要慎重。

(二)牙齿

牙齿生长与骨骼有一定关系。人一生有乳牙(20个)和恒牙(32个)两副牙齿。出生后4～10个月乳牙开始萌出,12个月后未萌出者为乳牙萌出延迟。乳牙萌出顺序一般为下颌先于上颌、自前向后,约2.5岁时出齐。2岁以内的乳牙数目为月龄减4～6个。乳牙萌出时间个体差异较大,与遗传、内分泌、食物性状有关。6岁左右萌出第一颗恒牙,7～8岁乳牙按萌出先后逐个脱落代之以恒牙,17～30岁恒牙出齐。出牙为生理现象,出牙时个别婴儿可有低热、唾液增多、流涎、睡眠不安、烦躁等表现。

三、青春期的体格生长发育

青春期是儿童到成人的过渡期,受性激素等因素的影响,体格生长出现生后的第二个高峰(peak height velocity, PHV),有明显的性别差异。男孩的身高增长高峰约晚于女孩2年,但持续时间长,且每年身高的增长值大于女孩,因此男孩平均身高比女孩高。一般来说,男孩骨龄15岁,女孩骨龄13岁时,身高生长达最终身高的95 %。女孩在乳房发育后(9～11岁)、男孩在睾丸增大后(11～13岁),身高开始加速生长,1～2年生长达PHV,此时女孩每年身高增加8～9 cm,男孩增加9～10 cm,以下肢增长最快。在第二生长高峰期,身高增加值约为最终身高的15 %。

青春期体重的增长与身高平行,同时内脏器官增长。女性有耻骨与髂骨下部的生长与脂肪堆积,臀围加大。男性则有肩部增宽、下肢较长、肌肉增强的特点。

生殖系统发育受内分泌系统下丘脑-垂体-性腺轴的控制。小儿进入青春期后,下丘脑对性激素负反馈作用的敏感度下降,促性腺激素释放激素(GnRH)分泌增加,使垂体分泌的促卵泡激素(FSH)、促黄体生成激素(LH)和生长激素增多,性腺和性征开始发育,持续6~7年,最终生殖系统完全成熟。

四、体格生长评价

生长评价主要是通过人体测量学指标,以及常用辅助检查,根据各年龄段生长发育规律对小儿进行评价,及时发现生长障碍,给予适当的指导与干预,对促进儿童的健康生长十分重要。

(一)资料分析方法

1.常用的体格生长评价方法

(1)均值离差法:适用于常态分布状况,以平均值($\overline{X}$)加减标准差(SD)来表示,如68.3%的儿童生长水平在$\overline{X} \pm 1\,SD$范围内;95.4%的儿童在$\overline{X} \pm 2\,SD$范围内;99.7%的儿童在$\overline{X} \pm 3\,SD$范围内。

(2)百分位数法:当测量值呈偏正态分布时,百分位数法能更准确地反映所测数值的分布情况。

(3)标准差的离差法(Z积分,SDS):Z积分$= (\overline{X})/SD$,可进行不同体质人群间的比较,用偏离该年龄组标准差的程度来反映生长情况,结果表示也较精确。其中X为实值。Z积分可为正值,也可为负值。

(4)中位数法:当样本变量为正态分布时,中位数等于均数与第50个百分位数。当样本变量分布不是完全正态时,因此时样本中少数变量分布在一端,用算术平均数作为中间值对个别变量值影响大,故用中位数表示变量的平均水平较妥。

2.界值点的选择

通常以均值离差法$\overline{X} \pm 2\,SD$(包括总体的95%)为正常范围;百分位数法以$P_3 \sim P_{97}$(包括样本的94%)为正常范围;标准差的离差值以$\pm 2\,SD$以内为正常范围。

3.测量值的表示

(1)表格:将测量数值以表格形式列出,便于查询,但不够直观。

(2)生长曲线:按各等级的数值绘制成曲线图。优点是较等级数值直观,不仅能较准确了解儿童的发育水平,还能对儿童某项指标进行定期纵向观察,易看出该小儿生长的趋势有无偏离现象,以便及早发现原因,采取干预措施。

(二)体格生长评价

正确评价儿童体格生长状况,必须注意采用准确的测量用具及统一的测量方法。儿童体格生长评价包括发育水平、生长速度及匀称程度三个方面。

1.发育水平

将某一年龄点所获得的某一项体格生长指标测量值(横断面测量)与参考人群值比较,得到该儿童在同质人群中所处的位置,即为此儿童该项体格生长指标在此年龄的生长水平,通常以等级表示其结果。生长水平包括所有单项体格生长指标,如体重、身高等,可用于个体或群体儿童的评价。对群体儿童的评价可了解该群体儿童的体格状况;对个体儿童评价仅表示该儿童已达到的水平,不能说明过去存在的问题,也不能预示该儿童的生长趋势。

2.生长速度

生长速度是对某一单项体格生长指标定期连续测量(纵向观察),将获得的该项指标在某一年龄阶段的增长值与参照人群值比较,得到该儿童该项体格生长指标的生长速度。以生长曲线表示生长速度最简单、直观,定期体检是生长速度评价的关键。生长速度的评价较发育水平评价更能真实了解儿童生长状况。生长速度正常的儿童生长基本正常。

3.匀称程度

匀称程度是对体格生长指标之间关系的评价。①体形匀称度:表示体形(形态)生长的比例关系。常选用身高和体重表示一定身高的相应体重增长范围,间接反映身体的密度与充实度。②身材匀称:以坐高/身高的比值反映下肢生长状况。按实际测量计算结果与参照人群值比较。

第四节 神经心理发育及评价

一、中枢神经系统的发育

神经、精神发育与中枢神经系统的发育成熟密切相关。胎儿时期神经系统发育最早。胚胎 3 周形成神经管;4 周其两端的前后神经孔关闭,头端发育成脑泡,后端形成脊髓;5 周脑泡形成前、中、后脑。此期胎儿若受到有害因素影响,则发生神经管发育障碍。

大脑皮质从胚胎第 8 周开始形成,第 10~18 周神经元大量增殖、移行,分布到大脑皮质基底神经节和小脑,如致病因素使神经元增殖受阻,造成皮质体积减小,发生小头畸形。5 个月时皮质细胞开始分化,并逐渐形成六层结构(分子层、外颗粒层、锥体细胞层、内颗粒层、巨大锥体细胞层和多形层)。大脑皮质细胞的增生、长大、分化在胎儿末期和新生儿初期达最高峰。小儿出生后,皮质细胞的数目不再增加,以后的变化主要是细胞增大、分化,功能发育成熟。

新生儿出生时脑重约 370 g,相当于体重的 1/9~1/8;6 个月时达 600 g;1 岁时达 900 g;成人的脑重约 1 500 g,相当于体重的 1/40。新生儿的大脑已基本具备沟和回,但较成人浅,灰质也较成人薄,细胞分化不全,树突与轴突少而短;3 岁时细胞分化基本完成;8 岁时已与成人无区别。

神经髓鞘的形成是传导纤维形态学成熟的重要标志。其形成按一定顺序,至 4 岁神经纤维才完成髓鞘化。在婴幼儿时期,由于神经髓鞘形成不全,当外界刺激作用于末梢神经而传入大脑时,因无髓鞘的隔离,兴奋可波及邻近纤维,在大脑皮质上就不能形成一个明确的兴奋灶。同时无髓鞘神经传导较慢,因而小儿对外界刺激反应较慢,而且易于泛化。

新生儿的皮质下系统如丘脑、苍白球在功能上已较成熟,但大脑皮质及新纹状体发育尚未成熟,新生儿活动由皮质下系统调节,因此新生儿出现很多无意识的手足徐动,肌肉张力高。以后脑实质逐渐增长成熟,运动主要由大脑皮质调节。延髓在出生时已基本发育成熟,有呼吸、循环、吸吮、吞咽等维持生命的重要中枢;脊髓在出生时已具备功能,重 2~6 g,2 岁时构造已接近成人。脊髓成长和运动功能的发育平行。

新生儿的大脑富于水分和蛋白质,而类脂质、磷脂和脑苷脂含量较少。大脑化学成分在儿童 1.5 岁以后和成人相同。蛋白质在婴儿大脑中为 46 %,成人大脑中为 27 %;类脂质在婴儿大脑中为 33 %,成人大脑中为66.5 %。

二、神经、精神发育

小儿神经、精神活动能力的发育以神经系统组织结构的不断发育成熟为其物质基础。常从大运动、细运动、语言,以及对周围人、物的反应几方面进行评价。婴幼儿的发育程度大量反映在日常行为上,因此也称为"行为发育"。

(一)感知觉的发育

1.视觉

视觉与整个心理发育关系甚大,视觉缺陷可造成学习障碍,小儿视觉的发育如下。

新生儿:已有瞳孔对光反射和短暂的原始注视,目光能跟随近距离缓慢移动的物体,能在19 cm处调节视力和两眼协调。

1个月:开始出现头眼协调,眼在水平方向跟随物体在90°范围内移动。

3个月:调节范围扩大,头眼协调好。仰卧位时水平位视线可跟随180°,能看见直径0.8 cm的物体,视觉集中时间为7～10分钟。

6个月:视线跟随在水平及垂直方向移动的物体转动,并改变体位以协调视觉,可以注视远距离的物体,如飞机、汽车,并能主动观察事物。

9个月:较长时间地看相距3～3.5 m人物的活动,喜欢鲜艳的颜色。

18个月:注意悬挂在3 m外的小玩具。

2岁:区别垂直线与横线。

4岁:视力约20/40(斯内伦视力表),能区别基本颜色。

5岁:区别斜线、垂直线与水平线,视力约20/30。

6～9岁:视力达20/20。

10岁:正确判断距离与物体运动的速度,能接住从远处掷来的球。

2.听觉

近年的研究表明:新生儿已有良好的听觉灵敏度,50～90天时,声响可引起呼吸的改变;一般小儿到3个月时能感受不同方位发出的声音,头转向声源;4个月听悦耳声音时会微笑;6个月对母亲语音有反应;9个月寻找来自不同高度的声源;1岁听懂自己的名字;2岁听懂简单的吩咐;4岁听觉发育已较完善。

3.味觉

新生儿对不同味道的物质已有不同反应,半个月左右时对甜味做吸吮动作,露出愉快表情,对苦、酸、咸的味道则表示不安、皱眉、闭眼、恶心。3～4个月婴儿对食物的微小改变已能区分。

4.皮肤觉

皮肤觉(包括温、痛、触觉)是最早出现的感觉。新生儿触觉已很发达,当身体不同部位受到刺激时就会做出不同的反应。新生儿皮肤对刺激的敏感性已接近成人。新生儿对冷热的感觉十分灵敏,3个月的小儿已能分辨33 ℃和31 ℃的水温。新生儿对痛觉反应较迟钝,第2个月起对痛刺激才表示痛苦。

(二)运动的发育(动作能)

随着大脑皮质功能逐渐发育,以及神经髓鞘的形成,小儿运动发育渐趋完善。运动发育的规律是:由上而下,由近而远,由不协调到协调,由粗大到精细。运动的发育可分大运动和细运动(精细动作)。

1.大运动

大运动包括抬头、翻身、坐、爬、立、走、跑等方面。小儿大运动发育程序如下。

新生儿:俯卧位能将脸从一边转向另一边以避免窒息。仰卧位可出现颈紧张姿势。

1个月:能俯卧位抬头片刻。

2个月:能俯卧抬头45°,从仰位拉至坐位,头后仰。

3个月:俯卧位抬头90°,垂直位能抬头,但控制尚不稳定,出现头晃动。

4个月:仰卧头向中央,四肢对称;俯卧抬头高,并以肘支撑抬起胸部。

5个月:腰肌继颈肌发育,能直腰靠背坐。

6个月:已能用下肢支持身体,喜欢扶腋下跳跃。

7个月:会翻身,俯卧位能向左右旋转追逐物体。

8个月:长时间稳坐,开始学爬。

9个月:扶着栏杆能站立。

10个月:会自己从座位攀栏站起。

11个月:会扶栏行走或被牵着手走。

12个月:会独立片刻,约1/4的小儿能独自行走。

15个月:一般小儿都会独走,会蹲下捡物。

18个月:行走快,很少跌跤,会自己扶栏一次一级地上楼梯,会倒退行走数步。

2岁:能跑。

3岁:双足交替登楼。

4~5岁:会单足跳,能奔跑。

2.细运动

细运动是指手及手指的功能,如取物、搭积木、绘图、扣纽扣等。视觉的发育是细运动发展的必要基础。新生儿用手接触物体时出现握持反射。3个月左右随着握持反射消失,出现了主动抓握。5~6个月以后出现了以视觉为线索的抓握,并进而出现手、眼及其他部位肌肉的协调。手的功能发展也有成熟过程:①先用手掌尺侧握物,后用桡侧,再用手指;②先会用4个手指以一把抓方式取物,后用拇指与食指钳取;③先会抓握,后能主动放松。小儿细运动发育程序如下。

0~2个月:紧握触手物。

2个月:能短暂留握如拨浪鼓一类的物体。

3个月:两手放松,常拉自己的衣服及大人的头发。

4个月:两手在胸前玩弄,见到新鲜物体两臂会活动起来。

5个月:手伸向物体,碰到时会随手抓起。

6个月:双手能各拿一块边长2.5 cm左右的方木。

7个月:可在两手间传递玩具,能用4个手指以一把抓的方式取到小糖丸。

8个月:出现捏弄、敲打及抛掷玩具的动作。

9个月:伸出食指拨弄小物件,此时拇、食指能配合用钳形动作摘拿小丸,但近尺侧腕部仍贴住桌面。

12个月:拇、食指用钳形动作取小丸时已不需尺侧腕部的支持,称为"垂指摘"。

15个月:试搭方木2块,能将小丸放入小瓶。

18个月:搭方木3~4块,会将小丸从瓶中倒出以取得小丸,开始会用笔在纸上乱画。

2岁:搭方木5~6块,会模仿画竖线、横线,会逐页翻书。

2.5岁:搭方木8块,会穿上短裤和便鞋。

3岁:会模仿用3块方木"搭桥"、串木珠、解纽扣,会画"圆圈""十"字。

4岁:会画方形。

5岁:会画人。

6岁:会画三角形,能折纸。

7~8岁:会画菱形,能做手工、泥塑。

(三)语言的发育(语言能)

语言是人类所特有的一种高级神经活动形式,是表达思维和意识的一种形式。小儿语言的发育除受语言中枢控制外,还需要正常的听觉和发音器官。语言能分理解和表达两方面。小儿学语是先理解而后表达,先会发语音而后会用词和句。在词的理解应用上,先是名词而后为动词、形容词、介词。语言能力发展程序如下。

新生儿出生时:能大声啼哭。

1个月:能发很小喉音。

2~3个月:能发a(啊)、o(喔)等元音。

4个月:在愉快的社交接触中能大声笑。

6~7个月:发唇音,并能将元音与辅音结合起来,如ma、da等。

8个月:常重复某一音节,如ma-ma、da-da、ba-ba等。

8~9个月:能区别大人语气,对大人的要求有反应,如"拍手";能模仿发ma、ba等音。

12个月:懂得某些物体的名称,如"灯灯""鞋鞋""帽帽",并会用手指出;同时还知道自己的名字;约半数12个月的小儿能有意识地叫"爸爸""妈妈"。

18个月:能说10个左右有意义的词,会指出身体各部分。

2岁:会说2~3个词构成的简单句,能说出身体各部分的名称。

3岁:词汇增加很快,能说出姓名、性别,懂得介词(如上、下);能唱简单的儿歌。

4~5岁:能听懂全部说话内容,能简单地叙说一件事情及讲故事,这一年龄阶段的特点为喜欢提问。

6岁:说话流利,句法正确。

语言的发育是在第一信号系统基础上形成的,是小儿高级神经活动进入一个质变的阶段,语言发育加深了认识、理解、推理,使小儿智力更进一步发展。语言发育重要时期在出生后9~24个月,应早期进行语言训练。

(四)对周围人和物的反应(应人能、应物能)

其包括对周围人和物的反应和交往的能力,以及独立生活能力。应人能、应物能是随年龄增长而逐渐发展的。其发展程序如下。

新生儿:对周围较淡漠,反复逗引方有反应;对强光反应较快。

1个月:喜欢看熟悉人的脸和颜色鲜艳的物体。

2个月:双眼会追随移动的物体,会注意母亲的脸,开始微笑。

3个月:认识母亲。

4个月:逗引时能发出笑声,能主动以笑脸迎人,母亲离去或不在时会表现出不愉快。

5~6个月:能区别熟人和陌生人,喜欢做用手帕遮脸的游戏;会向镜中人微笑;能抚摸或抱着奶瓶。

7~8个月:能注意周围人的行动与表情;能体会说话人的语调,如大人用斥责的语调说"不许动",小儿可出现恐惧表现或马上停止动作。

9~10个月:能模仿成人动作,会招手表示"再见",对外人表示疑惧。

12个月:对人有爱憎之分,能配合大人穿衣。

18个月:会用语言或手势表示要求,会表示大小便。

2岁:能自己用匙吃饭,动作准确,但吃不干净;基本能控制大小便;能听懂命令,执行简单任务。

3岁:会参加其他孩子的活动,会洗手。

4岁:好奇心强,求知欲强,不断提问;能自己上厕所、脱衣服。

5~6岁:喜欢集体游戏,常扮演想象中的角色;会做简单的家务劳动,如抹桌、扫地等。

小儿中枢神经系统一切功能活动的发育,虽以神经、肌肉和骨骼系统正常发育为前提,但外界环境条件、训练和教养起重要作用。多让小儿接触外界环境,加强教养、训练,会对小儿神经、精神的发育起促进作用。

(五)神经反射的发育

新生儿一出生即具有某些先天性反射活动,并持久存在。如觅食、吸吮、吞咽反射,对疼痛、寒冷、强光亦有反应。婴儿的暂时性反射如拥抱反射、紧张性颈反射、踏步反射、握持反射,随着小儿发育逐渐消退。一般握持反射和拥抱反射于3~4个月消失。腹壁和提睾反射于1岁时开始稳定,巴宾斯基反射(巴氏征)在2岁时转阴。如这些反射在该出现时不出现,或应消失时不消失,表现出特别不对称,常提示神经系统有异常。后天性反射(条件反射)是在先天性反射基础上,随着大脑及各感觉器官的发育而产生的。小儿在出生后9~14天即出现第一个条件反射:每当母亲抱起小儿,乳头尚未放入小儿口中,小儿即出现吸吮动作。2个月起逐渐形成与视、听、味、嗅、触觉等感觉有关的条件反射。3~4个月开始出现兴奋性和抑制性条件反射。

三、小儿神经、精神发育的评价

为了检出小儿神经、精神发育是否异常,世界卫生组织提出可用动作发育和语言发育作为最简便的评定指标。运动方面如4个月时不能抬头,10个月不会坐,1岁不会站,1岁半不能走,语言方面如出生时哭声不洪亮,4个月不会微笑,6个月不会大笑,不能发出"啊"声,10个月不能发出"爸爸""妈妈"等复音,1岁半不会说单词,均提示小儿神经、精神发育异常,应首先从环境因素和教养、训练等方面找原因,其次应探查有无神经系统器质性病变。

检查时可先参考小儿神经、精神发育进程表(表2-1)进行评价,如与该表偏离过大,可采用智能筛查方法。

表 2-1　小儿神经、精神发育进程表

年龄	动作	语言	接触人物的反应(智力)	感觉和反射
新生儿*	不协调动作	能哭叫	不能注视	有觅食、吸吮、吞咽、拥抱、握持等先天性反射,对疼痛、寒冷、强光有反应
1月*	直立和俯卧位时能抬头	发出和谐的喉音	微笑	握持反射减弱,腹壁和提睾反射不易引出
2月*	从俯卧位扶起时能仰头	发出和谐的喉音	注意人面和玩具	
3月*	仰卧扶起时头不后垂	咿呀发声	认识奶头,头转向声源	握持反射可消失,屈肌张力高,克氏、巴氏征阳性
4月*	坐头竖直,会翻身	大声发笑	抓面前物件	拥抱反射消失
6月*	扶腋下能站立、跳跃、抱奶瓶	发单音,听到叫喊声有反应	伸手取物,能辨认生人	
7月*	会爬,独坐,将玩具从一手换到另一手	能发出爸爸、妈妈等复音	能听懂自己的名字	
9月*	坐稳,扶站	能听懂较复杂的词句,如再见等	见熟人要抱	
12月*	能独立,但不稳,用拇指、食指捡物	能叫出物品名字,指出自己手指	能指出物件表示需要	吸吮反射逐渐开始消失,腹壁和提睾反射开始稳定
15月*	走得稳,能蹲着玩	听懂一些日常用语	能叠2块方木	
18月	爬台阶,扶栏上楼	认识身体各部分	能表示大、小便	
2岁	能跑,会踢球	会说2~3字拼成的句子	能完成简单的动作,如戴帽	巴氏征阴性
3岁	会骑三轮车,会洗手、脸,脱衣服	说短歌谣,数3个数	认识画中物	
4岁	能爬梯子,会穿鞋	能唱歌	能分辨颜色	
5岁	能单腿跳,会系鞋带	开始认字	分辨4种颜色	
6~7岁	参加简单劳动	讲故事,开始写字	数几十个数	

注:* 世界卫生组织提出的衡量婴幼儿神经、精神发育主要动作和语言出现的月龄。

下面介绍几种常用的智能筛查方法。

(一)丹佛发育筛查测验

丹佛发育筛查测验(Denver Development Screen Test,DDST)在世界范围内广泛应用,我国也已进行标准化。DDST 适用于刚出生至6岁的小儿,共有 105 个项目,分属 4 个能区:①应人能力(个人—社会)——小儿对周围人们应答及料理自己生活的能力;②精细动作——包括手、眼协调,手指精细动作(摘小物体、画图、叠方木等);③语言能力——听觉、理解及言语表达能力;④大运动(粗动作)——抬头、坐、站立、行走、跳等的能力。

DDST 测验表顶边线和底边线有年龄标度,每一项目以自左向右排列的横条来表示(图 2-3),4 个箭头所指之点,分别提示 25 %、50 %、75 % 及 90 % 的正常小儿能完成该项目的年龄。

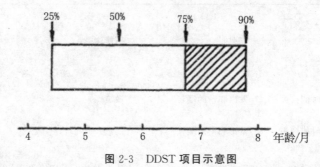

图 2-3　DDST 项目示意图

DDST 仅作为筛查之用,筛查结果评为正常、可疑、异常、无法测定,评定主要根据"迟长"项目数。凡在年龄线以左的项目,如小儿失败称为"迟长"。本测验应用工具简便,操作时间约 20 分钟,易为小儿接受。

20 世纪 70 年代,原作者对 DDST 进行改进,称为 DDST-R,项目排列呈阶梯式。20 世纪 90 年代针对 DDST 的不足再行修订,称为 Denver Ⅱ儿童发育筛查量表,共有 125 个项目,语言能项目增加较多。

(二)50 项测验

50 项测验或称入学合格测验,操作方法简便,评分明确,可作为 4~7 岁儿童筛选方法之一。内容包括问题和操作两大类,共 50 题。具体有:①自我认识 13 项,指出身体部分,说出姓名等;②运动能力 13 项,包括大运动及精细动作;③记忆能力 4 项,复述数字、句子、故事内容;④观察能力 6 项,指出图画中缺损、错误,拼图,等等;⑤思维能力 9 项,包括左右概念、日期概念、分析推理;⑥常识 5 项,认识颜色、几何图形、动物名称。每题 1 分,满分为 50 分。再以实际得分查得相应的能力商(采用离差法)。

(三)绘人试验

绘人试验是简单易行的儿童智力测试方法,可反映小儿的观察力、注意力、记忆力、空间和方位知觉及眼手协调等方面的能力。

工具简单,取一张图画纸,大小为 21 cm×27 cm,一支铅笔及一块橡皮。让小儿画一张全身人像,不限时间。可用于 5~12 岁儿童,较适合的年龄范围为 5~9 岁。根据所画人像评分(满分为 50 分),再查出智商。

(四)皮博迪图片、词汇测试法

皮博迪图片、词汇测试法(Peabody Picture Vocabulary Test, PPVT)适用于 3.25~9 岁小儿,尤其对语言障碍、性格内向的儿童比较合适。我国修订本工具为 120 张图片,每张图片上有 4 幅不同的图画,由易到难。若 8 张中连续失败 6 次即停止,以最末一张的总数减去总错误数,即为总分,再算出智商。

(五)瑞文测验

瑞文测验原名"渐进矩阵",是一种非文字智力筛查方法。现常用的是瑞文测验联合型,适用范围为5岁至成人。测验有 6 个单元共 72 幅图,结果以智商表示。

（六）0～6 岁发育筛查测验

0～6 岁发育筛查测验(Developmental Screen Test，DST)适用于我国 0～6 岁小儿。该测验采用运动、社会适应及智力三个能区的模式,共 120 个项目。结果以智力指数(MI)和发育商(DQ)表示。

以上所介绍的智能筛查方法如第一次检查结果有问题,应于 2～3 周后予以复试,复试时应更为慎重,选择更为适宜的时间和环境。如复试结果仍有问题,应采用智能诊断方法进行更详细深入的检查。目前国际上所推崇的智能诊断量表,婴幼儿为盖泽尔发育诊断法及贝利婴儿发育量表。学龄前期及学龄期阶段为斯坦福-比奈量表(S-B 量表)及韦氏智力量表。后者包括学龄前与学龄初期(4～6.5 岁)儿童智力量表(WPPSI);儿童(6～16 岁)智力量表(WISC);成人智力量表(WAIS)。如筛查后肯定为智力低下者,应转至有关专业科(心理、神经、眼、耳、遗传等科)做进一步检查和治疗。

第五节　心理行为异常

儿童在发育过程中出现行为异常较为多见,对儿童的健康发育影响很大。调研资料表明,我国少年儿童的行为问题检出率为 8.3 ％～12.9 ％。儿童行为异常表现在儿童日常生活中,容易被家长忽略或被严重估计。因此,区别正常和异常行为非常必要。儿童的行为异常一般可分为:①生理功能行为异常,如遗尿、遗便、多梦、睡眠不安、夜惊、食欲不佳、过分挑剔饮食等;②运动行为异常,如咬指甲、磨牙、吸吮手指、咬或吮衣物、挖鼻孔、咬或吸唇、活动过多等;③社会行为异常,如破坏、偷窃、说谎、攻击等;④性格行为异常,如惊恐、害羞、忧郁、社交退缩、交往不良、违拗、易激动、烦闹、胆怯、过分依赖、要求注意、过分敏感、嫉妒、发脾气等;⑤语言问题,如口吃等。男孩的行为问题常多于女孩,男孩多表现为运动与社会行为问题;女孩多表现为性格行为问题。儿童行为问题的发生与父母对子女的期望、管教方式、父母的文化、学习环境等显著相关。多数儿童的行为问题可在发育过程中自行消失。常见的儿童行为异常有以下几种。

一、屏气发作

屏气发作是指儿童因发脾气或需求未得到满足而剧烈哭闹时突然出现呼吸暂停的现象。多发于 6 个月至 3 岁的婴幼儿,5 岁前会逐渐自然消失。呼吸暂停发作常在情绪急剧变化时,如发怒、恐惧、剧痛、剧烈叫喊时出现。常有换气过度,使呼吸中枢受抑制。哭喊时屏气出现的脑血管扩张、脑缺氧可导致昏厥、口唇发绀、躯干四肢挺直,甚至四肢抽动,持续 0.5～1 分钟后呼吸恢复,严重者可持续 2～3 分钟以后逐渐减轻,1 天可发作数次。必要时可用苯巴比妥钠让其减少发作,症状缓解,全身肌肉松弛而入睡。这种婴儿性格多暴躁、任性、好发脾气,应加强家庭教养,遇矛盾冲突时应耐心说理解释,避免粗暴打骂,尽量不让孩子有发脾气、哭闹的机会。

二、吮手指癖、咬指甲癖

吮手指癖、咬指甲癖是指儿童反复自主或不自主地吸吮手指或咬指甲的行为。3 个月后的婴儿正常会吸吮手指尤其是吮拇指以安定自己,这是一种生理现象,常发生在饥饿和睡前,多随年龄增长而消失。但1岁以后小儿因心理上得不到满足、精神紧张、恐惧焦急、未获父母充分的爱抚,又缺少音画玩具等听视觉刺激,孤独时便吮手指、咬指甲自娱,渐成习惯,独自读书或玩耍时也常发生,直至年长尚不能戒除。长期吮手指可影响牙齿、牙龈及下颌发育,致下颌前突、齿列不齐,妨碍咀嚼。咬指甲行为因经常发生,使指甲凹凸不平,不能覆盖指端,少数人将指甲和指甲周围皮肤咬破,严重者可合并感染,如甲床炎、甲沟炎,有的甚至致整个指甲脱落或变形。对这类孩子要多加爱护和关心,消除其抑郁孤独心理。当吮拇指或咬指甲时,应将其注意力分散到其他事物上,鼓励小儿改正坏习惯,切勿打骂、讽刺,使之产生自卑心理;对于较严重的行为可采用厌恶疗法,即手指上涂辣椒水、辣酱等或戴手套,经过儿童吸吮时厌恶刺激的多次训练,可减轻吸吮手指、咬指甲行为。亦可采用习惯矫正训练法:当患儿想咬指甲时,家长立即握住患儿的手。

三、遗尿症

正常小儿在2～3岁时已能控制排尿,如在5岁后仍不自主地排尿,即为遗尿症,其大多数发生在夜间熟睡时,较少发生在白天。遗尿症可分为原发性和继发性两类。原发性遗尿症较多见,多半有家族史,男多于女,无器质性病变,多由控制排尿的能力迟滞所致;继发性遗尿症大多是全身性或泌尿系疾病,在原发疾病处理之后症状即可消失。原发性遗尿发生频率不一,可以每周1～2次或每夜1次,甚至1夜数次不等。疲倦、过度兴奋或紧张、情绪波动等可使症状加重。约50％的患儿可于3～4年后发作次数逐渐减少而自愈,也有一部分患儿持续至青春期或成人,往往造成严重心理负担,影响正常生活与学习。原发性遗尿症的治疗首先要取得家长和患儿的合作,建立信心,坚持训练,指导家长安排适宜的生活制度和坚持排尿训练,绝对不能在小儿发生遗尿时责骂、讽刺、处罚,否则会加重患儿心理负担。午后应适当控制摄入水量,使排尿间隔逐渐延长;睡前不宜过度兴奋,排尿后再睡,熟睡后父母可在经常遗尿的时间之前将其唤醒,使其习惯觉醒时主动排尿。常用治疗药物为去氨加压素(DDAVP),属抗利尿药,每次100 μg,晚饭前口服,疗程3～6个月。

四、儿童习惯性擦腿综合征

儿童习惯性擦腿综合征是儿童反复用手或其他物件擦自己外生殖器而引起兴奋的一种行为障碍。在儿童中并不少见,女孩与幼儿更多见,多随年龄增长而逐渐自行缓解。儿童智力正常,发作时神志清醒,多在睡前、醒后或玩耍时发作,可被分散注意力而终止。常表现为双腿内收摩擦双腿,或将被子枕头等塞到两腿中间。女孩喜坐硬物,手按腿或下腹部,双下肢伸直交叉夹紧,手握拳或使劲抓住东西;男孩多表现为俯卧在床上,来回蹭,或与女孩类似表现。女孩发作后外阴充血,分泌物增多或阴唇色素加重;男孩阴茎勃起,尿道口稍充血,有轻度水肿。有人认为儿童擦腿综合征是由外阴局部受刺激形成的反复发作习惯,亦有人认为与儿童性激素水平紊乱有关。使患儿生活轻松愉快、解除心理压力、鼓励其参与各种游戏活动等心理行为治疗是公认的必要措施。发作时以有趣事物分散儿童的注意力,睡前让儿童疲倦以很快入睡,醒后立即起床,等等,均可减少发作机会。

五、注意力缺乏多动症

注意力缺乏多动症为学龄儿童中常见的行为问题。主要表现为注意力不集中、多动、冲动行为,常伴有学习困难,但智能正常或接近正常。男孩发生率明显高于女孩。病因尚不清楚。

第三章　儿童保健学概述

第一节　儿童保健发展史

一、命名的由来

最初中国"儿童保健"的称谓或命名的由来可能与20世纪50年代学习苏联医学模式有关。而且,长期以来国内对儿童保健的英文翻译也未统一,有直译为"Child Health Care"或意译为"Primary Child Care"的。1988年,中华医学会儿科学分会成立儿童保健学组,儿童保健专业才正式被中国儿科界接纳。

多年来除儿童保健专业外,中华医学会儿科学的其他专业都有与国际儿科学对应的专业,如儿科血液专业(Pediatric Hematology)、儿科心血管专业(Pediatric Cardiology)、新生儿专业(Neonatology)等。笔者查阅近年来美国儿科的发展情况,发现有了一些改变,增加了与我国儿童保健工作内容相近的专业。如马萨诸塞州儿童医院北岸医学中心成立儿科基础保健(Pediatric Primary Care)专业,负责健康或疾病婴儿至青少年的保健,如预防接种、早期发育筛查测试(early periodic screening development test)、体格检查、青少年综合保健服务,以及儿童哮喘和过敏的专业指导,参加儿科基础保健的医生需要通过儿科或家庭医学的严格考试。同时,也出版了一些相关书籍,如凯瑟琳·E.伯恩斯(Catherine E.Burns)主编的 *Pediatric Primary Care*(2013年第5版)。可见儿童保健专业已逐渐被国际认同,时代的要求使儿童保健专业成为独立的学科。

二、发展史

中华人民共和国成立后的儿童保健事业发展有很强的历史特点,分为三个阶段。

(一)第一阶段

儿童生存保障为儿童保健初级阶段。20世纪50—70年代传染病危害中国儿童生命,如50—60年代婴儿死亡率为157‰~150‰。当时儿童健康的主要任务是改善儿童生存环境,与贫困、落后、疾病斗争。因此,中国的儿童保健发展起步于儿童疾病的预防。传染病管理、预防接种、新法接生成为当时卫生工作的基本任务。20世纪50年代初卫生部(现国家卫生健康委员会)在北京成立了"中央妇幼保健实验院",主要任务是防治传染病。防治疾病的同时,人们逐渐意识到预防疾病的关键是加强儿童体质,于是开始在北京地区建立实验地段,包括建立儿童健康卡、托幼机构管理、初步开展儿童卫生保健、营养和体格锻炼,获得经验后曾向全国推广。通过新法接生、预防接种、抗生素的应用、妇幼卫生机构的成立等措施,儿童死亡率显著下降,营养不良的状况明显改善。中国儿童保健机构的发展主要在1958—1962年(第二个五年计划),1958年前城市儿童保健所仅10个,1965年已发展到40个,1958年儿童保健院(所、站)达4 315个。

早期中国儿童保健的前辈均出自儿科界的泰斗,如上海医科大学复旦儿科医院院长陈翠贞教授曾在 1950 年《中华儿科杂志》创刊号的编者言中明确指出:"本志创刊之目的,在阐扬科学,鼓励学术研究;推广保健学识,促进儿童健康,中华儿科学会职责所在,义不容辞。儿科医师与保健事业关系甚大,应肩负起促进我国儿童与民族健康之重任……"1954 年陈翠贞教授亲自领导建立上海医科大学复旦儿科医院儿童保健科,开设儿童保健门诊,开展幼托机构的儿童保健,制定各种儿保工作规范,成为国内较早的儿童保健实施和教学基地。1950 年宋杰教授发表内容较全面的"健康婴儿检查",已涉及儿童体格生长、营养、生活习惯、预防接种、与人交往、适应环境等内容。1951 年余鼎新教授开始在我国引进韦策尔生长发育表(Wetzel grid)监测营养不良婴儿。1952 年叶恭绍教授发表"儿童生长发育的规律",用体格生长、儿童生长标准、动作发育、语言发育、情绪发育阐明儿童生长的连续性。20 世纪 70 年代已有中国儿童保健的雏形。

(二)第二阶段

20 世纪 80—90 年代为儿童保健发展阶段。儿童保健从儿童生存向提高质量发展,与社会经济文化发展同步开展儿童保健的国际交流、应用先进技术,使以儿童生存、保护和发展为目标的初级儿童保健事业显著改善。1976 年以后一批积极推进儿童保健工作的前辈,如北方的薛心冰、林传家、王丽瑛、张璇、李同、魏书珍、叶恭绍等教授,南方的郭迪、刘湘云、宋杰、钱情、余鼎新等教授,西南的樊培录、郑德元、郑惠连等教授,开始组织各种基层培训活动。20 世纪 80 年代世界卫生组织(WHO)与联合国儿童基金会(UNICEF)的资助项目让中国儿科界的前辈们有机会出国学习,同时迎来前所未有的与国际合作发展的机遇,使国内儿童保健工作逐步与国际儿童健康发展内容接轨,如人乳喂养、生长监测、疾病防治等基础措施。为提高专业水平,前辈们深知需要有专业人员和相应组织。1977—1978 年各大城市医院儿童保健科先后成立。部分大专院校建立儿童保健教研室,承担儿科学中有关儿童生长发育的教学、科研任务。至今已有 15 所大专院校开设儿童保健教学,承担不同层次儿童保健教学。全国有 15 个儿童保健硕士授予点,8 个儿童保健博士授予点。

儿童保健的前辈们在中国儿童保健发展的早期就意识到儿童健康不仅仅是指身体没有疾病,还需要心理行为健康。1978 年上海市儿童医院宋杰教授应用盖泽尔等人的智能诊断法、丹佛智能筛选检查及韦氏学龄前儿童智能发育进行调查研究工作,并制定出我国城市 6 岁以下儿童行为和智力发育标准。郭迪教授是中国儿童行为心理发育研究的先驱之一,第一个开展儿童智能测试全国合作课题研究,引进国外多种儿童心理行为测试方法,奠定中国儿童行为心理发育发展的基础。近 30 年来,随着人们生活水平的提高,儿童疾病谱发生改变,儿童神经心理行为发育问题逐渐显露,各地纷纷因临床实践的需要在儿童健康常规检查中设立发育筛查,部分地区与医院开展相关门诊。儿童保健专业内有一群对儿童神经心理行为发育感兴趣的医生,开始投身于儿童发育与行为的临床工作与研究,学术活动频繁开展。这样,中国儿童保健从 30~40 年前以保障儿童生存为主的初级保健阶段,逐渐进入儿童健康全面发展的二次卫生革命阶段。

儿童保健专业进入中国儿科学也是 20 世纪 80 年代的事件。1988 年、1989 年中华医学会儿科学分会儿童保健学组和中华预防医学会儿童保健分会相继成立,20 世纪 90 年代后各大城市陆续成立儿童保健学组。1989年郭迪教授、刘湘云教授主编的第一部较系统的儿童保健学参考书出版,1999年、2005年二次修订再版,在儿童保健知识更新迅速、交叉学科越来越多的基础上,2011年第4版问世。为适应医学院校开设有关教学内容,1992年郑惠连教授主编的第一部儿童保健学全国高等医学院校教材出版,2009年再版。2012年是《中国儿童保健杂志》创刊20周年,这本杂志为中国从事儿童保健事业的基层专业人士提供了发表文章的平台。

(三)第三阶段

第三阶段为新时期儿童健康问题控制与国际社会接轨阶段。快速经济出现的工业化、城市化、现代化和全球化给儿童健康带来新的问题,包括环境、社会、行为和生活方式等对儿童健康的影响。如传染病的威胁依然存在,包括已得到控制的传染病发病率回升,以及新的传染病的出现;慢性非传染性疾病在儿童疾病发病率和死亡率中构成比增加,如损伤和中毒、肿瘤、先天畸形、慢性呼吸道疾病和神经系统疾病;儿童精神和卫生问题,包括对处境困难儿童的特殊照顾;成人疾病的儿童期预防,如宫内发育不良、超重或肥胖与成人期代谢综合征;环境因素对儿童健康的影响,包括自然环境和社会环境。因此,21世纪后的儿童保健与国际社会接轨,进入一个全新的阶段,强调儿童保健以早期发展为主,以提高儿童身心素质为重点。

现代科学与文明的进步使儿童保健成为各国卫生工作的重要内容之一。为使全世界儿童人人都健康,个个都有更好的未来,WHO与UNICEF采取了一系列重大决策和部署。1990年联合国召开世界儿童首脑会议(the World Summit for Children),中国政府和参会的各国首脑签署了《儿童权利公约》(the Convention on the Rights of the Child)及《儿童生存、保护和发展世界宣言》(the World Declaration on the Survival,Protection and Development of Children)。1992年经全国人大常委会批准,中国成为儿童权利公约的批准国。《中国儿童发展纲要(2000—2010年)》也明确提出了儿童发展的目标、任务和措施。这样,中国儿童保健发展目标——儿童优先和儿童生存、保护和发展得到国际、国内的政策支持。

三、我国儿童保健状况

(一)完善的儿童保健网

为解决当时农村缺医少药的状况,从1949年到20世纪80年代初,我国逐渐建立健全县、乡、村三级医疗卫生组织。目前我国三级医疗卫生组织已从农村扩展到城市,逐步达到配套齐全、功能完备、运转协调的医疗卫生服务体系,即以县妇幼保健院或综合性医院为龙头、社区卫生服务中心或乡卫生院为枢纽、社区或村卫生室为网底的三级城乡医疗预防保健网,开展综合实施医疗、预防及保健等各项卫生工作措施,在防病治病、促进基层健康水平提高方面取得了显著成就。中国医疗预防保健网的建立得到WHO和各国卫生组织的赞扬。

三级儿童保健网是农村医疗卫生服务体系的重要部分,是各项儿童保健措施得以成功推广的组织保障。各级儿童保健网有明确的服务功能,如县妇幼保健机构承担对社区卫生服务机构、乡(镇)卫生院和其他医疗机构技术指导、业务培训和工作评估,协助开展儿童保健服务;乡(镇)卫生院、社区卫生服务中心掌握辖区内儿童健康基本情况,完成辖区内各项儿童保健服务与健康状况数据的收集、上报和反馈,对村卫生室、社区卫生服务站的儿童保健服务、信息收集、相关监测等工作进行指导和质量控制;村卫生室和社区卫生服务站在上级指导下,开展或协助开展儿童保健健康教育和服务,收集和上报儿童保健服务与健康状况数据。20世纪90

年代建立的儿童保健三级网使我国的儿童保健管理率逐年上升,2005年城、乡<7岁儿童的儿童保健管理率分别达82.3％与69.7％,2009年<7岁儿童的儿童保健管理率平均已达80％。三级儿童保健网使政府的各项儿童保健措施得以执行与推广,可使大多数儿童获得定期健康检查、生长监测、疾病的早期筛查,有利于疾病预防与儿童健康生长。儿童保健三级网的建立保证高的预防接种率,显著降低和控制严重传染病的流行。如20世纪60年代初,中国向全世界宣布消灭了天花,比世界消灭天花早了19年。2011年中国七种疾病(卡介苗、百日咳、白喉、破伤风、脊髓灰质炎、麻疹、乙型肝炎)疫苗接种已覆盖99％的婴儿。

(二)中国儿童生存状况

UNICEF采用的新生儿死亡率(NMR)、婴儿死亡率(IMR)和5岁以下儿童死亡率(U5MR)是国际社会公认的反映一个国家或地区儿童健康状况的指标。自中华人民共和国成立以来,我国新生儿死亡率、婴儿死亡率和5岁以下儿童死亡率逐年下降。1990年至2011年,5岁以下儿童死亡率从49‰下降到15‰,降低了69％;新生儿死亡率从33.1‰下降到9‰;婴儿死亡率从39‰下降到13‰。5岁以下儿童死亡率的明显下降,充分反映了我国社会的进步和经济的发展。UNICEF将193个国家的5岁以下儿童死亡率从高到低排序(under-five mortality rankings)。中国5岁以下儿童死亡率逐年下降,使中国在193个国家的排序中从2003年的第85位(39‰)上升到2009年的第105位(24‰),2011年为第115位(15‰),接近发达国家水平。即2003—2011年中国5岁以下儿童死亡率8年来降低60％以上,在193个国家排序中提升30位,显示近年来我国儿童健康状况显著改善。

中国5岁以下儿童主要死因已由20世纪的肺炎和腹泻等感染性疾病转变为早产或低出生体重、出生窒息等与产科技术有关的新生儿疾病。从U5MR死因顺位变化可见意外伤害发生率和死亡率逐年上升,对儿童的生命与健康构成严重威胁,但意外死亡是一种可避免的死亡。因此,降低U5MR的关键一是降低婴儿和新生儿的死亡,尤其是出生未满1周新生儿的死亡,二是降低意外死亡。

(三)中国儿童生长状况

儿童的生长发育是儿童健康的重要领域。保障、促进儿童的生长发育将成为儿童保健越来越重要的任务。营养是儿童健康的基本保障,儿童体格发育状况可最直接、最简单地反映儿童营养状况。1995—2000年UNICEF、WHO的资料显示,我国<5岁儿童中10％为中、重度低体重,17％为中、重度矮小,2003—2009年数据下降至7％,2007—2011年则降至4％。2007—2011年<5岁儿童中的10％为生长迟缓,3％消瘦。1975年、1985年、1995年、2005年四次全国大规模的7岁以下儿童体格发育调查结果显示,1975—2005年城市和郊区男女儿童体重、身(长)高均显著增长。如6~7月龄城市和郊区男、女童平均体重分别增长0.53 kg、0.51 kg和0.78 kg、0.74 kg,身长分别增长1.7 cm、1.4 cm和2.4 cm、2.2 cm;6~7岁龄城市和郊区男、女童平均体重分别增长3.26 kg、2.88 kg和2.68 kg、2.68 kg,身高分别增长5.3 cm、5.0 cm和7.6 cm、7.5 cm。2005年我国儿童体格发育的参照标准已接近或部分超过WHO参考标准。1975—2005年四次全国范围的儿童体格发育调查资料显示我国儿童的体格生长状况不断改善,提示我国儿童的线性生长潜力逐渐发挥,这也是我国儿童体格生长水平达到历史上最好时期的有力证据之一。

我国儿童仍然存在不同程度的营养不良问题,包括营养不足和营养过度双重负担。1992年中国居民营养与健康状况调查结果显示,5岁以下城市儿童生长迟缓发生率为19.1%,2002年降至4.9%;农村儿童生长迟缓发生率从35.0%降至17.3%;1992年5岁以下城市儿童低体重发生率为10.1%,2002年降至3.1%;农村儿童低体重发生率从20.0%降至9.3%,提示我国儿童的营养状况和生长发育还存在着明显的城乡差别和地区差别,农村儿童营养不足发生率是城市的3~4倍。2013年UNICEF的资料报道,2007—2001年中国儿童中、重度超重率为7%。基于此,儿童营养不足是农村和边远地区主要问题,儿童营养过度是较发达的城市地区较突出的问题。

第二节　儿童保健目标

21世纪儿童保健的目标是促进或改变儿童健康轨道,包括生命初期的健康准备、生长过程中的健康保护,以及健康促进。儿童保健研究的基本内容涉及儿童健康的全过程,包括体格生长发育、营养、神经心理行为,是控制疾病的第一道防线。

儿童保健研究方法有别于微观的疾病研究,尤其适合采用流行病学的研究方法。流行病学最基本的方法学框架有助于儿童保健工作者进行前瞻性的随访观察,评估干预效果,不断修正和优化服务技术。

儿童保健的发展方向包括儿童体格生长资料的积累、个体化的儿童营养处方、儿童心理与行为发育研究、环境安全与儿童健康。

一、儿童保健目标及研究范围

(一)儿童保健目标

医学模式由传统的生物医学模式向生物-心理-社会医学模式的转变,改变了人们的健康观和疾病观。进入21世纪以来,儿童健康的基本概念已转变为使儿童处于完好的健康状态,保障和促进生理、心理和社会能力充分发育的过程。2004年美国国家医学院(Institute of Medicine,IOM)、美国国家科学研究委员会(National Research Council,NRC)定义儿童健康为:①儿童个体或群体能够发展和实现其潜能;②满足儿童的需要;③使儿童能成功利用生物学的、自然界的和社会环境发展儿童的能力。健康在人的生命历程中发展是一个人的健康轨迹。因此,21世纪儿童保健的目标是促进或改变儿童健康轨道,包括生命初期的健康准备、生长过程中的健康保护,以及健康促进。

儿童健康轨迹有关键时期,健康发展关键时期因基因与环境的相互作用,儿童有不同的健康发展结果。因此,有效的健康促进策略可减少危险因素,有益健康发展。影响健康的危险因素有母亲抑郁、贫困、缺乏卫生服务、家庭不和睦,健康促进策略包括父母受过教育、情绪健康、有文化(能给儿童阅读)、有教养,儿童有卫生服务、能参加学前教育等。

(二)儿童保健的研究范围

儿童保健涉及儿童健康的全过程,控制儿童高死亡率、降低发病率,保障儿童生存,尽可能消除各种不利因素,保护和促进儿童身体、心理和社会能力的充分发展,使儿童健康进入成人期。因此,疾病控制的第一道防线是保健。按《儿童权利公约》第一部分第一条关于儿童的定义,"儿童系指18岁以下的任何人,除非对其适用之法律规定成年年龄低于18岁",中国儿童保健对象由婴儿扩展到3岁内婴幼儿,并且现已逐步开展0~18岁儿童的保健。

儿科学是临床医学中唯一以人的生命发展阶段(年龄)划分的学科,其中儿童保健又是儿科学中最具特色的学科之一,属临床医学的三级学科。儿童保健内容涉及临床儿科学、发育儿科学、预防儿科学、社会儿科学等多学科知识。

生长发育是儿童生命过程中最基本的特征。发育儿科学是研究儿童体格生长和神经心理发育规律的一门学科,是儿童保健学的核心学科。儿童为弱势人群,易受疾病、环境等各种不良因素影响而造成身心损伤。研究儿童体格生长和神经心理发育规律、影响因素和评价方法,保证和促进儿童身心健康,及时发现生长发育偏离,给予必要的干预处理是儿童保健学重要的基础与组成部分。

预防儿科学是研究提高儿童生命质量的学科,根据疾病发展的规律采取预防措施,防患于未然。近年来医学模式已逐渐从生物医学模式向生物-心理-社会医学模式转变,扩展的预防内容除预防器质性疾病和精神心理、行为问题等,还涉及预防社会、环境等因素所致的疾病。预防儿科包括三级:一级预防(primary prevention)或基础预防,是疾病发生前的干预、促进性措施,如健康教育、营养、环境保护、心理卫生、预防接种、母亲孕期用药指导等;二级预防(secondary prevention)是出现疾病症状前的干预措施,及早发现偏离或异常,包括定期体格检查、生长监测(monitoring of growth)、疾病早期筛查(如新生儿遗传代谢性疾病筛查、听力筛查、语言发育障碍筛查、视力筛查、运动发育障碍筛查、贫血筛查、血铅筛查等)、产前检查,目的是疾病早期阶段诊断、干预与治疗,避免严重后果(如治疗先天性甲状腺功能减低症预防精神发育迟滞);三级预防(tertiary prevention)即彻底治疗疾病,防止并发症和后遗症,争取全面康复,包括家庭护理、心理治疗和促进功能恢复等措施。预防儿科学是儿童保健学的主要内容。目前,中国儿童保健由单一的传染性疾病预防管理到儿童体格发育、系统疾病筛查与防治,包括体格生长疾病、营养性疾病、心理行为疾病、新生儿疾病、听力及视力疾病、口腔疾病。因此,儿童保健涉及的专业也从儿童生长发育、儿童营养、流行病学,逐步扩展到儿童传染病、儿童神经学、儿童心理学、新生儿学、儿童免疫学、儿童皮肤学、儿童五官学、环境医学、青春医学、遗传学、伤害医学等多学科。

社会儿科学是建立从关注个体儿童到社区所有儿童的理念,认识到家庭、教育、社会、文化、精神、经济、环境和政治的力量对儿童健康有重要意义与作用。将临床实践与公共健康原则中有关儿童保健的内容结合,充分利用社区资源与其他专业人员、媒介、父母合作,以获得理想的、高质量的儿童服务。完整的儿科学应是儿科医生的专业知识与社会责任的结合。儿童保健医生面对不同年龄的儿童和不同的家长,需要鉴别疾病,回复、解释儿童和家长的各种生理的、非生理的问题,这是儿童保健专业不同于其他儿科学的闪光之处。社会儿科学是儿童保健的工作范围。

临床儿科学研究儿童疾病发生发展规律、治疗和预后,主要研究疾病的发生发展机理,以个体儿童为主,属三级预防内容。临床儿科学是儿童保健学的基础学科,儿童保健是临床儿科学的基础内容。有丰富儿科临床经历的儿童保健学专业医生在临床实践中可表现出较强的疾病鉴别与处理能力,具有较好的发展潜力。

儿童保健学是预防儿科学与临床儿科学在生物-心理-社会医学模式下整合的新学科,以预防为主,防治结合,群体保健干预和个体保健服务相结合,包括一级、二级预防和部分三级预防内容,关注儿童的整体发展,其内涵在实践中不断拓展。为满足社会需求和学科发展,各儿童保健亚专业的发展应在体格生长发育、营养、神经心理行为等基本的内容基础上侧重发展,但亚专业不能替代儿童保健学科的建设。

二、儿童保健工作方法及特点

儿童保健工作的目的是促进或改变儿童健康轨道,包括生命初期的健康准备、生长过程中的健康保护,以及健康促进,服务对象是儿童个体。我国儿童保健的优势是儿童群体大,良好的三级工作网有利于开展多中心研究。同时,儿童保健研究方法适合采用流行病学的研究方法,有别于微观的疾病研究。流行病学最基本的方法学框架也有助于儿童保健工作者进行前瞻性的随访观察,评估干预效果,不断修正和优化服务技术。流行病学研究方法主要分为观察性研究和实验流行病学,儿童保健工作者可根据研究内容与条件,选择适合的、可行的方法。

(一)观察性研究

观察性研究根据对照设计情况分为描述性研究(无对照)与分析性研究(有对照)两类。观察性研究与实验研究的主要区别是有无人为实施暴露因素的分配。

1.描述性研究

描述性研究利用已有资料(如常规检测记录)或设计调查获得的资料(包括实验室检查结果、门诊调查、人群调查等),按不同地区、不同时间及不同人群特征分组,描述人群中有关疾病或健康状况及暴露因素的分布情况。

描述性研究(descriptive study)是流行病学研究方法中最基本的类型,其主要目的是通过对疾病或健康状态及其暴露因素的分布情况进行分析、归纳,初步了解导致疾病发生的可能因素,以及对该病防治采取的措施及效果等,从而对所研究的问题提出假设,作为进一步研究的依据或起点。因此,描述性研究是其他研究方法的基础,所利用的数据资料必须真实可靠。

描述性研究包括横断面研究(cross-sectional study)、纵向研究(longitudinal study)、生态学和病例报告等。横断面研究是儿童保健工作者最常使用的方法。

横断面研究又称现况研究,是在特定时间段与特定人群范围内开展调查,了解疾病或健康状况及其相关危险因素的分布特征。因收集所观察时点或时间段的资料,既不回顾过去的情况,也不追踪未来的情况,故又称现况研究(existing circumstances research)。观察指标只能获得某一特定时间内调查群体中某病的患病率,也称患病率研究(prevalence study)。

横断面研究根据研究目的确定研究对象,其研究对象包括人群整体,不需要将人群根据暴露状态或疾病状态先进行分组。研究重点关注的是在某一特定时点上或某一特定时期内某一人群中暴露及疾病的联系,特定时点可以是某个疾病的诊断时间,也可以是患者的入院时间、出院时间等。横断面研究不能区分暴露与疾病发生的时间关系,因此不能直接推断因果关系;但如果暴露因素是研究对象具有疾病发生前就存在的固有因素(如性别、种族、血型、基因型等),且固有因素不随疾病发生而改变,则横断面研究的结果可提供相对真实的暴露和疾病发生的时间先后顺序关系,有助于进行因果推断。如果在同一人群中定期进行重复的横断面研

37

究,也可以获得发病率资料。

横断面的研究结果有助于了解儿童的健康和保健水平,确定某种疾病的高危人群,指出当前疾病防治和卫生防疫的主要问题及对象。对某种疾病重复开展多次横断面调查的结果可获得患病率的变化趋势,有助于考核干预措施的效果或评价相关因素的变化对儿童发病风险的影响。儿童保健研究中应用横断面研究方法最多,如我国卫生部自 1975 年以来每 10 年开展的全国性儿童生长发育调查,至今已累计 4 次;其他如儿童贫血、佝偻病、食物过敏的患病率调查等。虽然疾病与影响因素处于同一时间点而无法得到因果结论,但横断面研究可提供病因研究线索。如三聚氰胺污染奶粉与儿童泌尿系结石关联性的横断面研究,通过比较服用污染奶粉与未污染奶粉两组儿童中泌尿系结石的患病率,初步获得被三聚氰胺污染的奶粉可能是引起儿童泌尿系结石的初步病因学线索,为进一步的病因研究与干预研究提供依据。

2.分析性研究

分析性研究是观察所研究的人群中可疑病因或危险因素与疾病或健康状况之间关系的研究方法。分析性研究(analysis study)的主要目的是检验病因假设,估计危险因素与疾病的关联强度。根据研究的因果时序,分析性研究分为队列研究与病例对照研究。

(1)队列研究:将研究对象按是否暴露于某种因素或暴露的不同水平分组,追踪各组的结局,比较不同组间结局的差异,判断暴露因素与结局关联及关联程度的一种分析性研究方法称为队列研究(cohort study)。

队列研究的特征属于观察性研究方法,按研究对象进入队列时的原始暴露状态分组,暴露为客观存在因素,即非人为分配。研究过程在自然状态中进行,不进行任何干预。因研究暴露因素对疾病的影响,故队列研究需设立对照组,即无暴露因素的人群,比较暴露人群与无暴露因素人群的疾病结局。如 20 世纪 60 年代有德国医学教授在产科门诊前瞻性观察 350 位孕妇,其中 7 人为暴露组,即怀孕前半期曾服反应停,其余为非暴露组(对照组)。随访观察发现暴露组共有 3 名畸形婴儿出生,非暴露组无畸形婴儿出生。统计学分析显示 2 组差别具有统计学意义,得出孕早期服用反应停可能与婴儿畸形有关的判断。队列研究的设计决定研究方向是纵向的、前瞻性的,由"因"至"果",即首先确认研究对象有暴露,再分别追踪暴露与对照组的结局。队列研究证实暴露与结局的因果关系力度强于横断面研究。队列研究可应用于研究儿童生长发育与疾病自然史,如通过长期随访一群儿童,研究生长发育特点与规律;或观察和描述暴露于某种危险因素的儿童疾病发生、发展至结局自然过程,明确疾病自然病史。如芬兰、英国维特岛、丹麦、荷兰和挪威 5 个国家和地区采用出生队列研究获得确切的婴儿牛奶过敏发病率。队列研究是前瞻性研究,可用于探讨多种因素与多种疾病的关联,检验病因假设,如随访观察胚胎期营养不良与成人期非感染性疾病的影响。队列研究可评价预防效果,如观察母亲孕期补充叶酸预防神经管畸形作用的研究中对补充叶酸(暴露组)和未补充叶酸(对照组)的育龄期女性进行登记、随访,结果发现母亲孕期补充叶酸(暴露组)的胎儿神经管畸形发病率低于母亲孕期未补充叶酸(对照组)的胎儿,提示孕妇补充叶酸可降低胎儿发生神经管畸形的风险。

队列研究根据研究结局出现时间分为前瞻性队列研究(prospective cohort study)和回顾性队列研究(retrospective cohort study)。前瞻性队列研究开始时无研究结局,据研究对象的暴露状况分组,随访观察一定时间,获得研究结局。回顾性队列研究开始时已有研究结局,但需在过去某个时点暴露状况的历史资料基础上开展回顾性队列研究,完成研究结局的测量。如米杰教授团队进行的出生体重对成人期慢性病发病风险的研究方法即为回顾性队列研究。如在回顾性队列研究基础上再进行前瞻性随访研究对象为双向性队列研究(ambispective cohort study)。

(2)病例对照研究(case-control study)是一种分析性研究方法。按研究对象是否患某病分为病例组与对照组,对照组与病例组在非研究因素(一般为年龄、性别等)之间要具有可比性,回顾性调查两组人群既往暴露于某个(些)因素的情况及暴露程度,以判断暴露因素与该病之间是否存在关联及关联程度。如1948—1952年多尔(Doll)与希尔(Hill)两名医生收集伦敦与附近20余家医院诊断的肺癌住院患者,每收集到1例肺癌患者,选同期住院的其他肿瘤患者为对照,要求年龄、性别、居住地区、经济情况等与肺癌组有可比性。回顾性调查收集两组人群吸烟史和吸烟量。比较两组人群既往吸烟情况,发现肺癌组吸烟的比例高于对照组,差别有统计学意义,推断吸烟可能与肺癌发生有关联,结果为病因研究提供证据。

病例对照研究方法属于观察性研究方法,研究对象分组是客观存在的,整个研究过程是在自然状态下进行的,无任何人为干预。对照选择是病例对照研究结果体现真实的因与果关联的关键。因病例对照研究是在疾病发生之后追溯假定的致病因素,故病例对照研究的因果论证强度比队列研究弱。

病例对照研究可用于检验病因假设、疾病预后因素,以及遗传流行病学研究。病例对照研究适用于研究病因复杂、潜伏期长的罕见病的危险因素研究。采用病例对照研究筛选和评价影响疾病预后的因素时,以发生某种临床结局者作为病例组,未发生该结局者为对照组,回顾性追溯影响2组不同结局的有关因素,通过对比分析确定影响疾病预后的主要因素,从而指导临床实践。如研究出生巨大儿(出生体重≥4 000 g)2岁时的肥胖状态的影响因素,可以出生巨大儿为研究对象,将2岁时是否肥胖分为病例组和对照组,利用儿童保健记录或回顾调查收集生后两年的喂养、体格发育和疾病等因素,通过对比分析以发现影响出生巨大儿2岁时肥胖状态的可能因素。另外,遗传关联性研究或全基因组关联分析(genome-wide association study,GWAS)研究的设计多采用病例对照研究的原则。

(二)实验流行病学

根据研究目的按设计方案将研究对象随机分为试验组与对照组,研究过程中人为给试验组增加或减少某种处理因素,追踪随访该处理因素的结果,比较分析两组或多组人群的结局及效应差异,判断处理因素的效果。实验性流行病学(experimental epidemiology)是流行病学研究的重要方法之一,根据研究目的和研究对象,分为临床试验、现场试验和社区试验。临床试验适用于对治疗措施进行严格的效果评价,而现场试验和社区试验则适用于对儿童保健措施的实施效果进行评价。

1.临床试验

临床试验设计是以患者或健康志愿者为受试对象,施加或去除某种干预措施(如药物、检查方法、治疗手段等),追踪随访干预措施对受试对象健康状态或疾病的影响,并对干预措施的效果和安全性进行检验和评价。

临床试验(clinical trial)为前瞻性研究,直接追踪随访受试对象,同时施加一种或多种干预措施,有平行的试验组和对照组。临床试验在人体上进行,因研究者将主动实施各项干预措施,受试对象需自愿参加研究,鼓励和劝说受试对象接受新的干预措施,或停用可能影响试验结果的药物。

临床试验根据研究对象分组方法分为随机对照临床试验(randomized controlled trail,RCT)和非随机对照临床试验。随机对照临床试验要求研究对象随机分为试验组和对照组,结果更加真实可靠,但设计和实施复杂。非随机对照临床试验中研究对象因客观原因限制或伦理学问题而难以或无法实施随机分组,因此论证强度要低于随机对照临床试验,如非随机同期对照试验、自身前后对照试验、交叉设计对照试验、序贯试验及历史对照试验。

临床试验可用于临床疗效与安全性评价、疾病预后研究及病因验证。如新药物及治疗方案效果与安全性实验,RCT被认为是临床疗效评价的金标准。疾病预后指疾病发生后的结局,疾病治疗后的转归包括治愈、缓解、迁延、慢性化、恶化、复发、残疾、发生并发症及死亡。对疾病预后开展临床试验可克服凭临床经验判断预后的局限性,了解影响疾病预后的各种因素,帮助临床医生做出合理的治疗决策,改善并干预疾病结局,促进治疗水平的提高。临床试验用于证实病因假说的真实性是通过对干预组施加或去除某种因素,比较干预组和非干预组人群发病或死亡水平的差异。

2.现场试验和社区试验

研究者在严格控制的现场条件下,以自然人群为研究对象,针对某种疾病的干预措施进行效果评价的试验。其中干预措施包括生物医学治疗或预防措施,健康教育和行为生活方式改变措施,以及生物或社会环境改变措施,等等。现场试验接受干预措施的基本单位是个体,社区试验接受干预措施的基本单位是社区,有时也可是某一人群的各个亚群。

现场试验(field trial)和社区试验(community trial)研究的是预防疾病的发生,不是疾病的后果。因此,现场实验和社区实验的目的是改变人群中某因素暴露情况,观察该因素与某疾病发病率和死亡率的关系,寻找影响疾病发病或死亡的因素。

现场试验和社区试验常用于评价健康人群推行新的预防接种、药物预防,以及通过健康教育改变不良行为等措施的效果,效果考核标准是预防疾病的发生。现场试验和社区试验通常是比较干预后疾病的死亡率、患病率及发病率等,在有统计学显著性差异的情况下计算干预措施的保护率和效果指数。

(三)理论流行病学

理论流行病学是流行病学研究方法的重要组成部分,用数学符号和公式表达疾病,及其影响因素之间的关系。采用数学公式明确地和定量地表达病因、宿主和环境之间构成的疾病流行规律、人群健康状况,以及卫生事件分布,即理论流行病学(theoretical epidemiology)。其从理论上探讨疾病流行的发生机制和评价预防措施的防制效应。

理论流行病学属理论性研究,故研究对象宜标准化、研究状态宜理想化,即假定研究对象是在某种理想状态下存在的无差异、相对独立的个体,研究因素、研究对象和研究条件均具有相对的独立性。理论流行病学需要有完整的人群发病资料,以比较研究对象发病的理论期望值与实际观察值之间的符合程度,从理论上探讨疾病流行的发生机制。因此,理论流行病学研究结果可预测疾病发展趋势。

理论流行病学模型中的各种参数定量表达各种因素对疾病流行的影响,即可定量研究各种因素对疾病流行的影响。如对年龄、文化水平、生活习惯等可能影响疾病流行的因素给出定量的估计值。理论流行病学设计和评价控制疾病流行的方案,如建立疾病数学模型后,据目标人群中的基本数据模拟某病在该人群中的流行过程及转归,然后将不同控制措施输入模型,评价不同控制措施的效果。在实际应用中,理论流行病学可用来评价某种治疗方法对疾病的治疗效果和效益,帮助医生做出科学的临床决策。同时,理论流行病学可解析疾病流行过程,预测流行趋势,如更改疾病数学模型的参数,包括易感者比例、有效接触率、潜伏期长短等,获得不同参数下各种疾病的流行趋势,结果帮助全面预防疾病。疾病数学模型可用于建立计算机模拟诊断系统,如在模型中输入患者舌象、脉象、消谷善饥等症候表现进行中医的辨证论治,获得有关的中医诊断。远程教育亦可利用数学模型在远离疾病流行现场的环境中,对模拟各种疾病在人群中的流行过程进行教学和培训。

三、儿童保健发展方向

(一)儿童体格生长资料的积累

生长几乎是涉及每个儿童与家庭的课题,是儿童健康的基础内容。2005 年中国儿童体格生长参数已接近 WHO、NIHS 的标准。因此,中国的儿童保健医生可根据工作的需要采用WHO、NIHS 的标准,也可用中国 2005 年儿童体格生长参数,从生长水平、生长速度及匀称状况三方面评价儿童生长发育。在基层儿童保健机构普及体格生长速度与增值评价方法,可帮助基层儿童保健医生及时发现生长速率异常的儿童。

近年来,早产儿、宫内发育不良儿童的生长结局是一个比较棘手的临床问题,包括生长追赶、智能水平。20 世纪 90 年代初提出的"程序化"(programming)理论,即胎儿发育关键时期(critical windows),不利因素影响胎儿组织器官形态结构、发育与代谢等,造成远期的功能障碍。成年期代谢性疾病与其胎儿起源有关(fetal origins of adult disease),预防胎儿、成年和老年疾病将成为儿童保健学一新的研究领域。除了营养和早期干预的介入外,更重要的是需要儿童保健与妇产医学共同研究母亲妊娠期、哺乳期的营养,降低早产儿、宫内发育不良的发生率。

(二)个体化的儿童营养处方

其包括婴儿引入其他食物的时间与种类、特殊儿童的生长、<5 岁儿童的营养不良状况和评估。

近 30 余年,人乳喂养、4~6 月龄婴儿引入其他食物、微量营养素的概念已基本深入基层儿童保健机构和每个家庭。但在临床工作中需要根据儿童的生理发育水平或生理年龄判断给出个体化的儿童营养处方,而不是简单、统一按(实际)年龄处理。儿童的生理发育水平或生理年龄判断包括综合出生时的生长水平、生长的速度、消化道发育状况、新陈代谢水平,以及神经心理发育水平,等等。扩大、深化人乳喂养概念,对无法进行人乳喂养的婴儿选择适当的配方奶粉喂养,保证婴幼儿生长所需营养。研究儿童平衡饮食,基础食物的选择对儿童生长的作用,不推行以单一营养素,特别是单一微量营养素或某一营养成分的实验室研究结果替代食物的作用。近年的研究已证实,蛋白质、能量充足时可满足微量营养素的需要,即玉米、大米、小麦、豆子、水果、蔬菜等含有所有微量营养素而不需要另外补充。因此,应以促进以食物为基础的研究代替现在微量营养素补充或强化食物的政策。预防的关键是增加家长的营养知识,改进喂养儿童的方法。

研究食物的营养素密度对儿童生长的作用,包括特殊儿童的营养,如早产儿、低出生体重儿、宫内生长受限儿,以及营养不良儿童。婴幼儿喂养是儿童发育的基础保健,研究家长改善喂养方法或行为对改善儿童能量和营养素摄入的作用。

全世界 5 ％～15 ％的儿童消瘦,多发生在 6～24 月龄;20 ％～40 ％的儿童 2 岁时仍矮小。以证据为基础的干预和治疗营养不足的成本效益分析结果显示,胎儿期和生后 24 月龄(1 000 天)是最高的投资回报率的关键期。有资料显示发展中国家儿童发生营养不良的关键年龄为 3 月龄至 18～24 月龄。人力资本(human capital)核心是提高人口质量与教育,最好的预测因子是 2 岁时的身高。儿童期营养不足的后果是低的人力资本。因此,理想的婴幼儿喂养对儿童的生长非常重要,生后 2 年是预防儿童生长落后的关键期(critical window of opportunity)。

经典的按体格发育指标判断<5 岁儿童营养不良状态的指标有 W/age、L(H)/age 和 W/L(H)三种情况,其中一项异常则提示儿童存在营养不良状况。近年有研究显示给低体重儿童补充能量治疗营养不良时易出现超重。因此,WHO 建议改进营养评估和营养不良分类方法,即以 W/H 判断<5 岁儿童营养不良状况和评估干预情况,包括营养低下(undernutrition)和营养过度(超重/肥胖)两种情况。

达到科学的个体化营养处方的最新方法是进行营养基因组学研究。20 世纪营养学科关注与健康相关的营养问题,维生素、矿物质缺乏性疾病,肥胖和 2 型糖尿病。随着基因组学、生物信息学等的迅猛发展及其在生命科学领域的应用,2000 年提出的一种营养理论,即从分子水平研究营养素和其他食物的生物活性成分与基因间的关系,研究营养素在分子水平维持细胞、组织、器官和身体的最佳状态。营养研究已从流行病、生理功能转到基因水平,涉及营养学、基因组学(genomics)、分子生物学、生物化学、生物信息等多学科,产生营养基因组学。营养基因组学(nutrigenomics 或 nutritional genomics)中营养素被看成是在身体内的特殊细胞信号,不同的食物可引出不同的基因、蛋白质表达和代谢产物。营养基因组学将促进理解营养素影响代谢的旁路和体内平衡,可预防食物所致的慢性疾病,如肥胖和 2 型糖尿病。同时,营养基因组学研究食物中的营养素及其他天然物质来源的活性成分达到人体最佳状态的基因表现,进而促进身体的健康。营养基因组学将成为营养学研究新的前沿,但目前仍是处于发展初期的新兴学科。

(三)儿童心理、行为发育研究

医学专业的分化是科学发展的必然,如儿科是在成人内科基础上发展起来的,普儿科又逐渐发展分化为以系统为主的各个儿科亚专业,但普儿科仍是各专业的基础。儿童保健深入发展到一定时期则首先分出发育-行为儿科,同样儿童保健也是发育-行为儿科的基础。与各儿科亚专业一样,发育-行为儿科的专业性强,有条件的儿科专科医院或医学院校应成立发育-行为儿科。儿童的发育与行为问题发生率高而严重度低,需要在一、二级儿童保健网的综合全面保健基础上进行发育和行为筛查,对发育和行为有偏离的儿童进行早期干预,对发展为发育和行为问题的儿童转诊至二级儿童保健机构进行诊断性测试、干预,发展为发育-行为疾病或障碍者转诊至三级或高级发育-行为专科进行评估、诊断、治疗,对健康儿童进行预见性指导,促进早期发展。

1982 年美国成立行为儿科学专业,1994 年更名为发育与行为儿科学会(Society for Development and Behavioral Pediatrics,SDBP)。2011 年中华医学会儿科学分会儿童发育行为学组成立,标志着中国儿科学发展完全与国际接轨,已具备同样的专业分支。但相同专业分支不等于有相同的学术水平,需要认识到中、美两国儿科医生有 30 年以上的基础医学差距,我国与国际发育-行为儿科学尚存在明显差距。为与国际同步发展,学科建设任重道远,如规范综合性评估,强化多纬度诊断、疗效评价等;同时需要加紧培养中国的高级发育-行为儿科医生,强化专业队伍的基础知识,特别是用神经生理学基础知识解释儿科发育与行为临床现象。

(四)环境安全与儿童健康

儿童环境包括社会与自然环境。社会经济的发展对儿童的健康既有正面影响,也有负面影响。确保儿童在良好的环境中健康成长是一项重要而艰巨的任务,需要建立有利于儿童健康的社会环境和生活方式。

医学科学的发展过程积累了丰富的控制疾病的经验和理论。健康促进内容比疾病控制复杂,是疾病控制的基础。

有效的健康促进需要指南规范正确的理念、适宜的方法和措施。发达国家医学界制定各类指南,并不断完善。指南使各级医生有章可循,各级医生也视指南为"医学法规",认真执行。美国儿科学会(American Academy of Pediatrics,AAP)制定了各种指南,涉及婴儿喂养、人乳喂养、儿科果汁应用、佝偻病诊治、缺铁性贫血诊治,以及儿童的运动方式、运动量等。中国预防医学会儿童保健学分会在 20 世纪 90 年代制定了有关儿童保健评价、体格生长与营养的 4个常规。2006—2013 年以中国医学会儿科分会儿童保健学组为主制定了"儿童注意缺陷多动障碍诊疗建议""儿童缺铁和缺铁性贫血防治建议""维生素 D 缺乏性佝偻病防治建议""婴幼儿喂养建议""婴儿过敏性疾病预防、诊断和治疗专家共识""儿童微量营养素缺乏与防治建议""婴儿食物过敏防治建议""牛奶蛋白过敏防治循证建议"等多项建议。儿童保健实际工作应以指南、建议规范日常工作,同时需要定期组织专家对已发表的常规、建议再进行研究、评价,用新的数据、理论修改它们。

第三节　儿童保健工作内容

一、工作内容

儿童保健服务需按三级处理,因一级儿童保健机构(村卫生室和社区卫生服务站)、二级儿童保健机构(乡、镇卫生院,社区卫生服务中心)和三级儿童保健机构(省、市、县妇幼保健机构,专科或医学院、研究所)有不同的职责与任务。

(一)一级儿童保健机构工作内容

1.基础儿童保健服务

一级儿童保健机构为基层儿童保健机构,在上级儿童保健机构指导下承担基础的儿童保健服务工作,包括收集和上报儿童保健服务与健康状况数据,儿童疾病管理(体格发育异常、营养性疾病、发育-行为异常)。

2.常规工作内容

参见国家卫生健康委员会"儿童营养性疾病管理技术规范""儿童健康检查服务技术规范""儿童喂养与营养指导技术规范"。

(1)新生儿家庭访视。新生儿出产院后进行家庭医学访视,了解新生儿健康状况,指导家长做好喂养、护理和疾病预防。通过健康检查,早期发现问题,及时指导和治疗,促进新生儿健康。

(2)定期健康检查。通过健康检查,对儿童生长、发育进行定期监测和评价。2015年,《中华儿科杂志》编辑委员会,以及中华医学会儿科学分会儿童保健学组撰写的《中国儿童体格生长评价建议》中建议婴儿期9次健康检查。

(3)生长监测。采用儿童生长曲线图是儿童体格评价常用的方法,追踪儿童体格生长趋势和变化情况,及时发现生长偏离。

(4)心理发育-行为监测。常规进行儿童发育和行为筛查,或据家长反映儿童有不明原因的行为"过多"、睡眠差、喂养困难、日常生活行为中不合作等偏离正常同年龄儿童行为的现象进行随访与早期干预。

(5)预见性指导。包括营养指导与心理行为发育的预见性指导,即对儿童家长进行乳类喂养(包括人乳、婴儿配方奶粉、特殊婴儿配方奶粉)、食物转换、平衡膳食、饮食行为等科学喂养知识的指导,以及预防营养性疾病。根据个体化原则,注重儿童发育的连续性和阶段性特点,给予科学的预见性指导,如母婴交流、情绪安抚、促进其感知觉的发展、依恋建立、认知训练、生活自理能力与良好行为习惯培养等。

3.高危儿保健

高危儿指产前、产时和产后存在危险因素影响的儿童,包括早产儿、极低体重儿(<1 500 g)、宫内发育迟缓(IUGR)或小于胎龄儿(SGA)。包括新生儿严重疾病(缺氧缺血性脑病、惊厥、颅内出血、化脓性脑膜炎)、持续头颅B超计算机断层扫描(CT)或MRI异常(脑室扩张或不对称、脑室周围白质软化、脑穿通、小脑畸形等)、使用体外膜肺(ECMO)、慢性肺部疾病、呼吸机辅助治疗等,持续性喂养问题、持续性低血糖、高胆红素血症、家庭或社会环境差等,以及母亲孕期感染(TORCH)等医学情况。

(1)高危新生儿。出院(或家庭分娩)后3日内进行首次访视,根据具体情况酌情增加访视次数,同时进行专案管理。访视时重点了解疾病发生情况,如呕吐、腹泻等;测体温,指导保暖方法;预防吸吮能力差的极低出生体重早产儿发生呛奶;监测体重变化,观察神志、面色、呼吸、吸吮力、皮肤、二便情况,发现疑难病情及异常情况应及时转送医院就诊。

(2)听力障碍高危儿。存在听力损失高危因素,如出生体重<1 500 g,新生儿阿氏(Apgar)评分低(1分钟0~4分或5分钟0~6分);住新生儿重症监护室>24小时,机械通气时间>5日;宫内感染史;颅面形态畸形,包括耳郭和耳道畸形等;高胆红素血症达换血指征;细菌性脑膜炎史;母亲孕期用过耳毒性药物;儿童期永久性听力障碍家族史;临床诊断或疑诊听力障碍的综合征或遗传病,以及新生儿听力筛查未通过者,需于6、12、24、36月龄复查听力。

4.转诊

在基层儿童保健机构的日常基础工作中发现异常情况且处理有困难时,需及时转诊上级儿童保健机构或专科,同时随访转诊儿童的治疗情况,这对提高基层医生、儿童保健医生的水平非常重要。

(1)体格检查异常情况,例如:前囟张力过高,颈部活动受限或颈部包块;眼外观异常、视力筛查异常;耳、鼻有异常分泌物,听力复查未通过者;龋齿;心脏杂音;四肢不对称、活动度或肌张力异常,疑发育性髋关节发育不良者。

(2)体格发育异常:体重、身长、头围<P 3rd,或>P 97th,体重或身长向上或向下跨2条主百分位线;连续2次指导体重增长不满意者,或营养改善3～6月龄后身长或身高仍增长不足者。

(3)营养性疾病治疗效果欠佳情况:贫血儿童经铁剂正规治疗1个月后无改善或进行性加重者,或重度贫血;活动期佝偻病经维生素D治疗1个月后症状、体征、实验室检查无改善;肥胖儿童怀疑有病理性因素、存在并发症或经过干预但肥胖程度持续增加的肥胖儿童。

(4)发育-行为问题:持续偏离者。

(二)二级儿童保健机构工作内容

1.掌握辖区内儿童健康基本情况

完成辖区内各项儿童保健服务与健康状况数据的收集、上报和反馈。

2.指导和质量控制

对村卫生室、社区卫生服务站的儿童保健服务、信息收集、相关监测等工作进行指导和质量控制。

3.筛查与初步干预

对一级儿童保健机构转诊的体格发育异常、营养性疾病治疗效果欠佳者明确诊断,调整治疗方案;对可疑或异常的儿童开展心理发育-行为筛查、初步检查与初步干预。

4.转诊

(1)生长障碍与疑难疾病。

(2)喂养困难。

(3)疑诊发育-行为异常者。

(三)三级儿童保健机构工作内容

1.技术指导、业务培训和工作评估

承担对社区卫生服务机构、乡(镇)卫生院和其他医疗机构的技术指导、业务培训和工作评估,协助开展儿童保健服务。

2.体格生长、营养问题评估、诊断、治疗

对一、二级儿童保健机构转诊的生长障碍与喂养困难的疑难疾病明确诊断,调整治疗方案后返回一、二级儿童保健机构管理。

3.发育-行为问题评估、诊断、治疗

对二级儿童保健机构初步诊断有发育-行为问题的儿童采用诊断性技术进行确诊、综合治疗及干预服务,或明确诊断、制定干预方案后返回一、二级儿童保健机构进行干预和管理。

4.教学与科研

结合儿童保健临床问题,开展教学与相关研究,提高基层儿童保健服务水平。

5.转诊

涉及相关专业的疾病。

(1)生长障碍与疑难疾病。

(2)喂养困难(难以原发营养不良解释者)。

二、儿科医生、家长在儿童保健中的作用

(一)儿科医生在儿童保健中的作用

社会对健康儿童发育的期望是所有儿童都能正常生长和发育,并顺利进入成人期,为社会发展提供成功的服务,成为一个对社会有益的人。因此,儿童保健医生的主要任务是监测和评估儿童的健康发育状况,有针对性地提出有效的建议。但监测儿童健康发育比治疗儿童疾病的内容更广泛,包括对儿童体格生长、认知和心理发育水平的评估,以及鉴别与处理儿童生长发育相关问题。多年来,儿童保健已在控制多种传染病和处理某些慢性疾病方面取得显著成绩。但在 21世纪,新的环境下出现新的儿童健康问题,包括儿童发育、行为,以及智力等方面的健康问题。

因此,儿科、儿童保健医生应具备坚实的医学基础知识,以最合理的方案诊治儿童疾病;应能利用各种医疗信息系统,如网络和电子健康记录,以最快的速度获得对儿科、儿童保健医生本人,以及家长有用的最新知识;应有明确的关于健康儿童发育的概念,对疾病病理生理的认识已从单一的病因模式转到基因与环境相互作用的新模式。21世纪的儿科医生还应具有与家长有效交流的能力,能仔细、认真倾听家长对儿童生长发育的意见,给家长提供有关儿童生长发育的知识和教育,并及时给予家长预见性的指导意见,与家长和儿童建立相互信任的关系。同时,为促进和支持儿童健康,应努力获得与其他领域的人士合作的有效技能。

21世纪,社会、经济和人口学的显著变化直接影响到家庭和儿童的健康。儿科医生、儿童保健医生应继续发挥促进儿童健康的作用,采用各种措施减少环境变化对儿童健康的影响,特别是社会、文化的影响。随着儿童与家长医学科普知识的增加,儿童保健的重点亦应随之发生变化,发展以儿童或家长为主的医疗保健中心是重要的内容之一。

1.生命初期的健康准备

胎儿期是发育最早、最敏感的时期,也是生长发育最迅速的时期,是最易受环境不良因素的干扰和影响而发生缺陷与畸形的时期,又称为致畸敏感期(critical period)。

胎儿的健康发育与母亲的生理状况、神经精神因素密切相关,如母亲健康与营养状况、疾病、生活环境和情绪等。儿科医生、儿童保健医生需要与产科医师、遗传代谢专家密切配合,监测、保护胎儿健康生长发育、安全出生,属一级预防保健,重点为预防胎儿由环境因素导致的畸形与出生缺陷、宫内发育迟缓、宫内感染、窒息等。

2.生长过程中的健康保护

(1)婴儿。①评价神经系统的稳定性。包括交感神经系统和副交感神经系统。通过新生儿家访,检测新生儿心律、呼吸次数、体温控制,以及皮肤颜色改变判断。②监测生长与发育。婴儿期是出生后生长和发育最快的时期,尽早发现生长或发育迟缓,及时处理对改善预后可能有积极作用。有效地评估儿童生长与发育则需要定期观察,内容包括测量体重、身长、头围,记

录睾丸下降情况;了解婴儿喂养和睡眠规律;完成免疫接种程序;2岁左右幼儿的如厕训练,以及监测2～3岁儿童性格形成问题;等等。③筛查策略。采用体格生长曲线评估婴儿生长状况。婴儿的发育问题筛查工具包括布雷泽尔顿(Brazelton)新生儿行为筛查量表、新生儿成熟度筛查、DDST等方法。常规筛查:先天性髋关节发育不良、贫血筛查。高危儿童做听力、视觉、血铅水平筛查。

(2)幼儿与学龄前儿童。①加强营养。②监测生长与发育。定期观察,内容包括:测量体重、身长;与家长交流,判断儿童生长、发育状况,早期发现儿童生长或发育问题,包括营养不良问题(营养不足和营养过度);了解儿童营养与进食行为和睡眠规律,儿童遵守纪律、牙与眼健康(3岁)情况等;4～6岁完成免疫接种。③筛查策略。采用体格生长曲线评估幼儿与学龄前儿童的生长状况,特别注意评估身高发育水平与速度的变化。幼儿的发育问题筛查工具多为用DDST、学前儿童学习能力筛查等。常规筛查:视力(3岁)、听力(4岁)、血压(3岁后)、贫血(2岁)、尿筛查(隐匿性泌尿系统疾病)。高危儿童应进一步筛查血铅水平,是否有结核感染。

(3)学龄儿童与青少年。①监测生长与发育。定期观察,记录身高和性发育阶段;与家长讨论特殊问题,如儿童的学校表现与学习情况,避免药物滥用、饮酒;进行性教育、牙健康、卫生和体育锻炼的指导等。②筛查策略。采用体格生长曲线评估学龄儿童与青少年的生长状况,特别注意评估身高发育水平与速度的变化。学龄儿童的行为发育问题可采用"学前儿童能力筛查(50项)""绘人测验""图片词汇测验""康氏(Conners)儿童行为量表"等筛查方法。常规筛查:脊柱侧弯、贫血(月经期的女童)、尿筛查(隐匿性泌尿系统疾病)、视力、血压。高危筛查:听力、结核感染。

3.预见性指导

儿科医生与家长交流了解婴儿的生长、发育状况,发现问题,通过教育家长和给予预见性的指导可使婴儿早期的生长、发育问题获得改善。预见性指导过程可帮助家长学习知识,婴儿的生长、发育状况改善也增加了家长的信心和依从性。但要避免给家长过多或过复杂的信息,特别是年轻的家长,应进行分阶段、个体化的指导,给家长提供新的、可接受的方法,以达到更好的效果。

4.健康教育与健康促进

健康教育(health education)和健康促进(health promotion)的目的是:通过有效的健康促进和教育的形式、内容和手段,消除或减轻影响健康的危险因素,达到预防疾病、促进健康和提高生活质量的目的;通过信息传播和行为干预,帮助个人和群体掌握卫生保健知识,树立健康观念,自愿采纳有利于健康行为和生活方式的教育活动与过程。健康促进与健康教育相辅相成,目标一致。

儿科医生与儿童抚养人接触过程中需要有效的健康教育。健康教育和健康促进涉及儿童与家庭、社会,方式多样。

(1)社会咨询活动及应用传播媒体。其效果不确切,不易评估。

(2)健康咨询。开设专门的咨询门诊,针对家长提出的问题进行详细的解答,有条件时应该在门诊工作中兼做健康教育工作。医生和家长之间的交流,可随时得到信息反馈,针对性强,家长对所授知识多能接受,效果确切。

(3)家长学校(父母学校)。针对某一年龄组儿童家长所面临的主要问题,举办系列健康讲座,并可配合一些实际操作练习,图文并茂,让感官受到冲击。公示健康教育课程表,家长可根据自己的需求选择课程,在有效且较短的时间内掌握一些实用技术。

(4)小组讨论。由专业人员组织8~10位有共同经历的家长在一起,就一个方面或多个方面的问题展开讨论,提供家长互相交流经验的机会,说服力强,并可随时得到专业人员的指导。

(二)家长在儿童保健中的作用

儿童健康发育主要依靠家长,因此提高家长对健康的认识和科学知识水平是保证儿童健康发育的关键。

1.父母对儿童成长负有首要责任

1989年11月20日第44届联合国大会通过的《儿童权利公约》中明确规定,"父母对儿童成长负有首要责任""儿童有权享有可达到的最高标准的健康;每个儿童均有权享有足以促进其生理、精神、道德和社会发展的生活水平;儿童有受教育的权利;学校执行纪律的方式应符合儿童的人格尊严;教育应本着谅解、和平和宽容的精神培育儿童"。因此,父母需要自己承担抚养儿童的所有义务,没有特殊原因,不可将儿童完全交给祖父母或他人代抚养。

2.学习婴儿营养、护理、生长、发育的相关知识

儿童生长、抚养中的问题多数是可以避免的,这些问题主要是父母缺乏相关知识所致,包括很多日常生活中的简单问题。部分父母从祖父母、邻居、同事,甚至保姆(月嫂)处了解抚育儿童的方法。21世纪生存环境、生活条件的改变,卫生、医疗保健和教育的改善,敦促家长学习婴儿营养、护理、生长、发育及与儿童健康相关的其他知识,使家长有能理解和预见自己婴儿的能力,是积极促进婴儿健康发育的关键。

3.积极配合定期观察

儿童生长发育过程具有连续、分阶段的特点,特别在生命的早期需要1~2个月的健康检查,以早期发现问题,早期干预与纠正,促进健康生长。因此,家长的积极配合是儿童保健顺利进行的关键。

4.与婴儿建立密切关系

(1)建立好的依恋关系。父母、祖父母对儿童进入学校顺利学习,成为有自信、具有主动学习能力的人的培养过程具有重要作用,需要在婴儿期建立好的依恋关系,支持健康的社会-情感发展是整个儿童期心理健康的基础。

(2)每日爱的互动。虽然婴儿尚没有开始学习、读书和书写,但出生后他们在每日爱的互动中已开始学习语言与言语技能,如唱歌、说话、讲故事、读书,这些活动可以促进儿童认知能力的发展,因此,选择适合儿童年龄的玩具,促进动作协调,发展想象、思维能力等。应重视与幼儿的语言交流,创造机会让儿童参加各种活动,如:通过游戏、讲故事、唱歌等学习语言和交流,促进认知能力的发展;选择促进小肌肉动作协调发育的玩具、形象玩具以发展幼儿的想象力和思维能力。

5.培养自我生活能力

安排有规律的生活,培养儿童独立生活的能力,逐步养成良好的生活习惯,并自觉遵守,准备适应学校生活。

6.培养学习习惯

提供适宜的学习条件,引导和培养良好的学习兴趣与习惯,注意通过各种形式发展儿童想象力与思维能力,通过游戏、体育活动增强体质,在游戏中学习遵守规则和与人交往,培养合作精神,实现全面发展。

第四节 儿童保健评价指标

通过评价儿童保健状况获得儿童生命、健康信息,可以为宏观制定儿童卫生发展战略、规划和疾病防治提供依据。

一、生物学指标

生物学指标是评价儿童保健和儿童健康状况最重要的指标。

(一)生命指标

生命指标反映儿童生存状况。如围生期死亡率、早产儿死亡率、新生儿死亡率、婴儿死亡率、1~4 岁儿童死亡率、5 岁以下儿童死亡率(U5MR)、5 岁以下儿童死亡下降率、死亡率/死因专率(归类死因死亡率)、伤残调整生命年(disability-adjusted life year,DALY)等,其中围生期死亡率、早产儿死亡率、新生儿死亡率是反映妇女保健、产科质量和儿童保健的综合指标。因战争、自然灾害、贫困等首先影响婴儿死亡率,同时婴儿死亡率不受人口构成影响,也是人均期望寿命研究的重要参考数据,故是国际社会衡量一个国家或地区经济、文化、人民健康和卫生保健事业水平的重要指标。1987 年后 UNICEF、WHO 更重视 5 岁以下儿童死亡率,因 0~4 岁儿童生存状况综合反映一个国家或地区对儿童营养、预防疾病、医疗保健服务投入。

注:①围生儿死亡率=胎龄>28 周胎儿死胎数+出生后 7 天内新生儿死亡数总数/同年同地区胎龄>28 周胎儿死胎数+生后 7 天内活产新生儿总数×1 000 ‰;②婴儿死亡率=婴儿死亡数/同年同地区活产婴儿总数×1 000 ‰;③新生儿死亡率=<28 天新生儿死亡数/同年同地区<28 天活产新生儿总数×1 000 ‰;④<5 岁儿童死亡率=<5 岁儿童的死亡人数/同年同地区活产新生儿总数×1 000 ‰;⑤死亡率/死因专率(cause specifc mortality and morbidity)=某一时期人群中某一疾病死亡人数/同期平均人群患同一疾病的总数(1/10 万);⑥伤残调整生命年(DALY)作为疾病负担的衡量指标。DALY 减少是指生命年的丧失或有能力的生命年减少。通过计算 DALY 可以估计疾病的相对重要性、疾病对社会的整体负担,以及评估干预措施的成本—效益和考虑合理分配健康资源。疾病负担以 DALY 为单位进行测量,其含义是疾病从其发生到死亡所损失的全部健康生命年,包括早逝生命损失年(YLLs)和残疾生命损失年(YLDs),二者在不同程度上反映了人的健康生命。

(二)疾病指标

最常用的指标是发病率和患病率。发病率(incidence)是某一时期内(年、季、月)特定儿童人群中发生某种疾病的新发生病例的频率(‰)(增加率的调查),如急性传染病、急性感染、新生儿破伤风等。患病率(morbidity prevalence)是横断面调查受检儿童中某疾病的现患情况(%),患病率可按观察时间的不同分为期间患病率和时点患病率。时点患病率较常用。通常患病率时点在理论上是无长度的,一般不超过一个月。而期间患病率所指的是特定的一段时间,通常超过一个月,如儿童贫血、佝偻病、龋齿、弱视、伤残等调查。

注:某病的发病率=某新发生病例数/同期平均总人数×‰

如:新生儿破伤风发病率(‰)=新生儿破伤风病例数/同年活产新生儿数×‰

时点患病率＝某一时点一定人群中现患某病新旧病例数/该时点人口数(被观察人数)

期间患病率＝某观察期间一定人群中现患某病的新旧病例数/同期的平均人口数(被观察人数)×100％

如:儿童贫血患病率＝儿童贫血患者数/同期同地区儿童血红蛋白检查人数×100％

儿童超重(肥胖)率＝儿童超重(肥胖)人数/同期同地区儿童体格检查人数×100％

（三）生长发育和营养状况指标

采用体格发育指标评价儿童生长与营养状况,神经心理行为指标评价儿童发育水平。

注:①儿童低体重率＝儿童低体重人数/同期同地区儿童体重检查人数×100％;②儿童生长迟缓率＝儿童生长迟缓人数/同期同地区儿童身长(身高)检查人数×100％;③儿童消瘦率＝儿童消瘦人数/同期同地区儿童体格检查人数)×100％

二、工作指标

工作指标是反映儿童保健机构服务能力的指标,如小于3岁儿童系统管理率、小于7岁儿童保健管理率、小于5月龄婴儿人乳喂养率、新生儿访视率、预防接种率等。

小于3岁(＜36月龄)儿童系统管理率＝3岁以下儿童系统管理合格人数/同年同地区3岁以下儿童数×100％

小于7岁(＜72月龄)儿童保健管理率＝7岁以下儿童接受≥1次体格检查人数/同年同地区7岁以下儿童总数×100％

小于5月龄(＜150日龄)婴儿人乳喂养率＝＜150日龄纯人乳喂养婴儿数/同年同地区＜150日龄婴儿总数×100％

新生儿(0～28日龄)访视率＝该年接受≥1次访视的新生儿人数/同期同地区活产新生儿数×100％

新生儿(0～28日龄)纯人乳喂养率＝纯人乳喂养新生儿数/同期同地区＜28日龄访视有喂养记录的新生儿数)×100％

某疫苗接种率＝按疫苗免疫程序实际接种人数/应该接种人数×100％

第四章 新生儿遗传代谢病筛查

第一节 概 述

一、定义与筛查标准

新生儿遗传代谢病筛查(简称"新生儿疾病筛查")是指在新生儿期对严重危害儿童健康的先天性、遗传性疾病,采用快速、简便、敏感方法筛检,早期诊断,及时治疗,以避免儿童受到不可逆损害,减少出生缺陷发生,提高出生人口素质。

1967 年 WHO 制定了筛查病种的选择标准,近 50 余年新生儿疾病筛查标准在疾病的危重性、诊治效率及社会经济效益方面有了更高的要求。

二、发展史与研究状况

(一)发展史

1.新生儿疾病筛查

新生儿疾病筛查已有 50 余年的历史。美国是最早开始新生儿疾病筛查的国家,最初仅筛查苯丙酮尿症(PKU),后逐步开展了先天性甲低(CH)、半乳糖血症(GAL)、高胱氨酸尿症(HCY)、枫糖尿症(MSUD)、镰刀细胞贫血症(SCD)、先天性肾上腺皮质增生症(CAH)和生物素缺乏症等 8 种疾病筛查。美国、加拿大的新生儿筛查覆盖率达 100 %,某些发达国家的新生儿疾病筛查率在 95 %以上。1975 年美国国家科学院建议疾病预防与控制中心(CDC)建立权威实验室负责该区域实验室的资格认证。1977 年美国 CDC 开始对实验室进行质量评估,至今已覆盖 50 余个国家的近 400 个筛查实验室。

1966 年在南斯拉夫召开了首届新生儿疾病筛查国际会议,迄今已召开十余届。在 1982 年日本东京召开的第二届国际新生儿疾病筛查大会上,提出了适合大规模筛查的 PKU、CH、CAH 与 GAL 四种疾病。1988 年国际新生儿疾病筛查学会在美国成立。1993 年在日本札幌市召开了首届亚太地区新生儿疾病筛查会议。2004 年 9 月在中国上海召开了第五届亚太地区新生儿疾病筛查学术研讨会。

2.新生儿遗传代谢病串联质谱筛查

20 世纪 90 年代串联质谱(MS-MS)技术始用于新生儿遗传代谢疾病筛查,扩大了检测疾病的种类,实现了从"一种实验检测一种疾病"到"一种实验检测多种疾病"的转变,且显著降低了筛查的假阳性率。美国是最早开展 MS-MS 新生儿疾病筛查项目的国家,美国 50 个州与华盛顿哥伦比亚特区已全部开展 MS-MS 筛查,但筛查病种不尽相同。英国、德国、澳大利亚、韩国、日本等国也已将 MS-MS 新生儿疾病筛查列为法定项目,筛查覆盖率在 90 %以上。

(二)研究状况

1.串联质谱技术应用于新生儿遗传代谢疾病的原理及优点

遗传性代谢途径的缺陷导致异常代谢物蓄积或重要生理活性物质缺乏,产生相应临床症状的疾病称为遗传代谢病(inherited metabolic disorders),涉及氨基酸、有机酸、脂肪酸、尿素循环、碳水化合物、类固醇、维生素等多种物质代谢异常。已发现 500 余种遗传代谢病,是人类疾病病种最多的一类疾病。虽然每种遗传代谢病发病率低,但总发病率在 $1/5\,000 \sim 1/4\,000$。部分遗传性代谢病,在新生儿早期(数小时或几日)即可出现临床表现;部分遗传性代谢病可在幼儿期、学龄前期与学龄期、青少年期甚至成年期发病。如未早发现,儿童可出现不可逆严重损害,如智力低下、终身残疾甚至死亡。

近年发展的 MS-MS 技术是一项直接分析复杂混合物的新技术,较色谱-质谱技术应用更广。MS-MS 的基本原理是将两个质谱仪经一个碰撞室串联而成,用质谱仪做混合物样品的分离和组分鉴定器,在直接进样系统中导入一混合物样品。MS-MS 技术可与连续自动进样器联用,可增加分析的准确度及分析样品的数量,使一个进样序列连续分析 200 个样品(每个样品分析 3 秒),便于大样本筛查新生儿遗传代谢病。其具有操作简便、快速、灵敏、高通量和选择性强等特点,适应扩大新生儿遗传代谢病筛查疾病谱,可提高筛查效率及筛查特异性、敏感性。

2.管理系统

(1)美国由各州政府制定新生儿筛查法律。在早期时,医院实验室、私立实验室和公共卫生实验室均可提供检测服务。美国卫生与公共服务部相应机构负责指导和规范全国新生儿疾病筛查工作,卫生资源与服务管理局(HRSA)负责技术规范,CDC 负责质量控制。20 世纪 80 年代美国已建立实验室信息管理系统,出版《美国新生儿疾病筛查指南》。政府资助的美国国家新生儿疾病筛查与遗传资源中心(NNSGRC)是美国新生儿疾病筛查信息管理的核心机构,美国新生儿疾病筛查中心需将相关信息上报 NNSGRC。

(2)英国实行国家集中管理制度。1996 年成立了国家筛查委员会,负责监督全国筛查项目的引入与执行、筛查效果和质量评估等。卫生部是具体的管理机构。目前,英国成立了 17 个卫生部直属新生儿疾病筛查实验室,每个实验室覆盖 5 万~7 万人口,筛查实验室均设在医院,并与新生儿筛查项目中心紧密联系。

(3)澳大利亚由州政府负责组织实施,全国设立 5 个筛查中心集中检测。澳大利亚人类遗传学会和皇家医师学会共同制定新生儿疾病筛查指南,为新生儿筛查提供技术指导。澳大利亚实行免费新生儿疾病筛查,费用由州政府支付。

3.进展

2006 年美国儿科学会与医学遗传学会合作成立的美国新生儿筛查专家组通过了 84 种遗传代谢病的评估,建议将 54 种疾病纳入新生儿遗传代谢病筛查项目,包括 29 种首选筛查疾病和 25 种次要筛查疾病。中国上海、浙江、广东筛查的常见新生儿遗传代谢病为 29 种。

美国部分新生儿筛查中心在 MS-MS 筛查遗传代谢病的基础上,增加了某些传染病的筛查,如 HIV、弓形虫病,并开始筛查溶酶体贮积病、新生儿严重联合免疫缺陷病(SCID)、新生儿 1 型糖尿病、严重先天性心脏病、新生儿进行性假肥大性肌营养不良(DMD)等疾病。

三、中国新生儿疾病筛查发展史

(一)发展史

美国、日本等发达国家新生儿疾病筛查的发展促进了中国的新生儿疾病筛查。1981 年上海市儿科医学研究所陈瑞冠教授等人以项目的形式进行了新生儿 CH、PKU 和 GAL 3 种疾病的筛查。2003 年始用 MS-MS 技术开展新生儿遗传代谢病筛查,2005 年以来筛查 16 种遗传代谢病的总发病率为1/4 342,其中氨基酸代谢障碍发病率为1/7 983,高苯丙氨酸血症发病率为1/11 511,瓜氨酸血症发病率为1/90 000,枫糖尿症发病率为1/99 000,有机酸血症发病率为1/16 229,原发性肉碱缺乏症发病率为1/38 076,短链酰基辅酶A缺乏症发病率为1/90 000。目前有16个省市开展葡萄糖-6-磷酸脱氢酶缺乏症(G-6-PD)筛查,14个省市开展CAH筛查。

台湾地区1981年启动新生儿疾病筛查项目,1985年开始筛查5种疾病(CH、PKU、HCU、GAL、G-6-PD)。2006年增加筛查甲基丙二酸血症、枫糖尿症、中链辅酶A脱氢酶缺乏症、戊二酸血症Ⅰ型、异戊酸血症、庞贝氏症及法布瑞氏症等病种。2000年始用MS-MS技术筛查20种遗传代谢病。台湾地区有三个筛查中心,年筛查30万新生儿。香港特别行政区1984年开始CH与G-6-PD的筛查,2000年后始应用MS-MS技术筛查新生儿遗传代谢病。

(二)发病率

发病率各地存在差异。1985—2011年全国累计筛查新生儿55 619 114例,诊断CH 5 134例,发病率为1∶2 100;诊断PKU 4 914例,发病率为1∶11 354。

(三)研究状况

(1)实验方法。1986年上海市儿科医学研究所改良了Guthrie细菌抑制法,提高了实验的准确性与可靠性。1988年利用高效液相色谱法(HPLC)分析尿蝶呤谱,开展四氢生物蝶呤(BH$_4$)缺乏筛查,首次诊断BH$_4$缺乏所致非经典型PKU并跟踪治疗。

(2)治疗配方。上海市儿科医学研究所1986年成功研制出国产低苯丙氨酸奶粉。20世纪90年代初北京医科大学也成功研制出一款低苯丙氨酸奶粉及其他治疗食物。

(3)国际合作。1992—1993年卫生部与WHO合作,在北京、上海、天津、成都、广州、济南、沈阳等7个城市开展新生儿CH和PKU筛查。1996年与芬兰卫生部合作在上海市、江西省、湖南省、天津市和河南省5个省市进行三年第Ⅰ期新生儿疾病筛查合作项目,包括提供新生儿疾病筛查实验室设备、专业技术人员培训、建立新生儿疾病筛查网络与开展CH与PKU的筛查。2006年中芬第Ⅱ期新生儿疾病筛查合作项目启动,选择黑龙江、辽宁、湖北、广西、陕西、青海、贵州等7个省(自治区),为期5年。

(4)管理。国家卫生健康委员会负责全国新生儿疾病筛查的监督管理工作,可根据医疗需求、技术发展状况、组织与管理需要等实际情况,制定全国新生儿疾病筛查工作规划和技术规范。国家卫生健康委员会临床检验中心为全国新生儿疾病筛查实验室质量控制与监督、评估的最高机构,2012年已有190余家单位参加新生儿疾病筛查实验室室间质量评价。

(5)效益。1998年卫生部组织专家从卫生经济学的角度对新生儿疾病筛查进行成本效益分析,结果表明患儿一生用于医疗、护理、教育的费用是新生儿疾病筛查投入费用的3.7倍。

四、新生儿疾病筛查注意事项

(一)家长知情

新生儿监护人需了解新生儿遗传代谢病筛查项目、病种、方式、费用等情况,遵循知情选择的原则认真填写采血卡片。

(二)采血时间

3日龄(72小时)婴儿哺乳6次后采血。因各种原因未采血者,如早产、低体重、病重入NICU者或提前出院,宜20日龄内采血。

(三)采血部位

多选择婴儿足跟内或外侧缘,血滴缓慢渗透滤纸,血斑直径应≥8mm。

(四)标本保存

血片置于清洁空气自然晾干呈深褐色,避免阳光直射;登记造册后置于塑料袋内,存于2～8 ℃冰箱。

(五)复筛与确诊

筛查结果阳性者需用原血片复查,如2次实验结果均大于阳性切值则为可疑病例,必须召回筛查中心进行复查。

(六)质量控制

包括采血时间、滤纸血斑质量、标本保存与递送、填写采血卡片、实验方法、试剂、实验操作程序、室内质控与室间质控等。

(七)治疗、随访及评估

确诊病例需1月龄内立即治疗,定期检测与随访,评估儿童体格生长与智力发育。医师需给家长提供遗传咨询。

五、新生儿疾病筛查的发展趋势

(一)纳入国家公共卫生服务体系

公共卫生是通过评价、政策发展和保障措施来预防疾病、延长人的寿命、促进人的身心健康的一门科学和艺术。公共卫生服务是一种成本低、效益好的服务,是由教育、筛查、随访、诊断、管理和评估六要素组成的系统工程。因此各国发展新生儿疾病筛查项目都以公共卫生措施逐步纳入国家卫生保健体系。

(二)集中化模式

因筛查的新生儿疾病发病率较低,故需经大样本筛查积累数据,改进质量来提升筛查功能。尤其用MS-MS技术进行筛查的几十种遗传代谢病,单个病种发病率很低,更需集中化筛查以保证筛查有效性。

(三)设备与检测自动化

新生儿疾病筛查模式的集中化发展使筛查实验室规模扩大,自动化、高通量的检测技术逐步普及。自动化的设备包括实验过程的自动化、样品的前处理过程(如自动打孔和自动进样)。近年已有整合DELFIA技术和免疫荧光法的新生儿筛查高通量全自动仪器GSP问世,实现CH、PKU、CAH、G-6-PD和GAL筛查实验的完全自动化,连续、同时进行2 400个样本测试。

(四)信息化管理

新生儿疾病筛查为复杂的系统工程,需有与实验室的自动化设备同步的信息化管理系统,与集中化筛查模式匹配。

(五)筛查病种的扩增

随着新标志物、新检测技术及新治疗方法的出现,新生儿疾病筛查病种不断扩增。SCID、弓形虫感染(TOX)、HIV感染、溶酶体贮积症(LSDs)、脊髓性肌萎缩症(SMA)、假肥大型肌营养不良症(DMD)、脆性X综合征、先天性心脏病等疾病,均已开始在新生儿中进行筛查。

（六）技术革新

未来新生儿疾病筛查检测技术将基于生化免疫法、MS-MS技术和分子生物学技术三个平行的检测平台。现行检测技术主要检测蛋白质结构改变或代谢失衡造成代谢产物异常积聚的遗传代谢性疾病。随着现代分子生物学技术的迅猛发展，基因芯片、高通量测序技术的应用将为新生儿疾病筛查展现良好的前景。

（七）评估管理体系

虽然新生儿筛查病种不断扩增，但不是所有疾病都适宜新生儿疾病筛查。如某些筛查疾病发病率极低，病史了解很少，缺乏确诊手段，或尚无治疗措施，甚至可能无法解释；或者有些病种筛查费用高，筛查假阳性率高，筛查检测技术通量低；或者存在伦理、法律和社会问题等不宜筛查。因此，需建立新生儿疾病筛查的标准化评估管理体系，逐渐完善现有新生儿疾病筛查项目。

（八）建立检测标准体系

室内质量控制和室间质量评价是目前新生儿疾病筛查实验室常规的质量控制方案。但各实验室筛查性能参数仍存在差别，如分析灵敏度和特异性、临床灵敏度和特异性，以及筛查结果的预期值各不相同。检测结果假阳性率升高会增加医疗机构工作量，给患者带来沉重经济和心理负担，造成医疗资源短缺。

（九）跨学科与国际合作

不断发展的新技术使新生儿遗传代谢性疾病诊断模式发生显著转变，特别是随着MS-MS技术在新生儿疾病筛查中的应用，使筛查技术从"一种实验检测一个指标筛查一种疾病"发展到"一种实验检测多种指标筛查多种疾病"阶段。新生儿遗传代谢性疾病的复杂鉴别诊断需要多中心长期合作和数据共享。

第二节　常见新生儿遗传代谢病筛查

一、先天性甲状腺功能减退

先天性甲状腺功能减退（CH）可由不同病因引起，多为甲状腺发育缺陷。先天性甲状腺功能减退在新生儿出生早期多数无症状或症状轻微，或为非特异性甲状腺激素缺乏的症状。因为最初的先天性甲状腺功能减退临床表现缺乏特异性，至婴儿6～12周龄才逐渐出现典型的临床症状与体征，所以儿童保健医生需提高警惕。

（一）新生儿CH筛查

1.采血时间

采血时间与年龄有关。出生时因应激状态与宫外环境温度刺激，生后30秒的新生儿促甲状腺激素（TSH）有一生理性高峰，24小时血清TSH可达70 mIU/L，随后逐渐下降，3日龄时＜10 mIU/L。因此，一般正常2～4日龄新生儿出院前或输血前足跟采血。国家卫生健康委员会规定新生儿72小时采血。NICU住院新生儿或早产儿生后7日采血。如母亲患甲状腺疾病或家族中有CH病史者，宜采新生儿静脉血行甲状腺功能检测。同胞（双胎或多胎）可能存在宫内交叉输血,若一例阳性,筛查正常的其他同胞需同时复查。

2.指标选择

TSH 与 T4 为筛查指标。

(1)TSH 浓度检测是各国筛查 CH 的优选指标。但正常范围的 TSH 值也不能完全除外甲状腺素不足。TSH 筛查主要有放射免疫法(RIA)、化学发光免疫分析(chemiluminescence immunoassays)两种方法。TSH 界值点与实验室及试剂盒有关,一般为 8～20 mIU/L,超过切值者需召回复查。漏诊包括甲状腺结合球蛋白(thyroid-binding globulin, TBG)缺乏、中枢性甲低、低甲状腺素血症,早产儿或低体重儿等。

(2)T_4 较 TSH 敏感性及特异性低,测试费用较高,操作复杂,且初期 T_4 正常伴延迟性 TSH 升高者可能漏诊,较少选用。但 T_4 筛查可及时发现迟发性 TSH 增高、中枢性甲减及高甲状腺素血症的婴儿。

(3)TSH＋T_4 是较为理想的筛查方法。有些国家采用 T_4＋TSH＋TBG 三个指标筛查增加敏感性和特异性(分别为 98 ％与 99 ％),即 T_4 为主筛查,若 $T_4 \leqslant -0.8$ SD,加筛 TSH,若 $T_4 \leqslant -1.6$ SD,加筛 TBG,但因本效益比率高,较少用于筛查。

3.结果判断与随访

与筛查方法、实验操作过程及新生儿自身情况(患病、输血、早产、低体重)等因素有关。即使目前最好的筛查方法仍遗漏少数 CH 新生儿(假阴性 5 ％～0)。为减少漏诊,美国部分地区设定 2～4 日龄与 2 周龄 2 次 CH 筛查。2 周龄筛查时约检出 10 ％的 CH 新生儿,多为轻度或延迟增高 TSH 的低体重儿或极低体重儿,部分因甲状腺发育异常或内分泌功能障碍。

疑诊 CH 新生儿参考 2006 年美国 AAP 遗传、内分泌学组的《新生儿先天性甲状腺功能低下症筛查与治疗》指南,建议据筛查结果复测与复查以进一步决定情况。

(1)T_4 或 FT_4 下降、TSH 升高:T_4 下降及 TSH>40 mU/L,为原发性 CH,确诊为原发性 CH 的患儿中有 10 ％ TSH 值可在 20～40 mU/L。

(2)T_4 正常、TSH 升高:为高 TSH 血症,可能为暂时性或永久性 CH 或下丘脑垂体轴延迟成熟,唐氏综合征婴儿暂时性、持续性高甲状腺素血症及 CH 发生率较高。

(3)T_4 降低、TSH 正常:$T_4 < 10$ ug/dL 提示甲状腺功能减退。3 ％～5 ％新生儿可有 TSH 水平正常、T_4 水平降低的情况,可由下丘脑功能不成熟引起,多见于早产儿、TBG 缺乏症、中枢性甲低、迟发性 TSH 升高。

暂时性低甲状腺素血症多能在生后 10 周恢复正常,除非合并 TSH 增高,一般无须治疗。

垂体-下丘脑功能障碍除单纯 T_4 降低外,还伴有其他异常症状与体征,如低血糖、多尿、小阴茎、视力障碍、先天性眼球震颤及胼胝体发育不良等。

(4)T_4 降低伴延迟性 TSH 升高:易漏诊,多为早产儿或低体重儿、严重疾病(重症监护及心血管异常)婴儿。延迟性 TSH 升高机制尚不清楚,可能与垂体-甲状腺反馈调节机制障碍、暂时性 CH(如碘诱导)或轻度永久性 CH 有关。如存在高危险因素需复检。

(二)辅助检查

1.甲状腺超声检查

形态学检查的主要手段,彩色多普勒超声为疑诊 CH 婴儿首选方法,可检测甲状腺缺失及大小、形状和位置。

2.下肢 X 射线

正常新生儿腕骨骨化中心尚未钙化,需加下肢 X 射线。如新生儿下肢未出现骨化中心或仅见小碎片骨化,即胎儿骨发育延迟,提示 CH。

3.核素扫描

TSH 增高时对核素摄取增加,甲状腺素替代治疗后 48 小时内核素摄取不再增加,故应在治疗前进行。因核素的不良反应,目前对筛查阳性患儿采用核素扫描仍有争议。疑诊 CH 行核素扫描可发现移位甲状腺。

（三）CH 治疗与随访

确诊 CH 或诊断性治疗儿童宜及时转专科治疗,儿童保健医生协助随访生长发育情况。

二、PKU

PKU 是最早筛查的新生儿代谢性疾病。PKU 是苯丙氨酸羟化酶缺乏致体内苯丙氨酸堆积过多,致婴儿神经心理发育异常。早期诊断与治疗可显著改善儿童的临床预后。

PKU 属常染色体隐性遗传性疾病,是先天性遗传代谢病中发生率较高的一种,也是引起儿童智能发育障碍较为常见的原因之一。但 PKU 可早期诊断、早期治疗。

（一）新生儿 PKU 筛查

1.采血时间与方法

采集生后 72 小时（哺乳＞6 次）新生儿的足跟外周血于干滤纸片,采用荧光法或 MS-MS 测定苯丙氨酸(phenylalanine, Phe)浓度进行高苯丙氨酸血症(HPA)筛查。

2.指标选择

血 HPA 升高可为 PKU,10 ％～ 30 ％ HPA 也可为 BH_4 缺乏症(BH_4D)。

(1)血 Phe 浓度:筛查 PKU。

(2)尿蝶呤分析和 BH_4 负荷测验:血 Phe 基础浓度＞600 $\mu mol/L$ 者需检测尿蝶呤和 BH_4 负荷试验;血 Phe 基础浓度＜600 $\mu mol/L$ 者宜测试 Phe-BH_4 联合负荷试验。

3.结果判断

(1)召回复查:血 Phe 浓度＞120 $\mu mol/L$ 或 Phe/Tyr＞2.0 者。

(2)疑诊复测:轻度 HPA 空腹或低蛋白饮食状态血 Phe 浓度可＜2 mg/dL,需多次复查。

(3)假阴性:早产儿因肝酶不成熟致暂时性 HPA,或发热、感染、蛋白摄入不足、肠道外营养或输血情况等也可致血 Phe 浓度升高。

（二）随访及监测

血 Phe 浓度监测。PKU 儿童采用特殊配方治疗后每 3 日测定血 Phe 浓度,以及时调整饮食;Phe 浓度稳定后,Phe 测定可适当调整。如感染等应急情况时血 Phe 浓度升高,或血 Phe 波动,或添加、更换食谱后 3 日,均需监测血 Phe 浓度。

三、CAH

CAH 是由肾上腺皮质激素合成过程酶的缺陷引起的疾病,属常染色体隐性遗传病。新生儿筛查目的是预防危及生命的肾上腺皮质危象、导致脑损伤或死亡、性别判断错误、身材矮小、以及心理、生理发育等障碍,使儿童在临床症状出现前获得诊治。

CAH是由肾上腺皮质激素合成过程中酶缺陷所致的疾病,属常染色体隐性遗传病。多数CAH因肾上腺分泌糖皮质激素、盐皮质激素不足,体内雄性激素过多,临床出现不同程度的肾上腺皮质功能减退,如女童伴男性化,男童则表现性早熟,尚可有低血钠和高血钾等多种症候群。CAH发病以女童多见(男:女约1:2)。

新生儿CAH筛查主要是针对新生儿21-羟化酶缺乏症的筛查。

(一)新生儿CAH筛查

1.采血时间与方法

采集生后72小时(哺乳>6次)新生儿的足跟外周血于干滤纸片,采用荧光法或MS-MS测定血Phe浓度进行HPA筛查。

2.指标选择

血液17-OHP浓度测定。

3.结果判断

正常婴儿出生后17-OHP>90 nmol/L,12~24小时后降至正常。正常足月儿血17-OHP水平为30 nmol/L,血17-OHP>500 nmol/L为典型CAH。

(1)召回复测。足月儿血17-OHP水平>30 nmol/L、早产儿>40 nmol/L时召回。150~200 nmol/L可见于各种类型的CAH或假阳性。

(2)假阳性。17-OHP水平与出生体重及胎龄有关,低体重新生儿(<2 500 g)为40 nmol/L,极低体重早产儿(<1 500 g)为50 nmol/L。新生儿生后如合并心肺疾病可致血17-OHP水平改变。

血17-OHP筛查界值点与实验室方法有关。阳性病例需密切随访,确诊需测定血浆皮质醇(COR)、睾酮(T)、脱氢表雄酮(DHEA)、雄烯二酮(DHA)及17-OHP水平等。根据临床症状、体征和试验检测结果,CAH诊断为三种类型:①失盐型;②单纯男性化型;③非典型(晚发型)。

(二)产前诊断

CAH是常染色体隐性遗传病,患者每生育一胎即有1/4的概率为CAH患者。家族有CAH先症者的父母应进行21羟化酶基因分析。母亲妊娠9~11周取绒毛膜活检进行染色体核型分析及CYP21B基因分析;妊娠16~20周羊水检测,包括胎儿细胞DNA基因分析、羊水激素(孕三醇、17-OHP)水平测定等。

(三)治疗与随访

1.治疗

确诊后立即转诊内分泌医生,尽早给予盐皮质激素和糖皮质激素治疗。治疗期间必须进行临床评估和血DHEA、DHA检测,以调节两类激素的剂量,达到最佳治疗效果。生后3月内得到早期规范的治疗,较好控制激素水平,可维持正常的生长速率和骨龄成熟,青春期发育正常。

2.随访

随访包括临床和生化指标,测空腹血清17-OHP或(和)雄烯二酮;选择ACTH+COR、DHEA、电解质、B超等检查;每年测定骨龄一次。

四、G-6-PD

G-6-PD 可致新生儿高胆红素血症。新生儿筛查及产前筛查可早期诊断、早期防治高胆红素血症的发生。

G-6-PD 是一种遗传性溶血性疾病，不同地区、不同民族发生率差异较大。如地中海沿岸国家、东南亚、印度、菲律宾、巴西和古巴等地 G-6-PD 发病率较高。我国 G-6-PD 发病率较高地区为长江流域与长江以南各省，以四川、广东、广西、云南、福建、海南等省（自治区）多见，其中广东省发病率最高。G-6-PD 基因突变型已有 122 种以上，全世界已发现 400 多种酶的变异型。我国报告 17 种。据 WHO 的 G-6-PD 生化变异型鉴定标准，中国变异型有香港型、广东型、客家型、台湾型等。

G-6-PD 基因突变使 G-6-P 酶活性降低，基因定位于染色体 Xq28，由 13 个外显子和 12 个内含子组成，编码 515 个氨基酸，呈 X 连锁不完全显性遗传。男童多于女童。男性 G-6-PD 基因缺陷称半合子，酶活性呈显著缺乏；女性 G-6-PD 基因缺陷为杂合子者 G-6-P 酶活性取决缺乏 G-6-P 的红细胞数量的比例，酶活性可接近正常或显著缺乏。如女性 G-6-PD 基因缺陷者均为纯合子，酶活性亦显著缺乏，但较少见。

（一）新生儿 G6PD 筛查

1.采血时间

出生时取脐血测定 G-6-P 酶活性。

2.方法

G-6-P 酶活性检测为特异性直接诊断方法。界值点宜据 G-6-PD 参考值范围和本地区 G-6-PD 发病率确定。低于界值点者为 G-6-PD。

（1）Zinkham 法：WHO 推荐方法，正常值为 12.1 ± 2.09 IU/gHb。

（2）Clock 与 Melean 法：国际血液学标准化委员会推荐，正常值为 8.34 ± 1.59 IU/gHb。

（3）NBT 定量法：正常值为 $13.1 \sim 30.0$ NBT 单位。

（4）荧光斑点试验：男童半合子和女童纯合子检出率可达 100 %，G-6-P 酶活性正常者与直接测定法（分光光度法）符合率为 98.3 %。因此，荧光斑点法具有灵敏度高、实验程序与操作步骤简便、耗时少、廉价与结果可靠等特点，适于新生儿 G-6-PD 筛查。G-6-P 酶活性 $\leqslant 2.5$u/gHb疑诊 G-6-PD。

3.误诊与漏诊

（1）误诊：假阳性结果，与检测时间有关。干血斑 G-6-P 酶活性随检测时间的推移而下降，第 72 小时、7 日、14 日检测者比 24 小时内检测者分别衰减 20 %、32 %及 52.4 %。血片漂浮可影响 G-6-PD 测定结果，荧光测定时最好能使血片沉底。筛查血片宜在采集血片 3 日内检测，超过 1 周检测则假阳性率增多。

（2）漏诊：假阴性结果，与新生儿感染、病理产程、缺氧、溶血症等因素有关，可能掩盖 G-6-PD 的诊断。

4.结果判断

（1）召回确诊：疑诊 G-6-PD 者，召回进行 G-6-P 酶活性确诊试验。

（2）复测确诊：高度疑诊 G-6-PD 者宜在血液指标恢复正常，溶血恢复后 2～3 月再复查 G-

6-P 酶活性,避免漏诊。

(二)G-6-PD 治疗与预防

1.产前检查

母亲产前服用预防溶血的药物,可降低 G-6-PD 新生儿高胆红素血症发生。即产前检查的妊娠妇女及丈夫进行 G-6-P 酶活性检测,父母一方为 G-6-PD 者,建议母亲妊娠 36 周至分娩每晚服苯巴比妥 30～60 mg,同时服叶酸 10 mg、维生素 E 50 mg,复合维生素 B,每日 3 次。

2.治疗

目前尚无特殊治疗,急性发作时对贫血和高胆红素血症对症处理。

3.指导预防用药

应进行疾病预防知识的宣教。因某些药物可诱发 G-6-PD,应教育家长了解相关知识。建议 G-6-PD 儿童随身携带 G-6-PD 保健卡,注明禁用和慎用的氧化作用药物(如磺胺类)、避免食用蚕豆及其制品等情况,便于他人了解儿童病情。

第五章　儿童管理

第一节　高危儿管理

一、高危儿管理的概念和意义

高危儿(high risk infant)广义上特指在母亲妊娠期及分娩期、新生儿期、婴幼儿期内存在对胎儿、婴儿生长发育不利的各种危险因素的特殊人群,而狭义上指已经发生或可能发生危重疾病而需要监护的新生儿。随着医学的进步,高危儿的存活率已经有了明显提高,同时,这些存活高危儿各种发育障碍如脑瘫、学习困难、视听障碍等的发生率也相应增加。根据2000年统计的资料显示,我国每年出生2 000万新生儿,窒息发生率占活产新生儿的5 %～10 %,早产儿发生率占活产婴儿的5 %～6 %,极低体重儿占0.5 %～1.2 %。这些数据说明目前高危婴幼儿已成为我国一个巨大的特殊群体。对高危儿合适的随访管理是监测高危儿发育和预后的广义概念,包括发育监测、评估和干预技术,其意义在于通过对高危儿的早期发育监测、评估,及时发现发育迟缓、偏异或功能障碍,提供适宜的综合干预,支持、鼓励高危儿家庭并提高其育儿技能,促进儿童运动、语言、认知、社会情绪最适宜发育,减少高危儿的伤残发生率或减轻伤残程度,从而改善预后,提高存活高危儿的生命质量。

(一)高危儿随访的实施方案和分级管理

高危儿随访的实施方案包括高危儿的筛查和分类,高危儿咨询、生长发育评估、转诊,高危儿的综合干预和预后监测。

1.高危儿的筛查和分类

对新生儿进行高危因素的筛查,高危儿主要来自新生儿重症监护室(NICU)出院的婴儿,高危因素包括以下几种。①出生体重:早产、极低体重儿(<1 500 g)、宫内发育迟缓(intrauterine grouth retardation,IUGR)。②神经系统:有新生儿缺氧缺血性脑病伴抽搐,新生儿惊厥,颅内出血,化脓性脑膜炎史,持续头颅B超、CT、MRI异常,包括脑室扩张或不对称、脑室周围白质软化、脑穿通、小脑畸形等。③呼吸系统:如使用ECMO、慢性肺部疾病、呼吸机辅助治疗等。④其他:持续性喂养问题,持续性低血糖,高胆红素血症,家庭、社会环境差,等等。不同类型的高危儿常需要不同重点的监测和管理,同时在第1～2年,仍需要专科医生的治疗和管理。

2.高危儿咨询、评估和转诊

为高危儿提供咨询和评估,包括:①与其疾病相关的健康问题,如神经系统、呼吸系统、视觉、听力等相关问题和预后的咨询;②喂养咨询和体格生长评估;③运动、语言、心理行为发育的评估;④有关社会经济或家庭养育环境的咨询和评估。

对某些特殊的问题,如持续惊厥、早产儿视网膜病变、慢性肺部疾病等需要转诊至专科医生或多学科的共同治疗,对明显的发育迟缓或发育障碍则需要转诊上级医院进一步评估诊断,或转诊至特殊康复机构综合训练和治疗。

3.高危儿的综合干预和预后监测

根据高危儿健康情况和评估信息,为高危儿家庭提供综合的干预服务,包括家庭咨询、指导,父母育儿认知和技能的提高,对高危儿及其家庭的支持和帮助,等等,并通过干预后的综合评估监测个体的预后发展。

在高危儿的随访中,应考虑到:①特殊疾病或疾病类型对儿童发育的影响;②其健康问题对日常生活的影响;③体格、精神心理发育和社会行为发育。同时,也应考虑到家庭和其他社会环境的作用。生物危险因素常与社会和环境危险因素共同作用,影响并预示着远期功能发育。在出生后的2年内,生物因素对儿童功能发育起着重要的预示作用,尤其是运动发育,而在出生2年后,社会环境因素对儿童认知发育和学业发展起着重要的作用。儿童保健医生不能改变高危儿已存在的器质性损害,但能通过支持家庭、社会环境改善高危儿的发育和行为功能。高危儿随访的实施和管理要点如表5-1所述。

目前,国内外对高危儿的系统管理、实际运作模式和早期干预均处于不断探索阶段。美国、新加坡等国提倡并实施以社区为基础、以家庭为中心、围绕儿童的多学科协作,并由政府和社会组织共同参与的服务项目。在我国,各地也在探索一种以社区为基础,以家庭为中心,分层分级的高危儿管理、干预模式。

表 5-1　高危儿随访的实施和管理要点

项目	要点
与疾病相关的问题	是否需要家庭氧疗、药物治疗等
喂养和体格生长问题	有无喂养困难,指导喂养方法,必要时转诊至专科医生诊治;定期监测体格生长,包括身长、体重和头围,描绘生长曲线图
视、听感觉系统问题	定期听力、视力筛查,尤其是早产、极低体重儿,有条件者进行视网膜病变筛查,必要时转诊至专科医生
发育问题	定期神经运动检查和发育筛查(见本节高危儿随访监测内容)
家庭环境	了解家庭经济情况和养育环境,对改善家庭养育环境提出建设性意见;给予家长心理支持,提高父母养育技能
社区教育	开展社区健康教育,提高高危儿家庭对高危儿随访重要性的认识,普及相关知识
转诊问题	如需转诊至专科医生或上级医院,应提出转诊意见,以便进一步诊断、治疗;并进行转诊后的回访,协助治疗
干预问题	针对高危儿情况,提出干预意见并指导干预;了解专业治疗师的干预治疗方案,配合专业治疗师治疗,反馈干预效果

(二)高危儿特殊问题的评估和管理要点

1.神经系统

颅内出血、脑室周围白质软化、脑白质发育不良、宫内发育迟缓是未成熟儿、极低出生体重儿的主要脑损伤原因。围生期窒息、严重缺氧缺血性脑病、颅内出血、颅内感染是足月儿常见脑损伤的原因,其严重程度与远期神经发育密切相关。严重者将导致脑瘫、癫痫、脑积水、视听障碍、精神发育迟滞（IQ＜70）。近 20 年报道，极低出生体重儿的严重残疾发生率为 10 ％。一般的神经运动发育异常，如暂时性肌张力改变（肌张力增高或降低）、肌无力、斜视见于婴儿期。轻微的神经发育异常发生率较高（30 ％～50 ％），如精细动作协调困难，知觉、学习问题等，多见于年长儿童。

（1）评估。所有上述高危婴儿均应进行视力和听力的检测。在出生后 1 年内进行视力、听力筛查，有条件的单位开展视觉、听觉诱发电位检查，以早期发现斜视、复发性中耳炎或语言发育迟缓。在婴儿期，应进行仔细的神经、运动系统检查，定期发育监测；1 岁后，应进行特殊的发育筛查和评估。

（2）管理。在婴儿期，无论是暂时的还是长期的运动、语言和认知、社会情绪等发育问题，都需要定期评估和干预指导，严重者应转诊至特殊康复机构治疗。干预可通过社区服务中心或各级妇幼保健院指导家庭完成。有视、听感觉障碍的婴儿，需要相应专科医生、发育行为儿科医生和康复治疗师的共同协作治疗。对年长儿童，提供学习问题的咨询、制订个体化的教育计划非常重要。

2.呼吸系统

慢性肺部疾病（CLD）、支气管肺发育不良（BPD）、反复呼吸暂停、气道梗阻是从 NICU 出院的高危儿常见的呼吸系统问题。慢性肺部疾病占 NICU 出院病儿的 5 ％～35 ％，症状常在出生后 2 年内逐渐消失。20 ％的极低出生体重儿有反应性气道疾病，发病率是正常出生体重儿的 2 倍。

（1）评估。①呼吸情况：注意评估静息呼吸频率，有无呼吸费力（如吸气性凹陷），有无呼气相延长或呼气性喘鸣，有无啰音。②氧合状况：定期测查血红蛋白（hemoglobin，Hb）或红细胞比容（hematocrit，HT），定期测脉搏、血氧饱和或动脉血气分析，了解高危儿出院后的氧合状况。③药物治疗：如高危儿出院后仍需药物治疗，则需了解所用药物及剂量，监测药物不良反应，必要时测定血药浓度。

（2）管理。高危儿如有上述呼吸系统问题，应及时转诊至专科医生，与专科医生协同管理。在喂养过程中指导液体限制，提供足够的热能和营养素，监测体重增长；指导父母监测病儿的呼吸频率、呼吸暂停，指导胸部物理治疗，避免呼吸道刺激物（如吸烟），提高父母的护理技能。

3.其他

有持续性肺动脉高压，进行 ECMO 治疗、高胆红素血症需要换血治疗或伴有惊厥、先天感染病史（如 TORCH 感染）的高危儿常有发生进行性或晚发性听力障碍的危险，同时会因听力问题影响语言发育和相关认知发育。高胆红素脑病、低血糖伴有惊厥、先天性感染病史的高危儿，则有发生脑瘫、智力低下、学习困难等风险。

评估和管理重点应根据其原发疾病或高危因素确定。如有持续性肺动脉高压，进行 ECMO 治疗的高危儿应包括：①呼吸系统的评估和管理；②中枢神经系统的评估和管理。定期进行脑干听觉诱发电位监测、视力筛查、神经系统检查和发育筛查。有高胆红素脑病、低血糖伴有惊厥、先天性感染病史的高危儿，应注意神经系统的评估和管理；有先天性感染（如 TORCH、梅毒感染）的高危儿，除评估和管理神经系统外，还需注意评价和管理先天性感染对全身其他各系统和脏器的影响，如呼吸系统、心血管系统、消化系统（肝功能）等，并注意监测和评价先天性感染的转归和预后。

二、高危儿随访监测内容

(一)营养、体格发育评估

高危儿出院后常有持续的喂养问题,如喂养困难、吸吮吞咽不协调、热量摄入不足、心肺疾病导致容量不耐受等。良好的营养是促进大脑和体格生长发育的必要基础。对高危儿应采用标准生长曲线前瞻性纵向监测其生长模式。早产儿可采用特殊的早产儿生长曲线图评估。目前我国尚无针对早产儿的特殊生长曲线图,因此可进行年龄矫正后(实际周龄-早产周数),用常规的生长曲线图评价。早产儿体格生长有一允许的"赶上生长"年龄范围,一般身长到 40 月龄、头围到 18 月龄、体重到 24 月龄后,早产儿不再需要进行年龄矫正,可直接按实际年龄评价。高危儿的生长趋势常见以下几种模式。

1.体重生长百分位下降或低于第 5 百分位

体重生长曲线走向落后于参考曲线的走向,导致体重生长百分位下降或进一步低于第 5 百分位,说明体重增长不良,或体重不增甚至下降。这种情况可能继发于疾病、营养因素、环境因素或神经系统异常等因素,应进一步检查明确,并针对原发问题指导干预或治疗。

2.赶上生长或超过原来的生长百分位

赶上生长在出生后最初阶段可以比较缓慢,但在出生后 2 年内持续存在。早产儿通过赶上生长达到同龄足月儿的体格生长水平。

3.生长曲线平行于第 5 百分位

高危儿的生长速率可能持续缓慢,或在出生后的几年缓慢追赶。这种生长模式多见于极低出生体重儿和(或)宫内发育迟缓的小儿,如足月小样儿、小于胎龄儿(small for gestational age infant,SGA)。

4.快速的头围生长

头围的赶上生长是早产儿大脑发育良好的征象。然而,当头围生长过速,与体重、身长不成比例地超过原来的生长百分位时,则应做头颅超声或 CT 以排除脑积水的可能。外围性脑积水(external hydrocephalus)通常是良性和暂时性的。有Ⅲ~Ⅳ级脑室内出血的高危儿有时会出现晚发性脑积水而需要分流手术治疗。

5.头围生长明显落后于其他体格参数

这是一种大脑发育不良的征象,常与精神发育迟滞有关。

(二)听力筛查

所有高危儿应进行听力筛查,尤其是有神经系统高危因素的婴儿,如颅内出血、颅内感染、缺氧缺血性脑病等。同时,也应注意对听神经中枢损害的因素,如高胆红素血症、先天性感染、持续性肺动脉高压、ECMO治疗等,有条件单位应进行脑干听觉诱发电位(ABR)检查。一般在高危儿出院时检查一次,在出生后 6 个月复查一次。如初筛异常或未通过,应于 42 日内进行复筛;如 ABR 检查发现可疑或异常,应增加随访复查次数(如 1~2 个月或至少 3 个月一次),并及时转诊至专科医生。

(三)视觉评估

许多从 NICU 出院的早产儿有发生早产儿视网膜病变的可能,同时,早产儿中斜视、近视的发生率很高。因此,应注重对高危儿,尤其是早产儿视力的筛查和随访,应有眼科专科医生的参与。

（四）神经运动系统评估

建议对所有高危儿进行神经运动系统的监测,仔细、常规的神经运动系统评估对神经系统高危因素的婴儿和早产儿尤为重要。健康的早产儿趋向于出生后1~2年赶上同年龄正常足月儿的神经运动发育,在这个过程中,随着年龄的增长,与同龄正常足月儿的差距应该逐渐缩小。在新生儿期,可采用Brazelton新生儿行为估价评分(NBAS)早期评价并发现新生儿神经行为异常。在国内,常采用鲍秀兰教授修订的20项新生儿行为神经评估(NBNA)。早产儿可按矫正年龄进行评估。在出生后的1年内,一般采用INFANIB神经运动评估,该检查方法共20项,检查包括肌张力、原始反射、保护性反射、姿势等五个分因子,操作简便、快速,具有较好敏感性和特异性。Peabody运动发育量表包括反射、姿势、移动、实物操作、抓握和视觉-运动整合等分项目,共249项。测试结果以粗大运动、精细运动和总运动的发育商来表示,具有实用、评分明晰的特点。该量表不仅可以全面评价婴幼儿的运动发育,而且配有运动发育干预训练方案,可根据测评结果确立训练目标和方案,体现了以家庭和病儿为中心的干预理念。在国内也有学者采用52项神经运动检查法。评估的方法和次数根据当地高危儿随访可获得的服务资源而定,在出生后的第1年,前半年每1个月评估一次,后半年每2个月评估一次,并根据评估结果指导干预。1~2岁时可每3个月评估1次,以后每半年评估1次,至少随访到3岁。如评估提示脑瘫,应及时转诊专科进一步检查诊断,以及转诊康复机构进行相应的治疗。

（五）精神发育评估

高危儿的精神发育一直以来都引人关注,通常采用发育商或智商来评价。研究发现,极低出生体重儿2岁时发育商低于70分的发生率为5%~20%。体重越低,发生率越高。而在年长儿童中,学业失败或学习问题的发生率高达50%。有颅内出血、脑白质损伤、严重先天性感染、IUGR等的高危儿发生发育问题的风险较高,出现时间也较早。而家庭、社会环境差等环境因素导致的发育迟缓出现时间较迟,常在第2年末。

对高危儿精神发育评估应结合以下几点。①在常规儿童保健体检时,应该了解发育里程碑情况。②定期发育筛查和评估。对早产儿可采用矫正年龄评估发育里程碑,临床实践中可采用半矫正的折中方法(实际年龄-1/2早产周数),将此年龄应达到的发育里程碑作为早产儿的评价目标。在社区和妇幼保健机构,可采用家长用的婴儿年龄和发育阶段的筛查问卷(age and stage questionnaires:a parent-completed,child-monitoring system,ASQ)、丹佛发育筛查测试筛查,但不能替代定期的诊断性评估。高危儿可在出生后第1年末、第2年末进行标准的诊断性评估。如筛查发现可疑或异常,有条件者应由专业人员立即进行诊断性评估,制订干预计划,或转诊至上级医院、儿童发育中心的发育专科医生诊治。常用的婴儿发育评估有贝利婴儿发育量表(Bayley scales of infant development)、盖泽尔发育量表;对年长儿童,可采用韦氏学前及初小儿童智能量表或韦氏儿童智能量表评价其智力。

（六）语言发育评估

语言发育筛查和评估是高危儿发育筛查的特殊内容之一,语言发育是生物性高危因素与环境因素交互作用的复杂过程,一般语言发育迟缓表现较迟,在学龄前儿童的发生率约为10%。围生期高危因素如窒息、缺氧、颅内出血所致的脑损害可导致听力受损、脑瘫、精神发育迟滞、发育性语言障碍、构音障碍等;围生期高危因素也与孤独症谱系障碍的发生密切相关,这些均是语言或言语发育障碍的原因。

对高危儿的语言发育评估应根据以下评估结果,确定是否进行特殊的语言、言语发育筛查和评估。①听力检查:首先应进行听力检查,如脑干听觉诱发电位检查,或转诊至专科医生,以排除听力受损导致的语言和言语发育迟缓。②根据精神运动发育评估结果。判定高危儿的运动、语言、认知和行为功能发育是否一致或相当,有无异常的行为特征,如有无眼神和手势的交流、刻板而重复的行为模式等。如果高危儿同时有运动和(或)智力发育迟缓,那么语言和言语发育迟缓可能只是其脑损害的表现之一,可进行特殊的语言和言语发育筛查和评估,对脑瘫儿应进行口腔运动功能的评估,如下颌的位置是否居中、嘴唇的运动、舌的位置和运动、口的轮替运动、发声情况和气流的控制等。如果语言发育障碍同时伴有异常的行为特征,应进一步筛查孤独症或孤独症谱系障碍。③特殊的语言发育筛查和评估:包括语言理解和语言表达。如采用早期语言发育量表(ELMS),包括听觉语言理解、视觉理解和语言表达的筛查;或采用汉语沟通发展量表(CDI)评估,其中"词汇和手势"量表适合8～16个月婴幼儿,"词汇和句子"量表适合 16～30 个月幼儿。

(七)社会情绪和行为评估

近年来对高危儿的社会情绪和行为评估逐年重视。因儿童早期缺乏情感交流的能力,发育儿科医生常依赖儿童的异常行为筛查发现早期的心理、精神发育问题,如明显增强的攻击性行为或退缩性行为等。国外研究发现,经标准化的行为评估,约 15 %的学龄前儿童行为评分异常,7 %～10 %严重异常。有研究证实这些行为问题与今后发生品行障碍等行为问题的风险密切相关。

高危儿如早产儿、极低体重儿等发生多动冲动障碍和(或)注意力缺陷等行为问题的风险明显增加。发生行为问题的高危因素还包括家庭环境的紧张压力、母亲抑郁、抽烟、忽视或暴力等,行为问题可导致高危儿学习困难或学业失败。由于学习困难和其他健康问题,高危儿的社会竞争能力常常弱于其他正常儿童。

对高危儿的社会情绪和行为评估,可结合精神运动发育评估进行,如结合贝利婴儿发育量表(BSID)中的婴儿行为记录表进行评价。询问了解社会经济、家庭养育环境和母亲情绪等,提供咨询和指导,必要时可采用家庭环境测量观察量表评价家庭养育环境。采用 Achenbanch 儿童行为量表(CBCL)筛查儿童的社会能力和行为问题。根据出现问题的性质和功能障碍的程度进行处理,一些行为问题可通过特殊教育项目来纠正,而一些行为问题、情绪障碍则需转诊至心理治疗和(或)药物治疗。

三、高危儿的早期干预

早期干预(early intervention,EI)即为有残疾风险和发育迟缓的高危儿及其家庭提供服务和支持,以有利于 0～3 岁儿童的最佳发展。早期干预的方法有多种,有针对儿童的直接干预、针对父母养育技能和家庭养育环境的间接干预,但综合的、完整的干预体系最有效。

(一)早期干预的目的

(1)充分发挥儿童的潜能,促进高危儿体格、认知和社会情绪的全面发展,减少伤残率,减轻伤残程度。

(2)增强家庭满足高危儿特殊需要的能力。

（二）综合干预的关键组成

(1)建立对高危儿进行随访与筛查、早期鉴别、诊断和转诊、干预和治疗的管理体系。

(2)制订个体化的家庭服务计划。

(3)制订以社区为基础、家庭为中心、围绕儿童的个体化早期干预训练计划。

(4)多机构、多领域专业人员的参与和协调,提供咨询和指导。目前,国内早期干预模式多以家庭指导为主,即专业工作人员对家长进行有计划或有组织的专业辅导,宣传在社区和家庭开展的干预方法,为儿童制订一个系统的干预计划,指导父母在家中对儿童进行训练和教育,并定期评估,同时开展中心式的干预模式,便于儿童参加小组活动,增进同伴交流,也便于父母间的交流。

（三）个体化的干预方案

(1)通过评估了解儿童目前运动、语言、社会交往等各能区的功能和技能水平,以现有的水平为起点,制订训练计划。

(2)了解家庭的经济能力、资源和关心的问题,根据家庭实际情况提供帮助和指导,并制订适宜家庭条件和能力的干预训练计划。

(3)制定预期达到的目标,并定期测评,根据发育进程修订训练方案。

(4)了解儿童是否需要接受特殊的治疗服务,合理安排治疗和训练时间。

(5)了解开展早期干预的"自然环境",即儿童日常生活、玩耍和学习的养育环境,包括家庭和社区。对父母和其他养育人员进行培训,改善其对儿童的态度,提高养育技能。

(6)制订计划,使早期干预的儿童成功过渡到学前教育。

（四）早期干预原则

早期干预原则以儿童发展、家庭系统和人类生态环境的科学研究为理论依据。早期干预服务理念已从原来狭义的只为个体儿童提供治疗性服务转变为儿童作为社区、家庭整体一部分的广义服务。其内容包括听力、视力、发音-语言训练、运动功能训练、健康护理咨询、家访、家庭培训、营养咨询、发育咨询、心理服务、康复治疗、特殊指导、社会工作服务等。这一综合的早期干预包括以下内容。

1.教育干预

教育干预为高危儿家庭提供早期干预的教育课程,使高危儿父母及家庭理解早期干预的重要性,并给予高危儿父母及家庭心理支持,缓解父母及家庭的紧张压力、焦虑和负罪的心理,鼓励父母及家庭给高危儿提供一个充满爱心的、良好的刺激环境。

2.心理干预

心理干预可以针对父母或家庭,也可以针对儿童。如针对母亲的抑郁、儿童的行为问题等,可提供心理咨询、心理治疗、药物治疗、行为治疗和认知治疗。

3.运动干预

运动干预应基于运动发育情况、神经运动检查和发育行为儿科医生的诊断,最常用的运动干预治疗有两种。①神经发育治疗(NDT)。这一干预方法是基于神经系统发育是分级的,同时具有一定的可塑性的概念。因此,NDT着重于姿势、步态和运动发育的训练,包括日常生活技能、知觉能力,如手-眼协调、空间位置觉和运动发育顺序等,以引导获得运动技能。②感觉综合治疗(sensory integration therapy)。通过触觉、本体感受和前庭功能的训练构建感觉经历,以产生适应性的运动反应。

4.言语-语言干预

听力干预由听力专家(或耳鼻咽喉科专家)实施,包括监测听力敏锐度、提供助听器、评估感染后中耳功能等。言语-语言干预训练包括言语治疗师与儿童一对一的干预治疗、小组治疗和课堂治疗。言语治疗师(口腔-运动治疗师)是整个言语-语言干预计划的一部分。首先,评估儿童的言语、语言、认知交流、吞咽技能,确定言语-语言发育迟缓或障碍的问题所在。其次,语言干预活动在与儿童的互动游戏和交谈中实施,治疗师通过图片、书本、实物或活动过程中的事件刺激儿童的语言发育,同时,提供儿童正确的发音范式,反复练习以建立言语和语言技能。最后,构音清晰度治疗是在游戏、活动过程中,治疗师为儿童提供正确的发音、构音范式,同时训练儿童的口腔和舌运动。所用的干预活动应与儿童的发育年龄相适应,并满足儿童的特殊需要。父母的参与对儿童言语-语言治疗的进步和成功起着关键作用。

5.社会环境干预

社会环境干预通常采用社区工作者与家庭沟通和交流的模式:了解家庭的经济能力、父母受教育情况和关心的问题,根据家庭实际情况提供帮助和指导;与多种服务机构联系并协调,制订适宜家庭条件和能力的干预训练计划。

6.医学干预

除提供初级保健外,还需了解高危儿的特殊医学治疗情况,如癫痫的药物治疗和监测,慢性肺部疾病的氧疗和药物治疗,以及对残疾的特殊治疗。与父母、家庭一起讨论并指导监测药物的治疗过程,通过疗效和不良反应的监测,及时反馈给专科医生或治疗师,以改善治疗方案。虽然许多残疾是不可逆的,但通过医学药物治疗和适宜的干预,可最大限度减轻功能受损。

第二节　特殊儿童管理

一、特殊儿童的定义

世界上对特殊儿童通用的界定分为狭义和广义两种。

(一)狭义的概念

狭义的概念专指残疾儿童(disabled children),包括生理功能、解剖结构、心理和精神状态异常或丧失,部分或全部丧失日常生活自理、学习和社会适应能力的 14 岁以下儿童。2006 年第二次全国残疾人抽样调查标准将残疾人分为以下七类:视力残疾、听力残疾、言语残疾、智力残疾、肢体残疾、精神残疾和多重残疾。该抽样调查主要数据公报显示,全国各类残疾人的总数为 8 296 万人,残疾人占全国总人口的比例为6.34 %;0~14 岁残疾人口为 387 万人,占全部残疾人口的 4.66 %。

(二)广义的概念

广义的概念指与正常儿童在各方面有显著差异的各类儿童,包括残疾儿童、问题儿童和超常儿童。问题儿童(problem children)包括有学习问题、行为问题、情绪问题等不同类型的儿童。超常儿童(gifted and talented children),包括有高于常人的智商,有较高的领悟能力和解决问题的能力,或在某一方面资赋优异的天才儿童。

二、学龄前期特殊儿童的早期干预

早期干预(early childhood intervention)的概念是 20 世纪 60 年代在美国提出的,主要是指对条件不好的儿童采取补救性措施,进行补偿性教育。美国国会于 1975 年通过了《全体残疾儿童教育法》,要求各州为所有残疾儿童提供免费的特殊教育和相关服务,并确立了零拒绝、非歧视性评估、恰当的教育、最少限制环境、程序性核查过程和家长参与六条原则。美国 1986 年修订的《残障个体教育法案》(Individuals with Disabilities Education Act,IDEA)要求各州在全国范围内建立残障婴儿和学步儿童的服务体系,并为残障幼儿提供免费的、合适的公立教育,从而使针对学龄儿童提出的规定延伸到了学龄前儿童阶段。

通过早期干预可以达到以下目的。①促进 3 岁以下残疾婴幼儿的发展,从而把他们发展滞后的可能性降到最低限度。②努力改善早期干预的康复效果,把残疾婴幼儿进入学校后的特殊教育需要降到最低限度,从而降低社会和学校为学龄儿童支付的特殊教育开支。③尽可能提高残疾婴幼儿成年后独立生活的能力,把他们进入收容所的可能性降到最低限度。④提高家庭满足残疾婴幼儿特殊需要的能力。随着美国及其他各国一系列干预计划、方法的诞生及实施,早期干预在世界各国得到推广和发展。

目前在国内,从事特殊儿童早期干预工作的主要有三类人:第一类是医务工作者,主要是儿科医生、儿童保健医生和康复医生,他们对出生前后存在脑损伤高危因素的新生儿开展定期随访监测、早期临床干预等措施;第二类是特殊教育工作人员,包括特殊教育研究者和一线教师,针对特殊儿童的早期特殊教育需要进行研究和实践;第三类是一些心理学家,他们也比较重视这一领域的研究。国内来自医学、教育等不同学术领域的专业人员对早期干预具体定义不一,但其主要内涵为有组织、有目的地对 6 岁前有发展缺陷或有发展缺陷可能的特殊需要儿童及其家庭采取预防、鉴别、治疗和教育、训练措施,其目的在于增进家长照顾障碍儿童的知识和技能,增进障碍婴幼儿生理、认知、语言及社会能力等的发展,减轻障碍程度,减少社会依赖。

目前国内各学科在特殊儿童早期干预研究中取得了一定的成绩,形成了一些早期干预的模式和体系。

(一)综合性的系统干预方法

综合性的系统干预方法指通过临床专业人员、特殊教育专业人员、心理学专业人员、教师、家长等共同参与干预,以某种或几种训练方法为主,辅以其他一种或几种训练方法,以解决学前特殊儿童认知、情绪、行为等方面问题的干预模式。其理论基础是:特殊婴幼儿的身心发展障碍是生物因素、心理因素和社会因素协同交互作用的结果,为了避免特殊婴幼儿错过治疗的最佳时期,从而采取边干预边诊断,通过诊断来促进干预,通过干预来反观诊断的准确性,将诊断与干预有机地结合起来的措施。目前的综合干预策略主要有以场所为中心、幼儿为中心、项目为中心的综合干预策略与多维综合干预策略等。

(二)"多重障碍-多重干预"综合康复体系

"多重障碍-多重干预"综合康复体系指的是对生理、心理或感官上出现两种或两种以上障碍者采用多重手段和方法(包括医学康复、教育康复、心理康复、社会康复及职业康复等)进行干预的体系,该体系强调综合利用各种手段促进特殊儿童的整体协调发展,通过团队合作和综合康复来满足特殊儿童生存和发展的需要。

(三)生态式早期干预

针对各机构在早期发现、早期诊断及后续的教育训练等方面工作不能有机衔接的问题,有研究者开始尝试探索一条系统的早期干预方案——生态式早期干预。生态式早期干预以生态式教育思想为指导,强调特殊儿童早期发现、筛查和诊断,以及干预各环节之间保持一种系统的、整体的、和谐的、均衡的相互作用的关系,通过采用多种策略积极帮助和支持这些儿童及其家庭,共同促进这些儿童在不同的年龄阶段逐步完成家庭适应、机构适应、社会适应,促使其达到与环境相适应的平衡状态。

综合分析我国目前早期干预现状,尚存在许多不足。首先,我国需要建立健全特殊儿童早期干预的相关法规政策,使早期干预在法律的保障下发展起来;其次,特殊儿童的早期干预是跨学科、跨专业的领域,需加强来自不同领域专家的整合研究;再次,应注意加强现有的医学系统中高危儿系统管理和教育系统中早期特殊教育的衔接,构建起0~6岁特殊儿童的早期干预网络,形成系统的、完整的早期干预方案并加以推广和实施;最后,早期干预需要家长的大量介入和配合,家长的文化素养、心理状态、养育技能等都与早期干预的疗效密切相关,需要加强亲职教育。

三、学龄期特殊儿童的学校教育模式

随着科技的发展、人们教育观念的改变,世界特殊教育已和普通教育结合在一起,形成了学前教育、基础教育、中等教育和高等教育四个层次,其中包含了文化教育和职业教育。目前我国也基本形成了以教育部门为主,民政部门、卫生部门、残联部门和社会力量做补充的特殊教育办学渠道,正在形成学前教育、基础教育、中等教育、高等教育的特殊教育体系。

学龄期开始的特殊儿童管理以学校教育为主,目前国内外特殊儿童学校教育的模式主要有资源教室模式、特殊教育班模式、特殊学校模式及一体化、全纳教育和随班就读模式。

(一)资源教室模式

资源教室(resource room)模式是指被安置到普通班学习的特殊儿童用部分时间到资源教室接受补救或强化的特殊教育方式,是对轻、中度障碍儿童较为常用的安置方式。这种教育模式最初流行于美国和加拿大,现被许多国家所接受。其特点是能最大限度地利用普通学校现有的人力、物力资源,体现"回归主流"的教育思想。在资源教室模式中,资源教师是教学方案的主要实施者,也是特殊教育和普通教育沟通的桥梁,负责对特殊儿童进行个别辅导和补救教学,为普通班教师和家长提供咨询和支援服务。

(二)特殊教育班模式

在普通学校设立特殊教育班也是对特殊学生实施教育的形式之一。特殊教育班通常由10~15个学生组成,教学多采用个别教学的方法,有针对性地进行教学。特殊儿童除了在特殊教育班学习外,还要和普通班的儿童一起参加某些活动。这种教育模式可以增进特殊儿童与正常儿童的日常交往,有利于互相了解;也有利于教师进行有效的个别教学,并为特殊儿童创造适合他们的学习环境和可以达到最大可能发展的环境,同时还有助于全校同学正确认识人与人之间的关系。

(三)特殊学校模式

这是特殊教育史上比较古老、传统的特殊教育模式,也是我国特殊教育中采用较广泛的一种模式。特殊学校,即为不同类型特殊儿童,尤其是较严重的残疾儿童设立的学校。特殊学校一般都配有经过系统培训的特殊教育师资和比较齐全的教学设施,适合中、重度残疾儿童的教育。但学生长期生活与学习在相对隔离的环境中,有碍他们的社会化和正常化,毕业出校后,很难适应社会生活和与普通人进行交往。

(四)一体化、全纳教育和随班就读模式

一体化教育模式认为特殊儿童应该在普通学校与普通儿童一起接受教育,并根据特殊儿童的不同残障程度设置各种类型的特殊教育形式,制订教学计划,尽可能让大多数特殊儿童与正常儿童一起生活、学习。全纳教育或融合教育是 20 世纪 90 年代初期特殊教育领域出现的新思想,与之相对应的是全纳学校的建立。全纳教育要求全纳学校满足包括特殊儿童在内的所有儿童的需要,在一切可能的情况下,所有儿童一起学习。我国随班就读特殊教育模式则是让特殊儿童与同龄儿童一起学习和生活,教师根据随班就读学生的特殊教育需要给予特别教学和辅导。

(五)其他模式

除了以上几种特殊教育模式,还有特殊教育巡回服务中心,鉴别、诊断、评估中心,行为训练中心,咨询中心,等等。

特殊教育的模式是多种多样的,就一个具体的特殊儿童而言,接受哪种模式的教育,要根据其身心发展程度、教育需要和周围的环境而定。

四、特殊儿童的评估

评估活动贯穿特殊儿童管理的全过程。对特殊儿童进行评估,旨在确定其是否有特殊的需要,应该为其提供何种服务和帮助,还可以测量特殊教育或早期干预措施的有效性。因此,在对特殊儿童及其家庭提供帮助的过程中,高质量的评估实践是关键。

评估的目的在于收集有关信息,以促进针对儿童个体的决策制定。一般而言,评估具有四种不同的目的或功能:鉴别(identification)、诊断(diagnosis)与适宜性(eligibility)的确定、评估干预方案与服务的提供,以及监控干预进程。评估的目的决定评估工具的选择、使用和对评估结果的报告。

评估过程应按照从一般活动到特异性活动的顺序加以组织,并且与评估目的紧密相连。评估阶段包括四个方面。①筛选与鉴别:筛选是评估过程的第一步,目的是确定儿童是否需要接受其他更多评估,以鉴别可能存在的发展迟滞或障碍,通常采用涉及各个领域的常模参照的发展性测量工具,由专业人员实施测验。②评估与联系:这一阶段要对儿童各方面的发展能力进行全面详尽的分析,确定儿童是否发展迟滞或障碍,在此基础上决定是否将儿童推介到相应的特殊服务机构,并帮助设定干预目标,通常所用的测评工具应包含临床诊断中常用的、由经专门培训的专业人员操作的标准化测量。③方案与干预:在此阶段,主要由相关治疗者在多个发展领域开展课程评估,确定儿童当前的发展水平,拟订个体化课程活动计划并设计适应特殊儿童的教学策略。④监控与评价:本阶段的主要任务是对儿童和家庭干预方案进行监控,其目

的在于持续追踪儿童的发展进程,确定方案有效性,并在必要时对方案进行相应的调整。

评估内容,由于残疾儿童占特殊儿童的很大一部分,因此对儿童身体检查和医学诊断是特殊儿童评估的重要内容之一,也构成了鉴别诊断残疾儿童的主要依据。有关评估应由专业的医学工作者根据实际需要,从病史询问、体格检查和有针对性的特殊检查这三方面进行相关身体检查与医学诊断。心理与教育测验是了解儿童心理与教学发展水平的重要途径,因此也是特殊儿童评估的重要内容。心理测验的内容丰富、种类繁多,按照所测心理特性的不同属性,可将测验分为能力测验和人格测验两大类别。最常见的能力测验是智力测验、学绩测验和适应行为测验。人格测验是除能力以外,如性格、情绪、需要、动机及自我概念等个性心理特征及相关行为的非能力测验。为了更全面了解儿童各方面的情况,通常还会采用一些正规的评估方法,如课程性评估方法、观察法和作业评估法等。

目前,发达国家在特殊儿童评估方面有着系统而完善的操作流程,对特殊儿童发现、确认和安置提出详尽而严谨的要求,对评估人员的专业化和多样化也有着极其严格的要求,相关机构和人员在特殊儿童评估和教育活动中相互协作、相互制约,共同担负起促进儿童发展的重任。国内特殊儿童的评估存在起步晚、发展慢、评估工具欠缺、不同领域的专业人员之间缺乏机制性的分工协作等不足,基于对发达国家特殊儿童评估的认识,需建立健全的特殊儿童的发现、评估、教育、干预等网络系统,制定从业人员资格认证制度并建立专门的特殊儿童评估机构,推进多领域专业合作,促进特殊教育评估的持续性和严谨性,推进家校合作,提高家长教育能力。

五、特殊儿童常用干预方法

干预是指对有发育障碍、发育延迟或其他障碍的儿童进行有计划的教育、治疗及指导。其实质是针对儿童的视觉、听觉、皮肤感觉、运动觉、平衡觉等感觉器官提供适当而丰富的刺激,以促进儿童感知觉及身心的健全发展。常用的干预方法有物理因子治疗、运动疗法、作业治疗、感觉统合疗法、心理治疗(游戏治疗、音乐治疗)、言语治疗等。

(一)物理因子治疗

物理因子治疗是指应用电、光、声、水、磁、热动力学等物理学因素作用于人体,并防治疾病的方法。儿童早期干预中最常用的物理因子治疗方法如下。

1.功能性电刺激疗法

功能性电刺激疗法是应用交替输出波宽和频率均可调的脉冲电流刺激病儿的肌肉,促进肌肉的规律性收缩、缓解肌肉痉挛、减轻肌肉挛缩,从而达到改善病儿肢体功能的目的。

2.超声波疗法

通过声波的机械作用、热作用和理化作用对机体产生治疗作用。有运动障碍的病儿应用超声波疗法可使神经兴奋性下降,神经传导速度减慢,肌肉的兴奋性减低。

3.水疗法

水疗法是利用水的物理特性,如温度刺激、机械刺激(冲击力量)和化学刺激治疗疾病、促进康复的方法。水疗法既是物理治疗也是一种运动疗法,通过水中的温度刺激、机械刺激和化学刺激可以缓解肌肉痉挛,改善循环,调节呼吸频率,增加关节活动度;增强肌力,改善协调性,提高平衡能力,纠正异常步态。尤其对病儿还可增加训练的兴趣,树立自信心,改善情绪,参与娱乐活动,对智力、语言、个性的发展都有极大的好处。

（二）运动疗法

运动疗法是为了改善运动功能、矫正异常运动姿势而进行全身或局部的运动以达到治疗目的的方法,是运动障碍的一种主要治疗方法。针对儿童运动障碍的运动疗法主要是根据病儿的整体情况制订治疗计划,按照儿童运动发育规律及进程,结合功能性活动进行被动运动和（或）主动运动的训练,在训练中应利用各种反射的正常化引出正常的运动模式和姿势,逐渐让病儿获得正常的运动功能。

（三）感觉统合疗法

感觉统合是指将人体各部分感觉信息输入大脑,经过大脑的统合作用,对身体内外知觉做出反应。感觉统合疗法最初是为学习障碍儿童设计的一种治疗方法,由美国临床心理学家艾利斯（Ellis）在1972年首次提出,于20世纪70年代后期完成其方法体系。现已广泛应用于学习障碍、协调运动障碍、孤独症等疾病的干预及康复治疗,主要是通过儿童感兴趣的各种游戏式运动（感觉统合能力训练）来控制和协调其感觉,引发适当的反应,使之在感觉经验的积累中改善感觉处理和组合功能,提高其学习技能。具体训练方法包括爬行、悠荡、旋转和其他特殊的技能训练和活动。感觉统合治疗可改善儿童脑体协调性、视听等感觉的反应能力、学习能力和对生活的态度。

（四）言语治疗

言语治疗又称语言训练或言语再学习,是指通过各种手段对有言语障碍的病儿进行针对性的治疗,包括对语言发育迟缓、构音障碍等的治疗。

（五）作业治疗

作业治疗是指应用有目的的、选择性的作业活动,对身体、精神及发育方面有残疾或功能障碍而引起不同程度丧失生活自理能力和职业劳动能力的患者进行治疗性训练,使其生活、学习、劳动能力得以提高、恢复和增强,帮助病儿重返社会的治疗方法。对学龄前期儿童而言,通过作业治疗的实施,应达到促进病儿认知功能发育、感觉功能发育、精神功能发育、运动功能发育、感觉统合能力发育与改善,促进病儿日常生活活动最大限度自立与改善的目的,从而帮助病儿入学,获得与人交流的能力与技能。

（六）心理治疗

心理治疗是心理工作者运用心理学的理论和技术,通过改善病儿心理活动状况以达到改善其身体状态、消除心理障碍的目标。心理治疗者通过言语、表情、行为举止,以及特定的环境条件来影响病儿的认知和意向,改善其心理状态,进而改善其生理功能,达到治疗疾病的目的。针对存在发育障碍的特殊儿童,可采用游戏治疗、音乐治疗、绘画治疗等心理疗法改善其心理状态。

1.游戏治疗

游戏治疗是以游戏为主要表现和交流的心理疗法,即通过游戏对病儿进行干预和心理治疗。对儿童来说,游戏时可以通过自己的语言自然地、自由自在地表达自己的感情和想法。可根据病儿的年龄、性别、智能情况、自我统合能力、障碍的程度、周围环境条件等决定治疗目标和游戏的种类。

2.音乐治疗

音乐治疗即运用音乐活动的各种形式,包括听、唱、演奏、律动等手段,促进身心健康和培养人格。

六、特殊儿童的干预和管理

(一)视力障碍儿童的干预和管理

按照 WHO 制定的标准,双眼中好眼的最佳矫正视力小于 0.3 而大于等于 0.05 者为低视力;小于0.05到无光感,或视野半径小于 10 度者为盲。无论盲还是低视力均指双眼,盲加低视力是视力残疾的总称。据抽样调查,14 岁以下视力残疾儿童的患病主要原因为遗传、先天性眼病、弱视、屈光不正、角膜病、视神经疾病、白内障等。许多低视力病儿和盲童可能仅有短暂的视觉经验或根本没有视觉经验,缺乏进一步建立视觉记忆的基础。由于受到语言表达能力与理解能力的限制,他们常常表达不出或意识不到自己有视觉损害,但是他们往往能自然地利用其残余视力。同时,视力残疾儿童常合并其他生理方面的缺陷,如智力或肢体的残疾,以及其他先天性遗传疾病。因此,对他们的特殊教育和康复训练将是综合性的,比较复杂,费用也比较高。

从患者数看,视力残疾儿只占整个视力残疾人群中的一小部分。然而,如果按患病年数来计算的话,一个儿童 5 岁时患病,预期可活到 80 岁,即有 75 年为视力残疾,"患病年数"或"视力残疾年数"为75年。所以,视力残疾儿童在漫长的生活道路上所经受的痛苦和不便比成人多得多,这对儿童本人及其家庭和社会的影响是十分严重的。由于儿童正处于生长发育阶段,视力残疾会给他们的身心健康发展带来巨大影响。而其中有一部分眼病,如先天性白内障、先天性青光眼,通过早期预防和早期手术,病儿是可以获得有效视力的,应该予以重视。

视力残疾儿童的康复包括低视力康复服务和传统的临床方法,如视力评估和光学助视器等,还包括近期开展的服务项目,如视觉刺激、助视器的训练情况,以及环境的评估和改善。低视力康复服务的传播也有多种形式,其中至少要有社会、卫生和教育三方面的参与。

低视力专家认为:①低视力儿童的视力"用进废退",提倡科学地使用残余视力;②对于视力有严重损害的低视力儿童,教导其使用视力可以增加其视觉效率,使用助视器可以增强儿童的独立性和生活质量;③应该有一个由跨学科专业人员组成的专家组来评估和制订康复计划,指导低视力儿童使用视力和助视器;④应有充分的专业人员来帮助评估、检查和指导低视力儿童康复计划的实施情况。

(二)听力障碍儿童的干预和管理

听力损伤也可称为聋,是各种听力减退的总称。分类方法很多,如:按病变性质分类,有传导性聋、感音神经性聋和混合性聋;按损伤时间分类,有先天性聋和后天性聋;按损伤程度分类,有轻度、中度、重度耳聋。耳聋病儿的早期发现和早期干预是预防听力残疾的关键,聋儿教育和听力言语康复是可实施的重要方法。早期干预的内涵包括两个方面:一是指干预的年龄要早,对确诊为永久性听损伤的病儿应在 6 月龄内采取干预措施;二是指干预的时间要早,对已确诊的聋儿应在 3 个月以内采取干预措施。

许多研究表明,早期的听觉经历在大脑发育过程中具有关键性作用,及时、有效的强化性早期干预能够明显改善其后的言语和认知发育。特别是在听损伤病儿出生之后的 6 个月之内进行干预,可获得与其发育年龄相当的言语能力。因此,对患有听损伤的婴幼儿,如确认其具有中、重度以上的永久性听损伤,则立即开始干预是最佳选择。干预服务开始后,持续、稳定地保证干预质量,使干预服务持续下去,是干预的核心。家庭、学校、社会和健康组织的多方通力合作将有利于干预服务的稳步进行。干预措施包括两点。①医学干预:如清除耳道耵聍、治疗分泌性中耳炎、矫正先天性外耳及中耳发育畸形、植入人工耳蜗等。②康复训练:听力补偿或重建、听功能训练、言语和语言功能训练、语言治疗、父母与教师的参与等。

(三)其他障碍儿童的干预和管理

(1)智力障碍儿童的干预和管理。

(2)情绪和行为障碍儿童的干预和管理。

(3)学习障碍儿童的干预和管理。

(4)孤独症儿童的干预和管理。

(5)肥胖、营养不良、矮小儿童的干预和管理。

第六章　儿科常见症状及鉴别

第一节　发　热

　　发热(fever)即体温异常升高。正常体温小儿的肛温波动于 36.9～37.5 ℃,舌下温度比肛温低 0.3～0.5 ℃,腋下温度为 36～37 ℃,个体的正常体温略有差异,一天内波动<1 ℃。发热,指肛温>37.8 ℃,腋下温度>37.4 ℃,当肛温、腋下、舌下温度不一致时,以肛温为准。因腋下、舌下温度影响因素较多,而肛温能真实反映体内温度。根据体温(均以腋下温度为标准)高低,将发热分为:低热≤38 ℃,中度发热 38.1～39 ℃,高热 39.1～41 ℃,超高热>41 ℃。发热持续 1 周左右为急性发热,发热病程>2 周为长期发热。本节重点讨论急性发热。

　　发热是小儿最常见的临床症状之一,可由多种疾病引起。小儿急性发热的病因主要为感染性疾病,常见病毒感染和细菌感染。大多数小儿急性发热为自限性病毒感染引起,预后良好,但部分为严重感染,可导致死亡。

一、病因

(一)感染性疾病

　　病毒、细菌、支原体、立克次体、螺旋体、真菌、原虫等病原引起的全身或局灶性感染,如败血症、颅内感染、泌尿系感染、肺炎、胃肠炎等。感染性疾病仍是发展中国家儿童时期患病率高、死亡率高的主要原因。

(二)非感染性疾病

　　(1)变态反应及风湿性疾病:血清病、输液反应、风湿热、系统性红斑狼疮、川崎病、类风湿关节炎等。

　　(2)环境温度过高或散热障碍:高温天气、衣着过厚或烈日下户外运动过度所致中暑、暑热症、先天性外胚层发育不良、家族性无汗无痛症、鱼鳞病等。

　　(3)急性中毒:阿托品、阿司匹林、苯丙胺、咖啡因等。

　　(4)代谢性疾病:甲状腺功能亢进。

　　(5)其他:颅脑外伤后体温调节异常、慢性间脑综合征、感染后低热综合征等。

二、发病机制及病理生理

　　正常人在体温调节中枢调控下,机体产热、散热呈动态平衡,以保持体温在相对恒定的范围内。在炎症感染过程中,外源性致热源刺激机体单核巨噬细胞产生和释放内源性致热源(EP),包括白细胞介素(IL-1、IL-6)、肿瘤坏死因子(TNF-2)干扰素(INF)及成纤维生长因子等。EP 刺激,丘脑前区产生前列腺素(PGE),后者作用于下丘脑的体温感受器,调高体温调定点,使机体产热增加,散热减少而发热。一方面,发热是机体的防御性反应,体温升高在一定范围内对机体有利,发热在一定范围可促进 T 细胞生成,增加 B 细胞产生特异抗体,增强巨噬细胞功能;发热还可直接抑制病原菌,减少其对机体的损害。另一方面,发热增加了机体的消耗,体温每升高 1 ℃,基础代谢率增加 13 %,增加心脏负荷;发热可致颅内压增高,体温每升高 1 ℃,颅内血流量增加 8 %,发热时消化功能减退,出现食欲缺乏、腹胀、便秘,高热时可致烦躁、头痛、惊厥,重者昏迷、呕吐、脑水肿。超高热可使细胞膜受损、胞质内线粒体溶解、变性,加上细菌内毒素作用引起横纹肌溶解、肝肾损害、凝血障碍、循环衰竭等。

三、诊断

发热是多种疾病的表现,诊断主要依靠病史的采集和详细全面的体格检查及对某疾病的高度认知性。

(一)病史

重视流行病学资料:注意年龄、流行季节、传染病接触史、预防接种史、感染史。在小儿感染热性疾病中,大多数为病毒感染(占 60 %),而病毒感染常呈自限性过程,患儿一般情况良好,病毒性肠炎、脑膜炎则病情严重,细菌感染大多严重,为小儿危重症的主要原因。

1.发病年龄

不同年龄感染性疾病的发生率不同,年龄越小,发生严重的细菌感染的危险性越大,新生儿、婴儿感染性疾病中以细菌感染发生率高,且感染后易全身扩散,新生儿急性发热 12 %～32 %系严重感染所致,血培养有助于病原诊断。<2 岁婴幼儿发热性疾病中严重的细菌感染发生率为 3 %～5 %,主要为肺炎链球菌(占 60 %～70 %),流感嗜血杆菌(2 %～11 %)。其他如金黄色葡萄球菌、沙门菌等,另外泌尿系感染也常见。

2.传染病史

对发热患儿应询问其周围有无传染病发病及与感染源接触史,有助于传染病诊断,如粟粒性结核患儿有开放性肺结核患儿密切接触史。冬春季节发热伴皮疹,警惕麻疹、流脑。近年来发生的各种新病毒感染,如严重急性呼吸综合征(SARS)、禽流感、肠道病毒 EV71 型感染(手足口病)、甲型流感 H1N1 感染,均有强传染性,且部分患儿可发生严重后果。流行疫区生活史、传染源及其接触史很重要,必须高度警惕。

(二)机体免疫状态

机体免疫状态低下,如营养不良、患慢性消耗性疾病、免疫缺陷病、长期服用免疫抑制剂、化疗后骨髓抑制、移植后患儿易发生细菌感染,发生严重感染和机会性条件致病菌感染如真菌感染、卡氏肺孢子菌感染等的危险风险大。

(三)病原体毒力

细菌感染性疾病中军团菌性肺炎、耐药金黄色葡萄球菌、产超广谱 β-内酰胺酶革兰阴性耐药菌感染往往病情较重;而变异的新型病毒如冠状病毒(引起 SARS)、禽流感病毒、肠病毒 EV71 型(肠炎、手足口病)、汉坦病毒(引起流行性出血热),可致多器官功能损害,病情凶险。

(四)发热时机体的状况

发热的高低与病情轻重不一定相关,如高热惊厥,患儿一般情况良好,预后好。但脓毒症时,即使体温不高,但一般情况差,中毒症状重,预后严重。有经验的临床医师常用中毒症状或中毒面容来形容病情危重,指一般状况差、面色苍白或青灰、反应迟钝、精神萎靡,以上现象提示病情笃重,且严重细菌感染可能性大。对所有发热患儿应测量和记录体温、心率、呼吸频率、毛细血管充盈时间,还要注意观察皮肤和肢端颜色、行为反应状况及有无脱水表现。英国学者马丁·理查森(Martin Richardson)、莫妮卡·拉汉保罗(Monica Lakhanpaul)等提出了对5岁以下发热患儿的评估指南(表 6-1)。

表 6-1　5 岁以下发热儿童危险评估

项目	低危	中危	高危
颜色	皮肤、口唇、舌颜色正常	皮肤、口唇、舌颜色苍白	皮肤、口唇、舌颜色苍白,有斑点,呈青色或蓝色
活动	对刺激反应正常,满足或有笑容,保持清醒或清醒迅速,正常哭闹或不哭闹	对刺激反应迟缓,仅在延长刺激下保持清醒,不笑	对刺激无应答,明显病态,不能被唤醒或不能保持清醒,衰弱,尖叫或持续哭闹
呼吸	正常	鼻煽,呼吸急促:呼吸频率>50 次/分钟(6～12 月龄),呼吸频率>40 次/分钟(>12 月龄),血氧饱和度<95 %,肺部听诊湿啰音	呼吸急促:任何年龄>60 次/分钟,中重度的胸部凹陷
含水量	皮肤、眼睑无水肿,黏膜湿润	黏膜干燥,皮肤弹性降低,难喂养,毛细血管再灌注时间>3 秒,尿量减少	皮肤弹性差
其他	无中危、高危表现	持续发热>5 天,肢体或关节肿胀,新生肿块直径>2 cm	体温:0～3 月龄>38 ℃,3～6 月龄>39 ℃。出血性皮疹,囟门膨隆、颈强直,癫痫持续状态,有神经系统定位体征,局灶性癫痫发作,呕吐胆汁

注:将以上评估结果比作交通信号灯,则低危是绿灯,中危是黄灯,而高危是红灯。临床可依此对患儿做出相应检查和处理。

(五)发热的热型

根据发热特点分为以下几种。

1.稽留热(continuous fever)

体温恒定在 39～40 ℃以上达数天或数周,24 小时内体温波动范围不超过 1 ℃。常见于大叶性肺炎、斑疹伤寒、伤寒高热期。

2.弛张热(remittent fever)

体温常在 39 ℃以上,波动幅度大,24 小时体温波动超过 2 ℃,且都在发热水平。常见于败血症、风湿热、重症肺结核及化脓性炎症等。

3.间歇热(intermittent fever)

体温骤升达高峰后持续数小时又迅速降至正常水平,无热期可持续一天至数天,发热期与无热期反复交替出现,见于急性肾盂肾炎、痢疾等。

4.波状热(undulant fever)

体温逐渐上升至 39 ℃以上,数天后又逐渐下降至正常水平,持续数天后又逐渐升高,如此反复多次,常见于布鲁菌病。

5.回归热(recurrent fever)

体温急骤上升至 39 ℃或更高,持续数天后又骤然下降至正常水平,高热期与无热期各持续若干天后,规律性交替一次,见于回归热、霍奇金病、鼠咬热等。

6.不规则热(irregular fever)

体温曲线无一定规律,见于结核、风湿热、渗出性胸膜炎等。

因不同的发热性疾病常具有相应的热型,病程中热型特点有助于临床诊断,但由于抗生素广泛或早期应用、退热剂及糖皮质激素应用的影响,热型可变得不典型或不规则,应注意不能过分强调热型的诊断意义。

（六）症状体征

不同的症状、体征常提示疾病的定位,在小儿急性发热中,急性上呼吸道感染是最常见的疾病,占儿科急诊首位,而绝大多数为病毒性感染,表现为发热、流涕、咳嗽、咽部充血、精神好,外周血白细胞总数和中性粒细胞及 CRP 均不增高。咳嗽、肺部啰音提示肺炎;呕吐、腹泻提示胃肠炎;发热伴面色苍白,要注意有无出血、贫血;发热时前胸、腋下出血点、瘀斑,要警惕流脑或 DIC;黏膜、甲床瘀点伴心脏杂音或有心脏病史者杂音发生变化时,要警惕心内膜炎;有骨关节疼痛者,注意化脓性关节炎、化脓性骨髓炎、风湿热、Still 病、白血病、肿瘤;淋巴结肿大,要考虑淋巴结炎、川崎病、Still 病、传染性单核细胞增多症、白血病、淋巴瘤等;发热伴抽搐,要考虑热性惊厥、中毒型痢疾、颅内感染等。值得注意的是,在采集病史和体格检查后,约 20 % 的发热儿童没有明显感染定位灶,而其中少数为隐匿感染,包括隐匿性菌血症、隐匿性肺炎、隐匿性泌尿系感染,极少数为早期细菌性脑膜炎。

四、与危重症相关的情况

（一）发热伴有呼吸障碍

肺炎是儿童多发病、常见病,也是发展中国家 5 岁以下儿童死亡的主要原因之一,占该年龄小儿死亡总人数的 19 %。肺炎的主要病原菌为细菌、病毒、肺炎支原体、肺炎衣原体等,重症感染多为细菌性感染,主要为肺炎链球菌、流感嗜血杆菌,也有金黄色葡萄球菌及革兰阴性菌等。临床最早表现为呼吸障碍,包括呼吸急促和呼吸困难,呼吸急促指新生儿呼吸>60 次/分,小于 1 岁者呼吸>50 次/分,大于 1 岁者呼吸>40 次/分;呼吸困难指呼吸费力、呼吸辅助肌也参与呼吸活动,并有呼吸频率、深度与节律改变,表现为鼻煽、三凹征、点头呼吸、呼吸伴呻吟、喘息、呼气延长等。当发热出现发绀、肺部体征、呼吸障碍时,或<2 岁患儿虽无肺部体征但血氧饱和度<95 %,均提示有肺部病变,胸片可了解肺部病变,血气分析有助于呼吸功能判断。

（二）发热伴循环障碍

皮肤苍白、湿冷、花纹、毛细血管充盈时间延长、脉搏细弱、尿量减少、血压下降均提示循环障碍,要警惕心功能不全、休克存在。伴腹泻者多为低血容量休克,伴细菌感染者则为感染性休克。

（三）严重脓毒症

脓毒症是感染引起的全身炎症反应综合征(SIRS),当脓毒症合并休克或急性呼吸窘迫综合征(ARDS)或两个以上其他脏器功能障碍,即为严重脓毒症。严重脓毒症病原以细菌为主,其中葡萄球菌最多,其次为肺炎链球菌和铜绿假单胞菌,而致死率最高的是肺炎链球菌。临床以菌血症、呼吸道感染多见,其次为泌尿系感染、腹腔感染、创伤、皮肤感染。所有感染中致死率最高的是心内膜炎和中枢神经系统感染。凡有中性粒细胞减少、血小板减少,应用免疫抑制剂、化疗药物、动静脉置管等感染高危因素的患儿,一旦发热应警惕脓毒血症,血液肿瘤患儿发生脓毒血症时死亡率＞60％。

（四）严重中枢神经系统感染

常有发热、抽搐、昏迷,最常见的中枢神经系统感染为化脓性脑膜炎、病毒性脑膜炎、结核性脑膜炎,均表现为前囟饱满、颈项强直、意识障碍、抽搐或癫痫持续状态。化脓性脑膜炎指新生儿以金黄色葡萄球菌为主要致病菌,＜3个月婴儿以大肠埃希菌为主要致病菌,婴幼儿以肺炎球菌、流感嗜血杆菌、脑膜球菌为主;年长儿主要为脑膜炎双球菌和肺炎链球菌感染。病毒性脑膜炎以柯萨奇病毒和埃可病毒感染最常见,夏秋季多见,乙型脑炎夏季多见,腮腺炎病毒脑膜炎冬春季多见,而单纯疱疹脑膜炎无明显季节性。结核性脑膜炎多发生于＜3岁未接种卡介苗婴幼儿,在结核感染后1年内发生。另外,中毒型痢疾脑型急性起病急骤、突发高热、病情严重,迅速恶化并出现惊厥、昏迷和休克。

（五）感染性心肌炎

感染性心肌炎是感染性疾病引起的心肌局限或弥漫性炎性病变,为全身疾病的一部分,心肌炎最常见的病因是腺病毒,柯萨奇病毒A和B、埃可病毒和巨细胞病毒,艾滋病病毒(HIV)也可引起心肌炎。典型的心肌炎表现有呼吸道感染症状,发热、咽痛、腹泻、皮疹、心前区不适,严重的腹痛、肌痛。重症者或新生儿病情凶险,可在数小时至2天内暴发心力衰竭、心源性休克,表现烦躁不安、呼吸困难、面色苍白、末梢青紫、皮肤湿冷、多汗、脉细数、血压下降、心音低钝、心动过速、奔马律、心律失常等,可致死亡。

（六）泌尿系感染

泌尿系是小儿常见的感染部位,尤其＜7岁儿童多见,严重的泌尿系感染可引起严重脓毒症而危及生命,泌尿系感染大多数由单一细菌感染,混合感染少见,病原菌主要是大肠埃希菌,占60％～80％,其次为变形杆菌、克雷伯杆菌、铜绿假单胞菌,也有G^+球菌如肠球菌、葡萄球菌等,新生儿B族链球菌占一定比例,免疫功能低下者,可发生真菌感染。此外,沙眼衣原体、腺病毒也可引起感染。年长儿常有典型尿路刺激症状;小年龄儿常缺乏典型泌尿系统症状,只表现出发热、呕吐、黄疸、嗜睡或易激惹;多数小儿,尤其＜2岁婴幼儿,发热是唯一症状,而尿检有菌尿改变。泌尿系感染所致的发热未能及时治疗,可致严重脓毒症。在有发热的泌尿系感染婴幼儿中,经锝[99mTc]二巯丁二酸肾扫描证实60％～65％为肾盂肾炎。泌尿系感染小儿原发性膀胱输尿管反流率为30％～40％,值得临床注意。泌尿系感染者应在专科医师指导下,进一步影像学检查:超声检查、静脉肾盂造影(IVP)、排泄性肾盂造影(VCUG)和放射性核素显影等。

（七）人禽流感病毒感染

在我国,甲型禽流感病毒(H5N1亚型)感染是鸟类的流行病,可引起人类致病,病死率高。由鸟禽直接传播是人感染H5N1的主要形式,WHO指出,12岁以下儿童最易禽流感感染。人禽流感潜伏期一般2～5天,最长达15天,感染后病毒在呼吸道,主要是下呼吸道复制,可播散至血液、脑脊液。临床特点是急性起病,早期表现为其他流感症状,常见结膜炎和持续高热,热程1～7天,可有呼吸道症状和消化道症状。50％患儿有肺实变体征,典型者常迅速发展为以呼吸窘迫综合征(ARDS)为特征的重症肺炎。值得注意的是,儿童感染后,肺部体征常不明显,甚至疾病进入典型重症肺炎阶段,临床也会仅表现为上呼吸道感染症状而缺乏肺炎体征。

少数患儿病情迅速发展,呈进行性肺炎、ARDS、肺出血、胸腔积液、心力衰竭、肾衰竭等多脏器功能衰竭,死亡率为 30 %～70 %。有以下情况者预后不佳,白细胞减少,淋巴细胞减少,血小板轻度减少,转氨酶、肌酸、磷酸激酶升高,低蛋白血症和弥散性血管内凝血(DIC)。

(八)手足口病

由柯萨奇 A16(也可由 A5、A10 等型)及肠道埃可病毒 71 型(EV71)引起流行,近年来在亚太地区及我国流行的手足口病部分由 EV71 感染所致,病情凶险。手足口病易引起严重并发症,以脑损害多见,可引起脑膜炎、脑干脑炎、脑脊髓炎,引起神经源性肺水肿表现为急性呼吸困难、发绀、进行性低氧血症、X 射线胸片示双肺弥漫渗出改变,引起神经源性心脏损害,出现心律失常,心脏受损,功能减退,循环衰竭,死亡率高。临床:①可见手足口病表现,急性起病,手足掌、膝关节、臀部有斑丘疹或疱疹、口腔黏膜疱疹,同时伴肌阵挛、脑炎、心力衰竭、肺水肿;②生活在手足口病疫区,无手足口病表现,即皮肤、手足掌及口腔未见疱疹、皮疹,但发热伴肌阵挛或并发脑炎、急性弛缓性麻痹、心力衰竭、肺水肿,应及早诊断治疗。对手足口病伴发热患儿应密切观察病情变化,若出现惊跳、肌阵挛或肌麻痹、呼吸改变,可能病情迅速恶化危及生命,应及时送医院抢救。

五、实验室指标

(1)依患儿危重程度选择有关实验室检查。

低危:①常规查尿常规以排除尿路感染;②不必常规做血化验或 X 射线胸片。

中危:①尿常规;②全血象、CRP;③血培养;④胸片[T>39 ℃和(或)WBC>20×10^9/L时];⑤脑脊液检查(<1 岁)。

高危:①全血象;②尿常规;③血培养;④胸片;⑤脑脊液;⑥血电解质;⑦血气分析。

(2)外周血白细胞总数、中性粒细胞比例和绝对值升高,若同时测血清 C-反应蛋白(CRP)升高,多提示细菌感染,当 WBC>$(15\sim20)\times10^9$/L,提示严重细菌感染。

(3)CRP 在正常人血中微量,当细菌感染引发炎症或组织损伤后 2 小时即升高,24～48 小时达高峰,临床上常作为区别细菌感染和病毒感染的指标。CRP>20 mg/L 提示细菌感染。CRP 升高幅度与细菌感染程度正相关,临床上 CRP 100 mg/L 提示脓毒症严重感染。CRP<5 不考虑细菌感染。在血液病、肿瘤、自身免疫性疾病也可增高。

(4)血降钙素原(PCT)。PCT 被公认为鉴别细菌感染和病毒感染的可靠指标,其敏感性和特异性均较 CRP 高,健康人血清水平极低,当细菌感染时,PCT 即升高,升高程度与细菌感染严重程度呈正相关,而病毒感染时 PCT 不升高或仅轻度升高。PCT>0.5 mg/L 提示细菌感染,局部或慢性感染只有轻度升高,全身性细菌感染才大幅度升高,PCT 也是细菌感染早期诊断指标和评价细菌感染严重程度的指标。

(5)尿常规。发热但无局灶性感染的<2 岁小儿应常规进行尿常规检查,尿沉渣每高倍视野白细胞>5/HPF 提示细菌感染。

(6)脑脊液检查。发热但无局灶性感染的小婴儿,常规脑脊液检查,脑脊液白细胞数增加提示细菌感染。

发热婴儿低危标准如下。临床标准:既往体健,无并发症,无中毒症状,经检查无局灶感染。

实验室标准:WBC 为$(5\sim15)\times10^9$/L,杆状核<1.5×10^9 或中性杆状核/中性粒细胞<0.2,

尿沉渣革兰染色阴性,或尿 WBC<5/HPF,腹泻患儿大便 WBC<5/HPF,脑脊液 WBC<8/mm³,革兰染色阴性。

严重细菌感染筛查标准:①外周血白细胞总数>15×10⁹/L;②尿沉渣白细胞>10/HPF;③脑脊液白细胞>8×10⁶/L,革兰染色阳性;④X 射线胸片有浸润。

六、发热的处理

发热如不及时治疗,极易引起高热惊厥,将给小儿身体带来一定损害,一般当体温(腋温)>38.5 ℃时予退热剂治疗,WHO 建议当小儿腋温>38 ℃时应采用安全有效的解热药治疗。

(一)物理降温

物理降温包括降低环境温度、温水浴、冷盐水灌肠、冰枕、冰帽和冰毯等。新生儿及小婴儿退热主要采取物理降温,如解开衣被、置 22~24 ℃室内或温水浴降温为主。物理降温时按热以冷降、冷以温降的原则,即高热伴四肢热、无寒战者予冷水浴、冰敷等降温;而发热伴四肢冰冷、畏寒、寒战者予 30~35 ℃温水或 30 %~50 %的温乙醇擦浴,至皮肤发红转温。

(二)药物降温

物理降温无效时,可用药物降温,儿童解热药应选用疗效明确、可靠安全、不良反应少的药物,常用对乙酰氨基酚、布洛芬、阿司匹林等。

1.对乙酰氨基酚

对乙酰氨基酚又名扑热息痛,为非那西丁的代谢产物,是 WHO 推荐作为儿童急性呼吸道感染所致发热的首选药。剂量每次 10~15 mg/kg,4~6 小时可重复使用,每日不超过 5 次,疗程不超过 5 天,<3 岁儿童1 次最大量为 250 mg。服药 30~60 分钟血浓度达高峰,不良反应少,但肝肾功能不全或大量使用者可出现血小板减少、黄疸、氮质血症。

2.布洛芬

布洛芬是环氧化酶抑制剂,是 FDA 唯一推荐用于临床的非甾体抗炎药。推荐剂量为每次5~10mg/kg。每 6~8 小时 1 次,每日不超过 4 次。该药口服吸收完全,服后 1~2 小时血浓度达高峰,半衰期1~2小时,心功能不全者慎用,有尿潴留、水肿、肾功能不全者可发生急性肾衰竭。

3.阿司匹林

阿司匹林是应用最广泛的解热镇痛抗炎药,因不良反应比对乙酰氨基酚大得多,故 WHO 不推荐 3 岁以下婴幼儿呼吸道感染时应用,目前不作为常规解热药用,主要限用于风湿热、川崎病等。剂量每次5~10 mg/kg,发热时服 1 次,每日 3~4 次。不良反应:用量大时可引起消化道出血,某些情况下可引起瑞氏综合征(如患流感、水痘时)、过敏性哮喘、皮疹。

4.阿司匹林赖氨酸盐

阿司匹林赖氨酸盐为阿司匹林和赖氨酸复方制剂,用于肌内、静脉注射。特点:比阿司匹林起效快、作用强,剂量每次 10~25 mg/kg,不良反应少。

5.萘普生

解热镇痛抗炎药,解热作用为阿司匹林的 22 倍。剂量每次5~10 mg/kg,每日 2 次。口服 2~4 小时血浓度达高峰,半衰期 13~14 小时,适用于贫血、胃肠疾病或其他原因不能耐受阿司匹林、布洛芬的患儿。

6.类固醇抗炎退热药

类固醇抗炎退热药又称肾上腺糖皮质激素,通过非特异性抗炎、抗毒作用,抑制白细胞致热源生成及释放,并降低下丘脑体温调节中枢对致热源的敏感性而起退热作用,并减轻临床不适症状。但是:①激素可抑制免疫系统,降低机体抵抗力,诱发和加重感染,如结核、水痘、带状疱疹等;②在病因未明前使用激素可掩盖病情,延误诊断治疗,如急性白血病患儿骨髓细胞学检查前使用激素,可使骨髓细胞形态不典型而造成误诊;③激素退热易产生依赖性。因为上述几点原因,故除对超高热、脓毒症、脑膜炎、无菌性脑炎或自身免疫性疾病可使用糖皮质激素外,对病毒感应慎用,严重变态反应和全身真菌感染禁用。必须指出的是,糖皮质激素不应作为普通退热药使用,其对机体有害。

7.冬眠疗法

超高热、脓毒症、严重中枢神经系统感染伴有脑水肿时,可用冬眠疗法,氯丙嗪+异丙嗪首次按0.5～1mg/kg,首次静脉滴入0.5小时后,脉率、呼吸均平稳,可用等量肌内注射1次,待患儿沉睡后,加冰袋降温,对躁动的患儿可加镇静剂,注意补足液体,维持血压稳定。一般2～4小时体温下降至35～36℃(肛温),一般每2～4小时重复给冬眠合剂1次。

注意退热剂不能预防热性惊厥,不应以预防惊厥为目的使用退热剂。通常不宜几种退热剂联合使用或交替使用,只在首次用退热剂无反应时,考虑交替用两种退热剂。没有感染指征或单纯病毒感染不应常规使用抗菌药物。急性重症感染或脓毒症时,宜早期选用强力有效抗菌药物,尽早静脉输注给药,使用强力有效抗菌药物后才能使用激素,且在停用抗菌药前先停激素。

第二节　剧烈啼哭

剧烈啼哭(severe cry)是婴幼儿对来自体内或体外不良刺激表达不适的一种本能反应,2岁以下小儿一般不能用语言表达或语言表达能力尚不成熟,于是用啼哭这种形式来表达。一般分为:生理性啼哭(physiologic cry)和病理性啼哭(pathologic cry)。为达到某种要求的啼哭称为生理性啼哭。疼痛是机体不适,由疼痛或其他因素引起的啼哭,处理不及时,有可能产生严重的后果,这种啼哭称为病理性啼哭。临床上因啼哭而来诊的婴幼儿,特别是长时间或阵发性剧烈啼哭者,一定要仔细检查,找出病因,及时处理。

一、啼哭的特点

(一)时间

婴幼儿缺乏语言表达能力,多数是以啼哭来表达某种要求,故婴幼儿啼哭多是生理性的。这种啼哭的特点是啼哭的时间多,当要求得到或以玩具分散注意力时,啼哭即停止,活动如常。不同的生理要求有不同的啼哭时间,如在进食4小时后或午夜的啼哭多为饥饿所致。每于进食时啼哭或一会儿吸乳一会儿啼哭,则可能是鼻塞或口腔炎影响吸乳所致,或可能乳头过短,奶嘴过小,不能吸到足够的奶量。若进食后抽出奶头或奶嘴即啼哭,则可能为进食不足或奶嘴过大,吸入过多的空气所致。患有某些疾病时,常因无力吸乳而啼哭,如先天性心脏病、肺部疾患或严重贫血等。排便时啼哭要注意肠炎、肛裂、脱肛、尿道口炎、尿道畸形等。疾病所致的啼哭,因致哭原因不能马上去除,常为持续性啼哭或反复发作。

(二)声调

生理性啼哭在声调上较为平和一致。但2岁以上的幼儿,有时为达到要挟的目的会将声调忽然提高,出现哭声时高时低的特点,这种声调提高的时间不长,要求得到满足即中止。未能满足时,也不会长时间高声啼哭。高调尖叫声或哭声发直的啼哭多为脑部疾病所致,如颅内出血、胆红素脑病、脑膜炎等,称为脑性啼哭或脑性尖叫;哭声嘶哑多为喉部疾病所致,如喉炎、喉头水肿或白喉;哭声嘶哑而低调者,见于声带损伤或甲状腺功能低下患儿;哭声细小提示先天性肌弛缓综合征或疾病严重衰弱无力;猫叫样哭声提示染色体异常。

(三)强弱

突然啼哭,哭声洪亮,往往是受惊吓或被刺痛等强烈刺激引起;伴有烦躁不安、面色苍白者,多为腹痛引起,如肠套叠、嵌顿疝或肠痉挛等;哭声细弱,或为低钾,或病情严重;哭声由强变弱,全身软弱无力,呈困倦无力状者,多为病情严重的表现;哭声嘶哑,多为发音器官疾病。

二、生理性啼哭的常见原因

(一)饥饿性啼哭

在餐前发生,哭声响亮,抱起婴儿时,婴儿头转向母体一侧,做吸吮的动作,喂乳后仍哭,应注意是否奶头过大、过小、过短致吸吮困难;或因母乳分泌过多或过少,不能及时咽下或咽下过少。

(二)外界环境刺激

外界环境刺激包括尿布湿了,衣服过多、过少、粗糙不平,硬物或不洁性刺激,过强的声、光刺激,情绪变化,口渴,睡眠不足,体位不当,饮食改变如断奶、食物过冷过热、喂乳不当而咽气过多、见到生人、大便前肠蠕动加剧及不良习惯(喜抱或昼眠夜哭)等。

(三)要挟性啼哭

哭声洪亮或时大时小,可伴有自暴行为,若不予理睬,会自行止哭。

(四)生理性夜啼

生理性夜啼多见于4个月内的婴儿,表现为昼眠夜哭,即白天睡得很多,夜晚则很兴奋,喜抱和逗其玩耍,熄灯或大人睡觉时即啼哭不止,为习惯问题,6个月后多有缓解。婴儿躯体不适时,饥饿、过冷过热、被服过重、噪声刺激等,或睡眠环境改变,也可出现夜啼。睡眠时被惊吓,特别是被反复惊吓,则会形成条件反射而夜啼。

三、肠道疾病引起的啼哭

任何疾病都是引起病理性啼哭的常见原因,处理不及时往往会带来严重的后果。

(一)肠套叠(intussusception)

肠套叠是婴幼儿病理性啼哭最常见且特征性的疾病。患儿表现为突然阵发性剧烈啼哭,多伴有面色苍白、屈腿,每次发作约数分钟,发作后可入睡或玩耍如常。以后反复发作,发作次数越多,持续时间越长,间歇时间越短,则示病情越重,应积极治疗。病程中有呕吐,初期为胃内容物,继之为胆汁,甚至粪质。发病后数小时可有血便(开始可有正常大便)。腹部以扪及腊肠状包块为特征,但如套至结肠肝曲亦可扪不到包块。对可疑病例做肛查、腹部 B 超、空气灌肠进行 X 射线检查,以便确定诊断。后者对肠套叠具有确诊价值。但如肠套叠已超过 24 小时,不宜做灌肠检查,以免发生肠穿孔。

(二)婴幼儿阵发性腹痛(infant paroxysmal abdominalgia)

婴幼儿阵发性腹痛为功能性疾病,多见于 4 个月内的小婴儿,起病常在出生后1~2周,多在喂乳时或傍晚发生,表现为阵发性啼哭,烦躁不安,严重者可产生阵发而规律的剧哭,持续数分钟至数十分钟后转而安静入睡。发作时肠鸣音亢进,但无腹部包块,亦无血便及面色苍白,排气或排便后可缓解,需与肠套叠鉴别。原因可能与更换饮食或进食糖类过多致肠积气有关。

(三)嵌顿疝(incarcerated hernia)

嵌顿疝为婴幼儿啼哭的常见原因。突然发作为其特征,过去多有同样发作史。检查腹股沟有疝囊突出可明确诊断。

(四)肠道感染(intestinal infection)

常由腹痛引起婴幼儿啼哭。多伴有典型的消化道症状,如腹泻、呕吐、发热。查体肠鸣音亢进。排便后腹痛可暂时缓解。

(五)肠道寄生虫(intestinal parasitosis)

学爬后的婴幼儿,特别是生活在农村者,常感染肠道寄生虫,以蛔虫、蛲虫多见。蛔虫引起的腹痛可呈发作性,不甚剧烈(胆道蛔虫除外),患儿哭闹时体态不定,腹软喜按,肠鸣音亢进,常反复发作,有排蛔虫史或大便检查发现蛔虫卵可明确诊断。蛲虫所致啼哭常发生在睡眠时,蛲虫从肛门爬出引起肛周瘙痒,哭时可在肛门周围发现蛲虫。驱虫后阵发性啼哭可缓解。

(六)其他肠道疾病

其他肠道疾病包括各种机械性肠梗阻、腹腔脏器穿孔、腹膜炎等。机械性肠梗阻常伴有呕吐,呕吐物为梗阻部位以上的胃肠内容物,有时可见肠型,扪及包块,肠鸣音早期亢进,有气过水声。腹膜炎者可有腹膜刺激征,但在婴幼儿身上常不典型。

四、神经系统疾病引起的啼哭

神经系统疾病如颅内出血、颅内感染、颅内占位性疾病等均可引起颅内压增高,引起啼哭,往往为高调尖叫性啼哭,伴有呕吐,常为喷射性呕吐。婴儿癫痫亦可以啼哭为先导,继而抽搐。周围神经炎如维生素 B1 缺乏症,多在夜间啼哭,声音嘶哑,腱反射异常。此外,还有以下几种具有特征性啼哭的神经系统疾病。

(一)新生儿破伤风(newborn tetanus)

啼哭具有特征性,且是最早出现的症状。因为咀嚼肌痉挛不能吸乳,患儿啼哭,但哭不成声,同时有找乳头的动作,喂奶患儿又拒食,继续啼哭不止,表现出想吃又不能吃的症状。因此,新生儿破伤风的主诉往往是长时间啼哭、拒乳。患儿拒抱或转换体位时哭喊加剧,并伴有发热、牙关紧闭、苦笑面容。

(二)脊髓灰质炎(poliomyelitis)

由脊髓灰质炎病毒引起,主要侵犯中枢神经系统,以脊髓前角运动神经细胞受损明显。在瘫痪前期有感觉过敏的表现,患儿拒抱,一碰即哭,烦躁不安,同时伴发热、出汗等。

五、其他疾病引起的啼哭

任何引起疼痛的疾病均可导致患儿啼哭,仔细查体可找到炎症或损伤部位,常见的有以下几种疾病。

(一)口腔疾病

患儿有口腔疾病时,常因吸乳疼痛而啼哭。患儿可同时有拒食、流涎。检查口腔可见黏膜有溃疡或糜烂,患有鹅口疮时口腔黏膜有不易擦去的白色膜状物。

(二)中耳炎(otitis media)

婴幼儿耳咽管短且呈水平位,上呼吸道感染时很容易蔓延到中耳。典型的中耳炎有耳流脓,不典型者可无耳流脓的症状。婴幼儿啼哭伴发热而又无明确病因时,应想到中耳炎的可能,及时检查耳鼓膜。

(三)低钙血症

低钙血症的小儿神经肌肉兴奋性高,早期可出现兴奋、烦躁、啼哭、易激动、惊跳、睡眠不安。应注意询问户外活动情况,有无鱼肝油添加史,有无长期腹泻史,查体有无佝偻病体征,化验血清钙<2 mmol/L和(或)钙剂治疗有效可明确诊断。

(四)病理性夜啼

病理性夜啼最常见为活动性佝偻病,患儿可伴有多汗、枕秃、前囟过大或闭合延迟等。患蛲虫病时,雌虫常在夜间爬出肛门产卵,肛门瘙痒引起婴幼儿夜啼。严重维生素 B1 缺乏,可出现脑型脚气病的症状,患儿烦躁不安,并有夜啼,同时伴有前囟饱满、头后仰等症状。湿疹、荨麻疹可因痒感引起患儿啼哭。

六、诊断

首先应根据婴幼儿啼哭的时间、声调、强弱和伴随症状等,区别是生理性啼哭还是病理性啼哭。生理性啼哭一般时间不长,声调、强弱较平和一致,不伴有其他症状。如啼哭时间过长、高调尖叫,可能有中枢神经系统疾病,应注意是否伴有呕吐、发热、精神异常,检查囟门有无饱满隆起等。伴有症状对诊断很重要:如面色好,食欲和大小便正常,无呕吐,多为生理性啼哭;如面色苍白、便秘、呕吐,应注意是否有肠梗阻;阵发性啼哭应注意肠套叠的可能。肠套叠的发展是以小时计算的,延误诊断,轻则失去非手术复位的机会,重则会发生肠穿孔。因此,对于任何一个长时间啼哭或阵发性啼哭者,都应排除肠套叠的可能。对于夜啼的婴幼儿,还应注意有无活动性佝偻病。

第三节 呼吸困难

呼吸困难(dyspnea)指患者主观上感觉到缺氧和呼吸费力,客观上表现为辅助呼吸肌参与呼吸运动,出现呼吸增快,或呼吸节律、深度及呼气、吸气发生改变。

一、发生机制

正常呼吸维持是一个复杂的生理过程,包括呼吸中枢的控制,神经、化学感受器的反射调节,胸廓的正常结构及运动,呼吸道畅通及足够通气,血循环正常,使吸入肺泡的氧气能与血液中的二氧化碳进行有效的交换,等等。在病理因素作用下,以上任何一环节发生障碍,均可引起机体缺氧和(或)二氧化碳潴留而致呼吸困难。机体通过辅助呼吸肌参与呼吸运动及呼吸频率、深度等的改变进行代偿,有时仍可维持血气正常。当代偿不全时,即可导致血 PaO_2 降低和(或) $PaCO_2$ 升高,严重者出现低氧血症(Ⅰ型呼吸衰竭)和(或)高碳酸血症(Ⅱ型呼吸衰竭)。

二、病因及分类

临床上根据病因和发生部位不同,呼吸困难可归纳为肺源性、心源性、中毒性、神经精神性和血源性呼吸困难。

(一)肺源性呼吸困难

其常由呼吸系统疾病时,通气、换气功能障碍导致机体缺氧和(或)二氧化碳潴留所致。临床上又可细分为三种类型。

1.吸气性呼吸困难

炎症、水肿、痉挛、异物或肿瘤等因素使上呼吸道(喉部、气管、支气管等)狭窄和阻塞所致。表现为吸气显著费力,吸气相延长,严重者由于呼吸肌极度用力,胸腔负压增加而出现三凹征。喉部炎性水肿导致狭窄时,可伴有犬吠样咳嗽;喉软骨发育不全梗阻时,可出现高调吸气性喉鸣;鼻腔或咽部梗阻时则可出现张口呼吸及鼾声。此外,较小婴儿常不会张口呼吸,也可引起吸气性呼吸困难。

2.呼气性呼吸困难

肺泡弹性减弱和(或)细小支气管等下呼吸道炎症、水肿和痉挛。常见于喘息性支气管炎、支气管哮喘和弥漫性毛细支气管炎等疾病。表现为呼气费力和缓慢,呼吸时间延长,可伴有呼吸音降低和呼气哮鸣音。

3.混合性呼吸困难

肺或胸腔病变使肺泡面积减少,换气功能障碍。常见于重症肺炎、重症肺结核、严重肺不张、弥漫性肺间质性疾病、大量胸腔积液、气胸和广泛性胸膜增厚等疾病,表现为吸气和呼气均费力,呼吸频率增快,深度变浅,可伴有异常呼吸音和湿性啰音。

(二)心源性呼吸困难

主要见于各种严重心血管疾病,如先天性心脏病、心肌炎和心力衰竭等引起,表现为混合性呼吸困难。

左心衰竭所致的呼吸困难较为严重,其发生原因和机制为:①肺淤血,气体弥散能力下降;②肺泡弹性减退,肺活量减少;③肺泡张力增高及肺循环压力增高,对呼吸中枢具有反射性刺激作用。

急性左心衰患儿可出现夜间阵发性呼吸困难和心源性哮喘,其发生原因和机制是:①睡眠时迷走神经兴奋性增高,冠状动脉收缩,心肌供血减少,心功能降低;②小支气管收缩,肺通气量减少;③卧位时肺活量减少,下半身静脉回心血量增加,使肺淤血加重;④睡眠时呼吸中枢敏感性降低,对肺淤血引起的轻度缺氧反应迟钝,只有当淤血加重,缺氧明显时,才会刺激呼吸中枢引起应答反应。

右心衰竭所致的呼吸困难较轻,主要由体循环淤血所致。其发生机制是:①右心房和上腔静脉压升高,刺激压力感受器反射性地兴奋呼吸中枢;②血氧含量降低,无氧酵解增强,酸性代谢产物(乳酸、丙酮酸等)增加,刺激呼吸中枢;③胸腹腔积液、淤血性肝脏肿大,使呼吸运动受限。儿科临床上主要见于某些先天性心脏病和重症肺炎合并右心衰者。

此外,各种原因所致的急性或慢性心包积液也可引起呼吸困难,主要机制是大量心包渗出液填塞心包或心包纤维性增厚、钙化并发生缩窄,使心脏舒张受限,体循环淤血。

(三)中毒性呼吸困难

中毒性呼吸困难由代谢性酸中毒、某些中枢性抑制药(巴比妥类和吗啡类等)、某些化学毒物(一氧化碳、亚硝酸盐、苯胺类等)引起。水杨酸盐和氨茶碱中毒也可兴奋呼吸中枢,引起呼吸深快。各种原因(重症感染并休克、心肺复苏后、慢性肾炎并尿毒症、糖尿病酮症酸中毒、有机酸血症等)所致代谢性酸中毒时,酸性代谢产物堆积,动脉血 H^+ 浓度增高,刺激颈动脉窦和主动脉体化学感受器,或脑脊液中 H^+ 浓度增高,直接刺激呼吸中枢,使肺通气量增大,出现呼吸困难(深大呼吸)。巴比妥类、吗啡类等中枢性抑制药中毒时,可抑制呼吸中枢引起的呼吸困难。一氧化碳、亚硝酸盐和苯胺类等可与血红蛋白结合,分别形成碳氧血红蛋白和高铁血红蛋白,使之失去携氧能力,导致组织细胞缺氧,出现呼吸困难。氰化物可抑制细胞色素氧化酶的活性,影响细胞呼吸作用(细胞内窒息),导致组织缺氧,出现呼吸困难。

(四)神经精神性呼吸困难

神经性呼吸困难的主要原因是颅内压增高和(或)供血减少,刺激、损害呼吸中枢,如脑炎、脑膜炎、中毒性脑病、颅内出血、缺氧缺血性脑病等均可引起呼吸中枢过度兴奋,最终导致脑水肿、颅内压增高及脑疝引起呼吸困难,严重者出现呼吸衰竭。急性、感染性、多发性神经根炎,脊髓灰质炎、急性脊髓炎、重症肌无力危象、严重低钾血症、有机磷中毒、肉毒中毒所致末梢神经和(或)呼吸肌麻痹而引起的呼吸困难,也属神经性呼吸困难范畴(严格地说,应该是神经肌肉性呼吸困难)。精神性呼吸困难的主要原因是过度通气诱发呼吸性碱中毒(如过度换气综合征)。

(五)血源性呼吸困难

严重贫血患者,红细胞数量减少,血氧含量下降,不能满足机体组织对氧的需求,刺激呼吸中枢,代偿性引起呼吸困难。若存在贫血性心功能不全,呼吸困难更加明显。大出血或休克时,由于缺氧和血压下降,刺激呼吸中枢,呼吸加快。

三、诊断与鉴别诊断

正常小儿呼吸频率:新生儿为 40 次/分,婴幼儿为 30 次/分,儿童为 20 次/分。发现患儿存在呼吸困难时,应正确判断呼吸困难的程度,并积极寻找呼吸困难的原因,并对其进行正确分类。

(一)呼吸困难的程度

临床上,将呼吸困难程度分为轻、中、重三度。①轻度:患儿仅表现为呼吸增快或节律略有不整,哭闹或活动后可出现轻度青紫,睡眠不受影响。②中度:患儿烦躁不安,呼吸急促,可有节律不整,鼻煽,点头呼吸,明显三凹征(吸气时胸骨上窝、锁骨上窝和肋间隙凹陷),活动受限,影响睡眠,安静时口周青紫,吸氧后有所缓解。③重度:上述呼吸困难症状明显加重,患儿极度烦躁或处于抑制状态,可出现张口呼吸、端坐呼吸、呻吟喘息,且有呼吸深度和节律改变(呼吸浅表或深浅不一、呼吸暂停等),口周及四肢末梢青紫严重,吸氧不能使青紫缓解。明确呼吸困难的严重程度对临床治疗具有重要指导意义。

(二)呼吸困难的病因

临床上,明确呼吸困难的病因并正确分类(肺源性、心源性、中毒性、神经精神性和血源性呼吸困难)在疾病诊断、鉴别诊断和治疗方面具有极其重要的意义。

1.肺源性呼吸困难

肺源性呼吸困难主要由上呼吸道疾病、下呼吸道疾病、胸腔及胸廓疾病等引起。

(1)上呼吸道疾病:鼻后孔闭锁、鼻炎、鼻甲肥厚、Pierre-Robin 综合征(小下颌和舌后坠)、巨舌症、先天性喉喘鸣(喉软骨软化病)、喉蹼、喉囊肿、扁桃体炎(极度肥大)、咽后壁脓肿、会咽炎、急性喉-气管炎、声门下狭窄、气管软化、气管异物、气管外部受压(颈部、纵隔肿瘤或血管畸形)等。

(2)下呼吸道疾病:各种肺炎、湿肺、肺透明膜病、胎粪吸入综合征、支气管肺发育不良、支气管扩张、肺水肿、肺出血、肺不张、肺大疱、肺囊肿、隔离肺、肺脓肿、肺栓塞、急性呼吸困难综合征、膈疝、朗格罕组织细胞增生症、特发性肺含铁血黄素沉着症、肺泡蛋白沉积症和肺部肿瘤等。

(3)胸腔及胸廓疾病:各种病因所致胸腔积液、气胸、液气胸、纵隔气肿、胸廓畸形,或腹压增高(腹水、腹胀或腹部肿物)使膈肌运动受限等。

不同年龄小儿,其引起不同类型肺源性呼吸困难的病因有所不同。不同年龄患儿肺源性呼吸困难的常见病因见表 6-2。

表 6-2　不同年龄患儿肺源性呼吸困难的常见病因

类型	新生儿	婴幼儿	年长儿
吸气性呼吸困难	急性上呼吸道感染、先天性喉蹼、先天性喉软骨软化症、鼻后孔闭锁、声门下狭窄、Pierre-Robin 综合征	急性喉炎、喉头水肿、喉痉挛、咽后壁脓肿、支气管异物、气管炎	感染、过敏、化学刺激所致急性喉梗阻、气管异物
呼气性呼吸困难	慢性肺疾病(支气管肺发育不良)	毛细支气管炎、婴幼儿哮喘、支气管淋巴结结核	儿童哮喘病、嗜酸性粒细胞增多性肺浸润
混合性呼吸困难	肺透明膜病、胎粪吸入综合征、肺出血、肺不张、肺水肿、肺发育不全、先天性膈疝、食管气管瘘、气漏、脓胸	支气管肺炎、肺结核、脓胸、气胸、肺气肿、肺不张、肺水肿、肺大疱、纵隔气肿	肺炎、肺脓肿、脓胸、气胸、肺气肿、肺不张、肺水肿、支气管扩张、支气管异物、结缔组织病肺部浸润、胸部外伤

2.心源性呼吸困难

心源性呼吸困难是心力衰竭的常见症状,可见于各种心血管病,如先天性心脏病、风湿性心脏病、病毒性心肌炎、心肌病、心内膜弹力纤维增生症合并心力衰竭时,可出现呼吸困难;青紫性心脏病(法洛四联症、重度肺动脉狭窄,肺动脉高压、肺动静脉瘘等)缺氧发作、心律失常(阵发性室上性心动过速等)、急性或慢性心包积液时,可出现呼吸困难。此外,急性肾炎严重循环充血、严重贫血患儿并心力衰竭时,也可出现呼吸困难。

左心衰竭所致的呼吸困难较为严重,其临床特点有以下几个方面。①基础疾病存在,如风湿性心脏病等。②活动时呼吸困难出现或加重,休息时减轻或消失;卧位时明显,坐位或立位时减轻,故患儿病情较重时,往往被迫采取半坐位或端坐位(端坐呼吸)。③两肺底或全肺可闻及湿性啰音。④心影异常,肺野充血或肺水肿。⑤应用强心剂、利尿剂和血管扩张剂改善左心功能后,呼吸困难好转。

急性左心衰时,患者夜间出现阵发性呼吸困难,表现为睡眠中突感胸闷气急而清醒,惊恐不安,被迫坐起。轻者数分钟内症状逐渐减轻或消失;重者端坐呼吸,面色青紫,大汗淋漓,出现哮鸣音,咳粉红色泡沫痰,两肺底湿啰音,心率增快,可有奔马律(心源性哮喘)。

右心衰竭所致的呼吸困难较轻,主要由体循环淤血所致。其临床特点有以下几个方面。①基础疾病所致,如重症肺炎和某些先天性心脏病等。②静脉压升高表现,包括颈静脉怒张、淤血性肝脏肿大和下肢水肿等。③心率、呼吸增快,口周青紫。④应用强心剂和利尿剂后,呼吸困难好转。

临床上,呼吸困难患儿有时伴有哮喘,其病因可以是肺源性,也可以是心源性。两者的鉴别非常重要,因为其治疗方法完全不同。肺源性与心源性哮喘的鉴别见表6-3。

表6-3 肺源性和心源性哮喘的鉴别

	肺源性	心源性
病史	既往有哮喘病史、过敏病史	既往有心脏病史
发作时间	任何时候,冬、春、秋季多发	常在夜间睡眠时出现,阵发性,端坐呼吸
肺部体征	双肺哮鸣音,呼气延长,可有其他干、湿啰音	双肺底可闻及较多湿啰音
心脏体征	正常	心脏扩大,心动过速,奔马律,器质性心脏杂音
胸部X射线	肺野透亮度增加,肺气肿	肺淤血表现、心脏扩大

3.中毒性呼吸困难

严重代谢性酸中毒,巴比妥类及吗啡类等中枢性抑制药和有机磷中毒时,均可出现呼吸困难。代谢性酸中毒呼吸困难的特点是:①基础疾病(糖尿病酮症和尿毒症等)存在;②呼吸深长而规则,可伴有鼾音,即所谓酸中毒深大呼吸(Kussmaul呼吸)。中枢性抑制药引起呼吸困难的特点是:①药物中毒史;②呼吸缓慢、深度变浅,伴有呼吸节律改变,即所谓Cheyne-Stokes呼吸(潮式呼吸)或Biots呼吸(间停呼吸)。此外,一氧化碳中毒所致碳氧血红蛋白血症,亚硝酸盐、苯胺类、磺胺和非那西丁所致高铁血红蛋白血症,苦杏仁等含氰苷果仁中毒、氰化物中毒所致组织细胞缺氧(细胞内窒息症)等也可引起呼吸困难。

4.神经精神性呼吸困难

该症多见于重症颅脑疾患(脑出血、脑炎、脑膜炎、脑脓肿、脑外伤及脑肿瘤等),表现为呼吸深慢,并由呼吸节律改变,如双吸气(抽泣样呼吸)、呼吸突然停止(呼吸遏止)等中枢性呼吸衰竭症状,同时伴昏迷、反复惊厥或青紫等。少部分患儿可出现呼吸中枢过度兴奋表现,如呼吸急促、深大,严重者发生呼吸性碱中毒。肋间肌麻痹患儿除有辅助呼吸肌参与呼吸运动,出现三凹征外,尚有呼吸急促、浅表及矛盾呼吸运动,即吸气时胸廓下陷而腹部隆起,呼气时则反。呼吸肌麻痹患儿在呼吸困难的同时,常伴有肢体弛缓性瘫痪或吞咽困难(舌咽肌麻痹)。膈肌麻痹时腹式呼吸消失,X射线透视下无横膈运动。精神性(心因性)呼吸困难主要见于过度换气综合征患者,多见于女性青少年,自觉憋气、头晕、乏力、焦虑,呼吸困难突然发生,为叹息样呼吸,有时伴手足抽搐。

5.血源性呼吸困难

该症主要见于严重贫血、大出血和休克患者。患儿因红细胞数量减少,血氧含量下降,刺激呼吸中枢,反射性引起呼吸困难;若存在贫血性心功能不全,临床上呼吸困难更加明显,表现为呼吸浅和心率快同时出现。大出血和休克时,有效血容量下降,血压下降和组织缺氧,反射性刺激呼吸中枢,引起呼吸加快。

第四节　黄　疸

黄疸(jaundice)是胆色素代谢障碍,血清胆红素含量增高,使皮肤、巩膜、黏膜等组织及某些体液被染成黄色的一种临床征象。正常血清总胆红素(STB)含量在 17.1 μmol/L 以下。当 STB>17.1 μmol/L,但<34.2 μmol/L 时,为隐性黄疸或亚临床黄疸,34.2～171 μmol/L 为轻度黄疸,171～342 μmol/L为中度黄疸,>342 μmol/L为重度黄疸。黄疸是肝功能不全的一种重要的病理变化,但并非所有的黄疸都是肝功能障碍引起的,如红细胞破坏引起的溶血性黄疸、胆管阻塞引起的阻塞性黄疸。此外,新生儿存在生理性黄疸期。

一、胆红素的正常代谢

(一)胆红素的来源

人体 80 %～85 %的胆红素是血液循环中衰老的红细胞在肝、脾及骨髓的单核-吞噬细胞系统中分解和破坏的产物。红细胞破坏释放出血红蛋白,然后代谢生成游离珠蛋白和血红素,血红素经微粒体血红素氧化酶的作用,生成胆绿素,进一步被催化还原为胆红素。其余 15 %～20 %胆红素来自骨髓中无效造血的血红蛋白和含有亚铁血红素的非血红蛋白物质(如肌红蛋白、过氧化氢酶及细胞色素酶),这种胆红素称为"旁路胆红素"(shunt bilirubin)。

(二)非结合胆红素的形成

从单核-吞噬细胞系统(肝、脾、骨髓)释放出来的游离胆红素是脂溶性的、非结合性的(未与葡萄糖醛酸等结合),在血液中与清蛋白(少量与 α_1-球蛋白)结合,以胆红素-蛋白复合体的形式存在和运输。由于其结合稳定,几乎不溶于水,不能自由透过各种生物膜,故不能从肾小球滤过。胆红素定性试验呈间接阳性反应,故称这种胆红素为非结合胆红素,也称间接胆红素。该胆红素对中枢神经系统有特殊亲和力,能透过血脑屏障而引起胆红素脑病(核黄疸)。

(三)结合胆红素的形成

肝细胞对胆红素的处理包括摄取、结合、分泌三个过程。以清蛋白为载体的非结合胆红素随血流进入肝脏,到达肝细胞膜时,清蛋白即与胆红素分离,然后迅速被肝细胞摄取。被摄取的胆红素在肝细胞内和配体结合蛋白(Y 蛋白和 Z 蛋白,主要是 Y 蛋白)结合,被运送至肝细胞的光面内质网,在此胆红素与配体结合蛋白分离,在葡萄糖醛酸转移酶存在时,胆红素与尿苷二磷酸葡萄糖醛酸作用,形成双葡萄糖醛酸胆红素和单葡萄糖醛酸胆红素,即结合胆红素。这种胆红素的特点是水溶性大,能从肾脏排出,胆红素定性试验呈直接阳性反应,故称这种胆红素为结合胆红素,也称直接胆红素。结合胆红素在肝细胞质内,与胆汁酸盐一起,经胆汁分泌器,被分泌入毛细胆管,随胆汁排出。由于毛细胆管内胆红素浓度很高,故胆红素由肝细胞内分泌入毛细胆管是一个较复杂的耗能过程。

(四)胆红素的肠肝循环

结合胆红素经胆管随胆汁排入肠道,在肠道细菌作用下发生水解、还原反应,脱去葡萄糖醛酸,生成胆素原。肠道中的胆素原大部分被氧化随粪便排出,称为粪胆素。仅小部分(10%~20%)被肠黏膜重吸收,经门静脉到达肝窦,重新转变为结合胆红素,再随胆汁排入肠腔,称"胆红素的肠肝循环"。在胆红素的肠肝循环过程中,仅有极少量胆素原进入体循环,经肾脏从尿中排出。

胆红素的正常代谢过程见图 6-1。

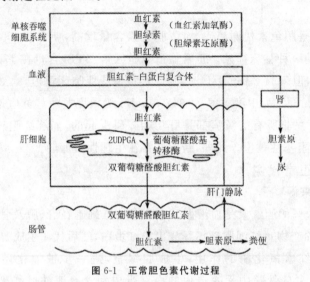

图 6-1　正常胆色素代谢过程

二、黄疸的分类和发病机制

(一)黄疸的分类

黄疸按血中升高的胆红素的类型分为高非结合胆红素性黄疸及高结合胆红素性黄疸两大类;按发病原因可分为溶血性、肝细胞性和梗阻性黄疸;按发病机制可分为胆红素产生过多性、滞留性及反流性黄疸;按病变部位可分为肝前性、肝性和肝后性黄疸。

(二)黄疸的发病机制

无论哪种分类方法,黄疸的发生归根到底都源于胆红素的某一个或几个代谢环节障碍。发生胆红素代谢障碍的原因有以下几个方面。

1.胆红素生成过多

胆红素在体内形成过多,超过肝脏处理胆红素的能力时,大量非结合胆红素在血中积聚而发生黄疸。非结合胆红素形成过多的原因包括溶血性与非溶血性两大类。临床上任何原因引起大量溶血,红细胞破坏过多,导致大量的血红蛋白释放,血中非结合胆红素增多而引起的黄疸,称为溶血性黄疸。非溶血性的胆红素形成过多则多见于无效造血而产生过多胆红素。一些贫血的患儿,骨髓红细胞系统增生,骨髓内无效性红细胞生成增多,这种红细胞多在"原位"破坏,而未能进入血循环,或是进入血循环后红细胞生存的时间很短(数小时),而使非结合胆红素增多。

2.肝细胞处理胆红素的能力下降

肝细胞对胆红素的摄取、结合或排泄障碍,使血中胆红素积聚而引起黄疸,为肝细胞性黄疸发生的原因。

3.胆红素排泄障碍

胆道梗阻,肝内结合胆红素不能排到肠道,结合胆红素逆流入血而引起黄疸,为梗阻性黄疸发生的原因。

黄疸的分类、发病机制及常见疾病见表6-4。

表6-4 黄疸的分类、发病机制及常见疾病

黄疸类型		发病机制		常见疾病
高未结合胆红素黄疸	肝前性	胆红素生成过多	溶血性	新生儿溶血性黄疸(血型不合)
				血红蛋白异常:镰状细胞贫血、珠蛋白生成障碍性贫血
				红细胞膜异常:遗传性球形细胞增多症、遗传性椭圆细胞增多症
				先天性红细胞酶异常:丙酮酸激酶缺乏、葡萄糖-6-磷酸脱氢酶缺乏
				自身免疫溶血性贫血
			非溶血性	旁路性高胆红素血症
				严重贫血
				先天性骨髓性卟啉症
	肝性	胆红素摄取障碍	Gilbert综合征(轻型)	
		胆红素结合障碍	新生儿高胆红素血症	
			肝未成熟迁延性新生儿黄疸	
			Grigler-Najjar综合征(肝葡萄糖醛酸基转移酶缺乏)	
			母乳性黄疸	
			家族性一过性黄疸(Lucey-Driscoll)	
高结合胆红素黄疸		胆红素分泌障碍	Dubin-Johnson综合征	
			Rotor综合征	
		胆汁分泌障碍——肝内胆汁淤积	先天性肝内胆管闭锁	
			肝炎(病毒性、中毒性、药物性等)	
		胆红素摄取、结合和胆汁分泌混合性障碍——肝细胞黄疸	病毒性肝炎	
			感染中毒性肝炎	
			先天性梅毒、弓形体病	
			某些先天性代谢病:半乳糖血症、酪氨酸血症等	
	肝后性	胆道阻塞性——梗阻性黄疸	先天性胆管闭锁、先天性胆总管囊肿	
			胆道结石、胆道蛔虫或分支睾吸虫	
			原发性胆汁性肝硬化	

三、各型黄疸的特点和临床常见疾病

(一)肝前性黄疸

肝前性黄疸包括溶血性高胆红素血症和非溶血性高胆红素血症。

1.溶血性黄疸

红细胞被大量破坏时,生成过量的非结合胆红素,远超过肝细胞摄取、结合和排泄的限度,使非结合胆红素潴留于血中而发生黄疸。按发病原因可分为先天性溶血性黄疸和获得性溶血性黄疸。先天性溶血性疾病主要包括:①红细胞膜缺陷,如遗传性球形红细胞增多症、椭圆形红细胞贫血;②酶的异常,如红细胞缺乏葡萄糖-6-磷酸脱氢酶和谷胱甘肽合成酶缺乏;③血红蛋白结构异常或合成缺陷,如镰状细胞性贫血和地中海贫血。获得性溶血性疾病主要包括:①血型不合所致溶血性贫血;②不同原因弥散性血管内凝血;③溶血性尿毒综合征;④阵发性夜间血红蛋白尿;⑤与感染、物理化学、毒物、药物及恶性疾病等有关的免疫性溶血。

溶血性黄疸的临床特征有以下几点。①有与溶血相关的疾病史。②皮肤、巩膜轻度黄染,呈浅柠檬色。③在急性发作时可出现溶血反应,表现为发热、寒战、呕吐、腰背酸痛,慢性溶血时症状轻微,常伴有面色苍白。④皮肤无瘙痒。⑤多有脾大。⑥骨髓增生活跃,血清铁和网织红细胞增加。⑦血清总胆红素增高,除溶血危象外,胆红素一般不超过 85 $\mu mol/L$,以非结合胆红素增高为主,占 80 % 以上。因为溶血持续时间较长,溶血性贫血引起的缺氧、红细胞破坏释放出的毒性物质等,可导致肝细胞损伤、肝功能减退,可能会有小量结合胆红素反流入血。⑧尿中尿胆原增加而无胆红素,急性发作时有血红蛋白尿,呈酱油色,慢性溶血时尿内含铁血黄素增加。⑨24 小时粪中粪胆原排出量增加。⑩在遗传性球形红细胞增多时,红细胞渗透脆性增加,地中海贫血时渗透脆性降低。

2.非溶血性高胆红素血症

骨髓内未成熟红细胞破坏过多,引起的旁路性高胆红素血症,此时循环中红细胞无溶血现象,见于严重贫血、先天性骨髓性卟啉症等。

(二)肝性黄疸

肝性黄疸由各种原因引起的肝脏对胆红素摄取、结合或排泌障碍所致。

1.肝细胞对胆红素摄取障碍

肝细胞摄取胆红素能力不足,可能是因为胆红素与清蛋白不易分离、胆红素不易透过肝细胞膜或 Y、Z 蛋白异常。其代谢特点是血中非结合胆红素增高,血清胆红素定性试验呈间接阳性反应,尿内无胆红素,粪和尿排出的尿(粪)胆原偏低,无溶血征象,转氨酶正常。可见于下列原因。①肝细胞受损害(如病毒性肝炎或药物中毒),使肝细胞摄取非结合胆红素的功能降低;②新生儿肝脏的发育尚未完善,肝细胞内载体蛋白少,因而肝细胞摄取胆红素的能力不足;③Gilbert综合征。该病是一种先天性、非溶血性非结合胆红素增高症,可能是肝细胞窦侧微绒毛对胆红素的摄取障碍所致,多发生于年长儿,亦可于婴儿或儿童期发病,除有长期间歇性黄疸外,常无明显症状。应用苯巴比妥能使血清胆红素降至正常水平。重型病例除肝脏对非结合胆红素的清除能力降低外,还常发现肝组织内 UDP-葡萄糖醛酸基转移酶活性降低。

2.肝细胞对胆红素结合障碍

胆红素被肝细胞摄取后,在滑面内质网由葡萄糖醛酸转移酶催化,与葡萄糖醛酸结合,如

果此酶缺乏或活力不足,会影响结合胆红素的形成。其代谢特点是血清非结合胆红素增高,呈间接阳性反应,尿内无胆红素,尿(粪)胆素原从粪和尿排出明显减少,多无贫血,转氨酶正常,可见于下列原因。①肝细胞受损害(如病毒性肝炎或药物中毒),使肝内葡萄糖醛酸生成减少或 UDP-葡萄糖醛酸基转移酶受抑制。②新生儿肝内 UDP-葡萄糖醛酸基转移酶的生成不足(在出生后 10 个月左右才趋于完善)。③母乳性黄疸。可能与母乳内含有对 UDP-葡萄糖醛酸基转移酶有抑制作用的物质有关,也有学者认为与母乳内 β-葡萄糖醛酸苷酶进入患儿肠内,使肠道内非结合胆红素生成增加有关,或是母乳喂养患儿肠道内使胆红素转变为尿、粪胆原的细菌过少所造成,其特点是非溶血性非结合胆红素升高,常与生理性黄疸重叠且持续不退。婴儿一般状态良好,停母乳喂养 3~5 天,黄疸明显减轻或消退有助于诊断。④Luce-Driscoll 综合征,又名暂时性家族性高胆红素血症,其发病机制与患儿母亲在妊娠末三个月血浆中出现抑制葡萄糖醛酸转移酶的物质有关,出生后即发生黄疸,血中胆红素可在 340~850 μmoL/L(20~50 mg/dL),易发生胆红素脑病(核黄疸),如不及时治疗可危及生命。⑤Crigler-Najjar 综合征。这是一种伴有胆红素脑病(核黄疸)的先天性非溶血性、家族性黄疸,分为Ⅰ型和Ⅱ型。Ⅰ型为重型,属常染色体隐性遗传,由葡萄糖醛酸转移酶完全缺如所致,一般在出生后第 3~4 天出现黄疸,血浆中非结合胆红素浓度很高,大于340 μmol/L(20 mg/dL),严重时可为425~765 μmol/L(25~45 mg/dL),常规肝功能试验及肝组织学检查无明显异常,预后不良,绝大多数患儿在出生后 18 个月内并发胆红素脑病(核黄疸),苯巴比妥治疗无效,光照疗法或可暂时降低血浆中非结合胆红素浓度;Ⅱ型为中型,又称 Arias 综合征,为常染色体显性遗传,系肝脏葡萄糖醛酸转移酶部分缺乏或活力低下所致,血浆中非结合胆红素浓度小于340 μmol/L(20 mg/dL),黄疸多于生后不久出现,但有时直到儿童期或青春期才出现,胆红素脑病(核黄疸)罕见,苯巴比妥能降低血清中胆红素浓度,预后较好。

3.肝细胞对胆红素排泌障碍

肝细胞内的结合胆红素与胆固醇、胆汁酸盐、卵磷脂、水及电解质组成胆汁,通过高尔基复合体和微绒毛分泌到毛细胆管。先天性或获得性原因导致肝细胞胆汁排泄障碍,结合胆红素排入毛细胆管受阻。"单纯的"或选择性胆红素分泌障碍极少见。其胆色素代谢特点是:血清内结合胆红素明显升高,呈直接阳性反应,尿中胆红素阳性,粪和尿内尿(粪)胆原减少,大多数患儿伴有血清碱性磷酸酶升高和肝功能损害。常见疾病有以下几种。

(1)Dubin-Johnson 综合征,又称慢性特发性黄疸,为遗传性结合胆红素增高Ⅰ型,属常染色体隐性遗传病,常有家族史,青年期发病居多,也可于儿童期发病。肝细胞对酚四溴酞钠(BSP)的排泄正常或中度潴留,90 分钟后再次出现高峰,可能是由于肝细胞对胆红素和有机阴离子排泌有先天性缺陷,胆红素不能定向地向毛细胆管分泌而反流入血窦,使血清内结合胆红素增多,表现为间歇性黄疸,可转为良性过程,临床少见。

(2)Rotor 综合征,遗传性结合胆红素增高Ⅱ型,亦属常染色体隐性遗传,与 Dubin-Johnson 综合征相似,但肝脏外观不呈现黑褐色,肝细胞内无特异色素颗粒沉着,口服胆囊造影显影,肝细胞对 BSP 排泄障碍,90 分钟后无再次升高,可能是肝细胞储存胆红素的能力降低所致,临床罕见。

(3)α_1 抗胰蛋白酶缺乏性肝病,是遗传性 α_1 抗胰蛋白酶缺乏引起的代谢性肝脏疾病,为常染色体隐性遗传,新生儿期即发生胆汁淤积性黄疸。

(4)家族性肝内胆汁淤积性黄疸。新生儿期即可起病,多于儿童期或青年期发病,反复性黄疸,伴有皮肤瘙痒、肝脾大、脂肪泻、发育不良、佝偻病等,血清总胆红素增高,以结合胆红素增高为主,血清碱性磷酸酶增高,胆固醇正常。

(5)病毒性肝炎或药物(如异烟肼、氯丙嗪、睾酮)等导致肝细胞排泌胆汁障碍,引起后天性肝内胆汁淤积,可能与自身免疫、滑面内质网功能受损、毛细胆管内胆汁受到抑制有关。

4.肝细胞对胆红素的摄取、结合和胆汁分泌混合性障碍

胆色素代谢的任一环节发生障碍都有可能引起黄疸,但在疾病过程中,黄疸的发生往往不是某单一环节障碍的结果,常涉及多个环节。

(1)肝细胞性黄疸。一旦肝细胞受损害,不仅可影响肝细胞对非结合胆红素的摄取、结合胆红素的形成,甚至可影响肝胆汁的分泌。其胆色素代谢变化也比较复杂:一方面,肝细胞对非结合胆红素摄取障碍和结合胆红素生成减少,血清非结合胆红素增多;另一方面,肝细胞分泌胆汁功能受损,肝胆汁分泌障碍,肝内胆汁淤积,或肝内小胆管炎,引起机械性阻塞,而使胆汁从肝细胞反流入血,而且分泌到毛细胆管的胆汁亦可通过变性坏死的肝细胞或肝细胞之间的间隙反流入血,而使血清结合胆红素增多。因此,胆红素定性试验可呈双相阳性反应,尿内胆红素阳性,由于排入肠道的胆汁减少,粪胆原和尿胆原多减少。肝细胞损伤原因包括:病毒性肝炎、感染所致肝脏损害(先天性梅毒、弓形虫病、巨细胞病毒、风疹病毒及某些细菌感染等)、中毒所致肝脏损害(包括物理、化学、生物因素等)、某些先天性代谢病(半乳糖血症、酪氨酸血症、肝豆状核变性)等。

(2)新生儿生理性黄疸。此种黄疸与以下原因有关:出生后,血液内原来过多的红细胞被破坏,非结合胆红素生成过多;肝细胞内载体蛋白Y蛋白少,肝细胞摄取非结合胆红素的能力不足;肝细胞内胆红素葡萄糖醛酸基转移酶生成不足,结合胆红素生成少;肝细胞胆汁分泌器发育不完善,对肝胆汁分泌的潜力不大;肠肝循环增加。此种黄疸以血清非结合胆红素增多为主,如无先天性胆红素代谢缺陷,可以逐渐消退。

(3)药物性黄疸。药物可干扰胆红素代谢,也可发生免疫性肝损害,通过停药、休息和保肝治疗后,一般很快可以痊愈。

(三)肝后性黄疸

胆汁由胆管排入肠道受阻,导致阻塞上部的胆管内大量的胆汁淤积,胆管扩张,压力升高,胆汁通过破裂的小胆管和毛细胆管流入组织间隙和血窦,引起血内胆红素增多(胆汁酸盐也进入血循环),产生黄疸。常见于结石、寄生虫、胆管炎症、肿瘤或先天畸形等,使胆道狭窄或阻塞。其胆色素代谢特点是血清结合胆红素明显增多,尿内胆红素阳性,尿胆原和粪胆原减少,如胆道完全阻塞,尿(粪)胆原可以没有,但是阻塞上部胆道有感染,结合胆红素可被细菌还原为尿(粪)胆原,吸收入血由肾脏排出。此外,胆汁排泄不畅,长期淤积,可导致肝功能损伤,影响非结合胆红素在肝脏的代谢。

四、诊断

必须明确有无黄疸,然后根据病史、体征、实验室检查对黄疸病因做进一步分析。

（一）病史

黄疸发病缓急、发病年龄,是持续黄疸还是呈间歇性,是否进行性加重,有无皮肤瘙痒,是否伴随畏寒、发热,有无恶心、呕吐、食欲缺乏、腹痛、腹胀等消化道症状,有无尿及粪便颜色的改变,有无肝炎接触史、输血史、用药史、毒物接触史,既往有无类似发作史,是否有家族遗传病史。

（二）体征

皮肤黄疸的程度,口唇和睑结膜的颜色,是苍黄还是暗黄,有无抓痕,有无瘀斑、瘀点、肝掌、蜘蛛痣等,腹部有无压痛、反跳痛、腹肌紧张,有无肝脾大,有无水肿、腹水,有无意识状态及肌张力改变,有无淋巴结肿大。

（三）实验室检查

1.肝功能试验

肝功能试验是最重要的实验室检查。①胆红素测定可帮助明确是否黄疸,区分非结合胆红素增高性黄疸与结合胆红素增高性黄疸;尿胆红素、尿胆原、粪中尿胆原测定有助于鉴别溶血性黄疸、肝细胞性黄疸及梗阻性黄疸。②在血清酶学方面,肝细胞坏死时主要是转氨酶升高,胆汁淤积时以碱性磷酸酶、5-核酸磷酸酶、亮氨酸氨基肽酶升高为主,转氨酶升高大于正常值4～5倍,伴轻度碱性磷酸酶升高,提示弥漫性肝细胞病变如病毒性肝炎,而碱性磷酸酶升高大于正常值3～5倍,则提示存在胆汁淤积。

2.血液检查

（1）全血细胞计数、网织红细胞计数、外周血涂片、红细胞渗透脆性实验、溶血实验协助诊断溶血性黄疸。

（2）血脂测定反映肝细胞的脂质代谢功能及胆系排泄功能。胆汁淤积时胆固醇和甘油三酯均可增高;肝细胞损伤严重时,胆固醇水平可降低。

（3）血浆凝血酶原时间测定。胆汁淤积性黄疸时,肌内注射维生素K可使延长的凝血酶原时间恢复或接近正常。严重肝病时凝血酶原合成障碍,凝血酶原时间延长,即使注射维生素K亦不能纠正。

（4）肝炎标志物及甲胎蛋白（AFP）检测有助于病毒性肝炎及肝癌诊断。

（四）辅助检查

1.腹部超声检查

该检查安全方便,可重复进行,故可作为黄疸鉴别诊断的首选方法。肝门及肝门以下梗阻时,肝内胆管普遍扩张,非梗阻性肝内胆汁淤积时则无胆管扩张。超声波对辨别肝内及肝门附近局灶性病变性质具有肯定的诊断价值,有利于判断胆结石、胆总管癌、胰头癌和肝癌。

2.电子计算机体层扫描（CT）

高密度的分辨率及层面扫描使其以图像清晰、解剖关系明确的特点成为肝、胆、胰等腹部疾病的主要检查方法,对了解有无胆管扩张及占位性病变有较重要的参考价值。

3.磁共振成像（MRI）

因其具有较高的软组织分辨率并能多方位、多序列成像,故常常能更清楚地显示病变的部位和性质。磁共振胰胆管造影（MRCP）能更好地显示胰胆管直径、走向及有无梗阻等,因此对梗阻性黄疸更具有诊断价值,甚至可替代有创性经十二指肠镜逆行胰胆管造影（ERCP）检查。

4.ERCP和经皮肝穿刺胆管造影(PTC)

两者都可显示胆管梗阻部位、梗阻程度及病变性质,但ERCP较PTC创伤性小,当无胆管扩张时,ERCP显示胆管的成功率高,并能了解胰腺病变对胆管的影响。PTC更适用于高位胆管梗阻的诊断。

5.内镜和上消化道钡餐检查

发现食管胃底静脉曲张有助于诊断肝硬化及其他原因所致的门脉高压。低张十二指肠造影可通过观察十二指肠形态了解十二指肠和胆囊、胆总管及胰腺的关系,有助于辨别胆总管下端、胰头和壶腹癌。超声内镜有助于发现由十二指肠乳头癌、胆管癌或胰腺癌所致黄疸,经超声内镜细针穿刺进行胰腺活体组织学检查更有助于确定胰腺疾病性质。

6.放射性核素检查

静脉注射放射性核素或其标记物,利用肝摄取并可经胆汁排泄的原理,进行示踪图像分析,利用组织间放射性核素浓度差异提示病变部位,甚至包括功能代谢方面的变化,从而提高对肝内占位性病变的诊断准确率。

7.肝穿刺活体组织学检查

常用于慢性持续性黄疸的鉴别,尤其对遗传性非溶血性黄疸的鉴别更有价值。对有肝内胆管扩张者不宜进行,以免并发胆汁性腹膜炎。

8.腹腔镜和剖腹探查

腹腔镜很少用于黄疸的鉴别诊断,仅对诊断困难的病例才考虑应用,但应十分谨慎。腹腔镜直视下进行肝穿刺较安全,比盲目穿刺更具诊断价值。如经多项认真检查仍不能明确诊断,而且疑有恶性病变,也可考虑剖腹探查,以免延误治疗时机。

五、鉴别诊断

黄疸仅是一种临床表现,其涉及的疾病较多,而且某些疾病可同时兼有不同的机制,这就需要结合病史、临床症状、体征及实验室检查等进行综合分析,找出引起黄疸的原因。确定皮肤黄染为黄疸后,分析属于溶血性黄疸、肝细胞性黄疸、梗阻性黄疸中的哪种。如为溶血性黄疸,进一步判断是血管内溶血还是血管外溶血;如为肝细胞性黄疸,进一步判断是先天性还是获得性;如为梗阻性黄疸,需进一步判断引起梗阻的疾病性质。溶血性黄疸、肝细胞性黄疸及梗阻性黄疸的鉴别见表6-5。

表6-5　溶血性黄疸、肝细胞性黄疸及梗阻性黄疸的鉴别

	溶血性黄疸	肝细胞性黄疸	梗阻性黄疸
病史特点	多有引起溶血因素、家族史、类似发作史	肝炎接触史、输血史、肝损药物应用史	反复发作或进行性加重
皮肤瘙痒	无	肝内胆汁淤积患儿可出现	常有
消化道症状	无	明显	轻重不一
腹痛	急性大量溶血时有	可有肝区隐痛	较多明显
肝脏	可稍大,软,无压痛	肝大,急性肝炎时质软,明显压痛;慢性时质硬,压痛不明显	多不肿大,可有压痛
脾脏	肿大	多有肿大	多不肿大

	溶血性黄疸	肝细胞性黄疸	梗阻性黄疸
血常规检查	贫血、网织红细胞增多	可有贫血、白细胞下降、血小板减少	白细胞增加
总胆红素	增加	增加或明显增加	增加或明显增加
非结合胆红素	增加	增加	增加
结合胆红素	正常,后期可增加	增加	明显增加
结合胆红素/总胆红素	<15 %	>30 %	>50 %
尿中胆红素	阴性	阳性或阴性	强阳性
尿中胆素原	增多	不定	减少或无
粪中胆素原	增多	多无改变	减少或消失
谷丙转氨酶	正常	明显增加	正常或轻度增加
碱性磷酸酶	正常	正常或轻度增高	明显增高
γ-谷氨酸转肽酶	正常	可增高	明显增高
凝血酶原时间	正常	延长,不易被维生素K纠正	延长,能被维生素K纠正
胆固醇	正常	轻度增加或降低	明显增加
絮状试验	正常	阳性	多为阴性
血浆蛋白	正常	清蛋白降低,球蛋白增加	正常
特殊检查	骨髓象、溶血试验	肝组织活检	B超、CT、ERCP

第七章 儿科常用诊断方法

第一节 小儿病史采集

病史采集既能反映医师的医疗作风,也能反映医师的医疗水平。医务人员要以极端负责的精神和实事求是的态度进行病史采集。

一、询问方法

小儿往往不能自述病史,常需由家长代述。他们所述的资料是否可靠,与他们的观察能力、接触小儿的密切程度及受教育程度有关,对此应予注意,并在记录中说明。问病历时应注意态度和蔼,语言温和,医生要充分体谅家长由子女患病引起的焦急心情,并且应给予必要的安慰。一般尽量先让家长详细叙述病情经过,医生耐心听取,不轻易打断,再根据需要加以必要的引导,但切忌以暗示的语气引导家长提供自己所希望的材料,这样会导致错误的结论。年龄较大的患儿如能陈述病情,可让其直接补充叙述一些有关病情的细节,但应注意其记忆及表达的准确性。同时,也要注意有些患儿因惧怕打针、不愿住院而不肯实说病情,还有些患儿因不肯上学、不愿去幼儿园而谎说症状(如发热、腹痛、头晕等),刚会说话的小儿往往把不痛说成痛,对这些均需加以分析判断。

此外,当病情危急时,可先重点询问现病史,最好边体检边询问,以便及时进行抢救。待病情稳定后再详细询问全面病史,切不可为了完成病历而延误治疗。

二、询问内容

(一)一般项目

一般项目包括姓名、性别、年龄、民族、入院日期、病历陈述者及其可靠性、家长姓名及职业、年龄、住址(包括电话号码)等项。其中年龄一项,患儿愈小愈应询问确切。新生儿要求记录到天数;婴儿要求记录到月数;较大儿童记录到几岁几个月。

(二)主诉

主诉即来院诊治的主要原因(症状)及其经过时间。如"发热 3 天""咳嗽 5 天"等。

(三)现病史

现病史为病历的主要部分。应确切地描述各症状的发生、发展情况,轻重程度,以及起病后全身情况的改变、诊断及治疗经过,等等。应注意以下特点。

(1)对于年幼的患儿,起病时间往往不易弄清,尤其是起病缓慢、症状不明显者,如低热、苍白、黄疸、轻微疼痛、腹内肿物等。上述表现不易被及时发现,故家长陈述的起病时间可能和实际情况出入很大,医生需加以注意。

(2)由于婴幼儿不会诉说自觉症状,因此医生需通过询问家长患儿有无特殊行为或动作,间接提示患儿的症状。例如,要了解有无头痛,可问"是否用手打头或摇头";要了解有无剧烈腹痛,可问"有无喜俯卧位、阵发性屈腿、哭闹、打滚"等表现。

(3)一个系统的疾病常表现为几个系统的症状,询问时要善于分清主次,把主要症状问清,也要把伴随症状问全。一般根据主诉先问清一个系统的症状,再问其他有关系统的症状。例如,呼吸道感染,常先后出现发热、流涕、咳嗽、呼吸困难等呼吸系统症状,同时也常出现呕吐、腹泻等消化系统症状,重症病例还可出现神经系统症状。对主要症状要仔细询问,如症状的特征、变化规律、有无伴随表现等。因此,询问内容既要有重点,又要全面。具有鉴别诊断意义的阴性资料也要询问和记录。

(4)小儿各系统疾病都能影响全身情况(食欲、睡眠、精神状况、体重、体力活动等),而全身情况的改变常能反映病情的轻重。因此,对任何疾病都应详细询问并记录这些情况。

(5)小儿常同时患有几种疾病且互相影响,需同时或先后加以治疗。例如,患肺炎的婴幼儿可同时伴有营养缺乏症(如佝偻病、营养不良、营养性贫血等),而这些慢性疾病常被家长忽视,因此在询问病史时应予注意。

(6)与现病有密切关系的疾病或诱因应注意询问。例如,血小板减少性紫癜患儿在发病前1~3周如有病毒性感染史,则有助于急性原发性血小板减少性紫癜的诊断。又如,癫痫患儿过去若有颅脑损伤、脑炎或脑膜炎等病史,则有助于病因诊断。

(7)小儿易患传染病,应问清近期传染病接触史,必要时进行隔离观察,这样有助于及时诊断处于潜伏期和发病早期的急性传染病患儿,以便早期做好隔离,避免交叉感染。

(四)个人史

个人史主要包括出生史、喂养史、生长发育史、预防接种史等项。询问时根据不同年龄及不同疾病各有侧重。

1.出生史

出生史包括胎次、产次、是否足月顺产、出生体重、生后情况(如有无窒息、青紫、阿氏评分)等。这些内容可记录在新生儿现病史中。必要时应详细询问母亲妊娠、分娩时的情况。

2.喂养史

婴幼儿及有营养缺乏症或消化系统疾病者,应详细询问喂养史,包括喂奶的种类和方法,何时添加何种辅食,何时断奶及断奶后食物种类。年长儿则应了解有无偏食、贪吃、吃零食等不良习惯。

3.生长发育史

了解患儿以往生长发育情况,重点询问有关体格及精神神经发育的几项重要指标,如何时开始抬头、独坐、站立、行走、说简单话等,了解目前体格生长指标,如体重、身长(高)增长情况、头围等。对学龄儿童还应了解其学习情况,对智能落后者更应详细询问。

4.预防接种史

应询问何时接种过何种疫苗及具体次数、接种效果。视患儿的年龄大小将应该接种的疫苗逐项询问。

(五)既往史

既往史应重点询问以下内容。

(1)了解出生后到现在主要患过何种疾病,特别是与现患疾病有密切关系的疾病。如现病主诉为过敏性疾病,应问过去有无类似发作史;现病有高热、惊厥症状,应问清过去有无高热惊厥史等。

(2)急性传染病史。应问清何时患过何种传染病,并按顺序记录其患病经过和并发症。有些传染病可获长期免疫,这对现病的诊断很有帮助。例如,过去曾患过麻疹,现虽有发热、出疹等症状,一般不必再考虑麻疹的诊断。

(3)药物过敏史。问清何时对何种药物过敏及具体表现,以便决定药物的选择,避免过敏的再次发生。

(六)家族史

询问家庭成员的年龄及健康情况。如某成员已死亡,应记录当时年龄及死亡原因。询问父母是否近亲结婚,有无家族性或遗传性疾病的历史,同时应询问有无同患儿类似的病史。

(七)社会史

包括父母的职业、经济情况、居住环境和条件等。

第二节 小儿体格检查

一、一般注意事项

(1)尽量取得患儿合作,与患儿建立良好的关系。要善于接近患儿,尤其对婴幼儿在开始检查前应先与其交谈几句,或用玩具、听诊器等哄逗片刻,以"真听话、真乖"等话语表扬、鼓励患儿,解除其恐惧心理及紧张情绪,使之勇于接受检查。

(2)检查时的患儿体位不应统一要求,可根据年龄大小而不同。婴幼儿可让家长抱着检查,有些怕陌生人的孩子在看不见医生时尚安静,可让家长直抱小儿伏在肩上,医生从其背后进行检查。

(3)检查室要光线充足,室温适宜,冬天要有保暖设备,以便检查时尽量暴露检查部位,避免漏检重要体征。检查中应尽量减少不良刺激,手和用具要温暖,手法要轻柔,动作要快。

(4)应注意隔离保护。检查前应洗手,对于早产儿及免疫力低下的患儿还要戴口罩。室温较低时仅暴露正在检查的部位,且不宜过久,随时注意穿衣、盖被,以免使小儿着凉。在体格检查时,对婴幼儿尚需注意预防意外,务必于离开小儿前拉好床栏,以防小儿坠地。检查用具(如压舌板、叩诊锤等)应随手拿走,以免伤及小儿。

(5)检查顺序。应视小儿病情、当时情绪及配合情况灵活掌握。原则上是将容易受哭闹影响的项目趁小儿安静时最先检查,如数呼吸、脉搏、心脏听诊、腹部触诊等,而皮肤、淋巴结、骨骼等项无论小儿哭闹与否,均能检查。对小儿刺激较大的项目,如口腔、咽部、眼部检查应放在最后进行。

二、各项检查方法
(一)一般外表

与小儿刚一见面,即应开始观察,尤其是当小儿尚未注意时(如与家长谈话或洗手时)观察所见更为可靠。望诊的内容包括营养发育情况、体位、精神状态(灵活、呆滞、安静、烦躁、清醒、嗜睡、昏迷等)、呼吸(呼吸类型、速度、节律、深浅)、哭声强弱、有无发绀、有无脱水或水肿、反应情况等。根据这些可大致判断小儿精神状况、病情轻重等,对诊断很有帮助。

(二)一般测量

包括体温、呼吸、脉搏、血压、体重、身长、头围、胸围、腹围等项,可根据年龄、病情选测必要的项目。

1.体温

常用的方法有以下几种。①口表:仅适用于能配合的年长儿童。②腋表:试法简单,易为小儿接受;试表时间不应少于5分钟,较胖婴儿也可于腹股沟处试表。③肛表:较准确,且需时较短,但对小儿有一定刺激,并需注意清洁消毒问题。正常小儿的体温腋表为36～37 ℃,肛表为36.5～37.5 ℃。体温差别除与试表方法有关外,还与小儿的年龄、活动量、饮食水、穿衣多少及外界温度等有关。年龄愈小体温愈高。一日内的体温波动在年龄较大者身上较为明显,1个月时1日内体温波动约0.25 ℃,6个月时约0.5 ℃,3岁后约1 ℃。

2.呼吸、脉搏(表7-1)

因活动、哭闹、兴奋时均可影响结果,故应在小儿安静时测量。小儿年龄愈小,呼吸、脉搏愈快。检查脉搏时应注意脉搏次数、节律、血管充盈度和紧张度。

表7-1　各年龄小儿呼吸、脉搏次数(每分钟)

年龄	呼吸	脉搏	呼吸：脉搏
新生儿	40～45	120～140	1：3
1岁以下	30～40	110～130	1：(3～4)
2～3岁	25～30	100～120	1：(3～4)
4～7岁	20～25	80～100	1：4
8～14岁	18～20	70～90	1：4

3.血压

不同年龄小儿因上臂长度不同,所用血压计袖带宽度不一样,袖带宽度应为上臂长度的2/3。袖带过宽时测得值较实际低,过窄时则较实际高。一般而言,小儿年龄愈小则血压愈低。不同年龄小儿血压的正常值可用如下公式大致推算:

$$收缩压(mmHg)＝80＋(年龄×2)$$

$$舒张压＝收缩压×2/3$$

(注:血压的法定单位以kPa值表示。mmHg与kPa的换算公式为:1 mmHg＝0.133 322 kPa。)

小婴儿和新生儿可用监听式超声波多普勒(Doppler)诊断仪测量。无条件时可用较简易的潮红法测量。方法是使小儿仰卧,将血压计袖带松绑在手腕上部,紧握袖带远端的手(手掌和手背)使之发白,迅速打气到10.67 kPa(80 mmHg)以上,移去局部握压。徐徐放气,当受压处皮肤由白转红时,血压计上的读数即为收缩压的近似值(介于听诊法测得的收缩压与舒张压之间)。对患有先天性心脏病的小儿,应注意测量四肢的血压。测下肢血压时,将袖带绑在踝上部,方法同上。

（三）皮肤及皮下组织

望诊应尽可能在明亮的自然光线下进行。注意观察皮肤颜色（苍白、红润、青紫、黄疸等）、色素沉着、脱屑、皮疹、瘀点或出血点、发绀、瘢痕、干燥、角化、温度、弹性、皮下脂肪、毛发等。

（四）淋巴结检查

头颈部、枕部、耳后、腋窝、腹股沟等处浅层淋巴结的数量、大小、硬度、红热、压痛、活动性及其与周围组织的关系。正常小儿在颈部、腋窝、腹股沟等处可摸到单个、质软的淋巴结，不超过黄豆大小，可移动、无粘连、无压痛。

（五）头部

1.头颅及面部

应观察头颅有无畸形。小婴儿应触摸颅骨有无缺损和软化。婴幼儿注意检查前囟门是否关闭，并测量其大小（量对边中点间的距离），注意其紧张度，是否膨隆或凹陷。此外，应视不同年龄和病情注意有无肿块。

2.眼、耳、鼻

注意眼睑有无肿胀，眼球有无突出、震颤及斜视，结膜有无充血、分泌物、干燥斑（见于维生素A缺乏症）、泡性结膜炎（见于结核病）及角膜混浊或溃疡等。检查瞳孔大小、形状及对光反应。耳部应检查外耳道有无分泌物（性质、颜色、气味），注意乳突是否有压痛，提拉耳郭是否引起啼哭，必要时应用耳镜检查鼓膜。鼻部检查注意有无鼻煽、分泌物性质、鼻黏膜情况等。

3.口腔

由外向内检查。观察唇色是否苍白、发绀，口角有无疱疹、糜烂，颊黏膜有无充血、溃疡、黏膜斑、鹅口疮等，牙的数目及有无龋齿，牙龈有无感染。小儿鼻阻时常张口呼吸，致使唇舌干燥，应与脱水相鉴别。哺乳儿可有乳白苔，糖果、药物可使舌苔染色，必须与病苔鉴别。最后检查咽部。检查者用一只手将小儿头部固定，使之面对光线，同时由家长或助手固定小儿双手，另一手持压舌板压到舌根部使小儿反射性地张嘴，利用此短暂时间观察咽部，注意有无充血、溃疡，同时注意扁桃体大小，有无充血、伪膜、渗出物等。

（六）颈部

注意是否强直，有无淋巴结或甲状腺肿大，颈静脉充盈及搏动情况，甲状腺及气管位置。

（七）胸部

1.胸廓

注意有无鸡胸、肋骨串珠、郝氏沟（Harrison groove）、肋缘外翻等佝偻病表现。注意左右胸廓是否对称，有无心前区膨隆（提示心脏长期扩大）或肋间隙饱满、凹陷、增宽、变窄及其他畸形（如漏斗胸、桶状胸等）。

2.肺

望诊包括呼吸频率、节律、深度的改变，以及有无呼吸困难的表现。触诊主要检查触觉语颤是否正常，可让小儿说话或在小儿啼哭时进行触诊。叩诊时要注意以下两点：①用力要轻，一般常用直接叩诊法，即用一两根手指直接叩打胸壁；②叩诊声音较成人"清"，判断结果时需对比两侧相应部位（注意体位要对称）。听诊要注意以下特点：①婴幼儿因胸壁较薄，呼吸音较成人响，且呼气音能明显听到，很像成人的支气管肺泡呼吸音，不要误认为异常；②小儿啼哭可影响听诊,可趁哭后深吸气时注意听诊。

3.心脏

望诊:①心前区是否膨隆;②心尖冲动的强弱、部位及范围(一般为2～3 cm),肥胖婴幼儿不易看到。

触诊:①心尖冲动的位置,婴幼儿大都在第4、5肋间乳线内,少数及新生儿可在乳线外;②有无震颤及其发生的时间(收缩期、舒张期或连续性)和部位(尤应注意触摸胸骨左缘,因先天性心脏病的震颤多于此部位触到)。

叩诊的目的是叩心界大小(表7-2)。叩诊时应注意以下几点。①用力要轻,可用一个手指直接叩诊。如用力过重,则声音变化不易听清,所测心界往往比实际小。②小儿一般只叩左右界。叩心左界时应在心尖冲动点水平自左向右叩,听到轻度浊音改变即为左界,以左乳线为标准记录在外或内几厘米或乳线上;叩右界时应在肝浊音界上一肋间的水平自右向左叩,有浊音改变时即为右界。③在判断检查结果的意义时需结合年龄特点。

表 7-2　小儿各年龄的心界

年龄	左界	右界
1 岁以内	左乳线 1～2 cm	沿右胸骨旁线 *
2～5 岁	左乳线外 1 cm	右胸骨旁线与右胸骨线之间
5～12 岁	左乳线上或乳线内 0.5～1 cm	右胸骨线

注:* 胸骨旁线即胸骨线与乳线之间的中线。

心脏听诊应注意以下特点:①宜趁小儿安静时听诊;②特别注意在胸骨左缘听诊,因先天性心脏病的杂音多在此区最明显;③小儿胸壁较薄,故心音较成人响。小婴儿心尖部第一音和第二音的响度几乎相等。除此年龄外,心尖部第一音均比第二音响。心底部第二音总是比第一音响。小儿年龄阶段肺动脉瓣区第二音(P_2)常比主动脉瓣区第二音(A_2)响。学龄前期及学龄期小儿常于肺动脉瓣区或心尖部听到功能性收缩期杂音,也可有窦性心律不齐。

(八)腹部

1.检查项目

除一般内科学要求的项目外,新生儿还应检查脐部,观察有无出血、炎症、渗出物或脐疝等。

2.检查方法

(1)小儿哭闹时影响腹部触诊,故触诊应在小儿安静或在婴儿哺乳时进行。实在不能制止哭闹时,可趁吸气时的短暂时间进行触诊。

(2)检查者的手应温暖,手法轻柔,以避免刺激引起的哭闹。

(3)检查有无压痛时主要看小儿表情反应。

3.判断结果时应注意年龄特点

(1)新生儿因腹壁薄,正常时亦可有肠型及肠蠕动波。

(2)婴儿期仰卧时腹部可高于胸部。

(3)正常婴幼儿的肝可在肋缘下 1～2 cm 触及,柔软而无压痛。6～7 岁后不应摸到。在婴儿期偶可摸到脾边缘。

(九)脊柱及四肢

注意有无畸形、各关节有无红肿、运动受限及躯干四肢比例失调等。

(十)肛门及外生殖器

注意有无畸形(如先天性肛门闭锁、尿道下裂、假两性畸形等)、女孩阴道有无分泌物、畸形,男孩有无隐睾、鞘膜积液、包皮过紧,腹股沟有无疝,等等。

(十一)神经系统

根据年龄、病种选做必要的检查。

1.一般情况

观察小儿的神志、精神状况、面部表情、动作、语言、发育,有无异常行为等。

2.脑膜刺激征

脑膜刺激征包括颈强直(或颈抵抗)、克氏(Kernig)征及布氏(Brudzinski)征。对于婴幼儿不易一次检查准确,有时需反复多次检查才能肯定阳性结果。正常小婴儿由于生理性屈肌紧张,克氏征可阳性,布氏征在头几个月也可阳性,应结合其他检查确定诊断。

3.神经反射

除根据病情选做一般内科要求的项目外,对于新生儿及小婴儿有时需检查该年龄时期一些特有的神经反射,如吸吮反射、握持反射、拥抱反射等。小婴儿的提睾反射、腹壁反射均较弱或引不出,而面神经征可为阳性;在生后数周内跟腱反射也可亢进,可有短时间的踝阵挛;2岁以下小儿巴氏(Babinski)征可为阳性。因此,在解释检查结果的意义时应注意年龄特点。在进行上述检查时,应注意两侧对称进行。

第三节　儿科 X 射线诊断技术

一、概述

X 射线成像分为传统 X 射线检查技术和数字 X 射线成像技术。

(一)传统 X 射线检查技术

传统 X 射线检查技术是 1895 年德国科学家伦琴发现了 X 射线之后应用于临床的,现在仍是临床诊断简单、实用的检查方法,可应用于各系统和人体各部位的检查。缺点是对小儿有 X 射线辐射,检查要严格掌握指征。

传统 X 射线成像检查方法分为常规检查、特殊检查和造影检查三大类。

1.常规检查

常规检查有透视和普通 X 射线摄影。

(1)透视。透视适用于人体自身组织天然对比较好的部位。胸部透视可观察肺、心脏和大血管;腹部透视观察有无肠道梗阻和膈下游离气体;骨关节透视主要观察有无骨折脱位及高密度异物,在透视下进行各种造影和介入。

(2)普通 X 射线摄影。普通 X 射线摄影是临床上最常用、最基本的检查方法,适用于人体的任何部位,所得照片称为平片。

2.特殊检查

特殊检查常用体层摄影、高千伏摄影、软 X 射线摄影和放大摄影等。

(1)体层摄影:使某一选定层面上组织结构的影像显示清晰,同时使层面以外的其他组织影像模糊不清的检查技术。常用于平片难以显示、重叠较多和较深部位的病变,有利于显示病变的内部结构、边缘、确切部位和范围等。随着 CT 的出现和重建技术的发展,体层摄影已很少应用。

(2)高千伏摄影:用 120 kV 以上管电压产生穿透力较强的 X 射线,以获得在较小的密度值范围内显示层次丰富的光密度影像照片的一种检查方法。

(3)软 X 射线摄影:40 kV 以下管电压产生的 X 射线,能量低,穿透力较弱,故称"软 X 射线",通常由钼靶产生,故又称为钼靶摄影。软 X 射线摄影常用于乳腺、阴茎、咽喉侧位等部位的检查。

(4)放大摄影:利用 X 射线几何投影原理使 X 射线影像放大,用于观察骨小梁等细微结构。

3.造影检查

普通 X 射线检查依靠人体自身组织的天然对比形成影像,缺乏自然对比的结构或器官,可将密度高于或低于该结构或器官的物质引入器官内或其周围间隙,人为使之产生密度差别而形成影像,此即造影检查。引入的物质称为对比剂,也称造影剂。

(二)数字 X 射线成像技术

数字 X 射线成像技术包括计算机 X 射线摄影、数字 X 射线摄影和数字减影血管造影。

1.计算机 X 射线摄影(CR)

CR 是使用可记录并由激光读出 X 射线影像信息的成像板(IP)作为载体,经 X 射线曝光及信息读出处理,形成数字式平片影像。

2.数字 X 射线摄影(DR)

DR 是在 X 射线电视系统的基础上,利用计算机数字化处理,使模拟视频信号经过采样和模数转换后直接进入计算机,形成数字化矩阵图像,包括硒鼓方式、直接数字 X 射线摄影和电荷耦合器件摄影机阵列等多种方式。

3.数字减影血管造影(DSA)

DSA 是 20 世纪 80 年代继 CT 之后出现的一种医学影像学新技术,它将影像技术、电视技术和计算机技术与常规的 X 射线血管造影相结合,是数字 X 射线成像技术之一。基本设备包括 X 射线发生器、影像增强器、电视透视、高分辨率摄像管、模数转换器、电子计算机和图像贮存器等。其基本原理是以 X 射线发生器发出的 X 射线穿过人体,产生不同程度的衰减后形成 X 射线图像,X 射线图像经影像增强器转换为视频影像,然后经电子摄像机将其转变为电子信号,再经对数增幅、模数转换、对比度增强和减影处理,产生数字减影血管造影图像。

二、临床应用

X 射线技术对下列疾病可提供快速诊断。

(一)传统 X 射线检查技术的临床应用

1.呼吸系统

肺不发育和肺发育不全、肺透明膜病、湿肺病、吸入性肺炎、大叶性肺炎、支气管肺炎、金黄色葡萄球菌肺炎、支原体肺炎、间质性肺炎、肺囊肿、小儿肺结核、膈疝、纵隔气肿、脓胸、气胸与液气胸、胸腔积液、特发性肺含铁血黄素沉着症、气管支气管异物。

2.循环系统

常规摄取后前位和左侧位照片,摄片要求位置端正,心脏轮廓清晰,通过正位像可观察降主动脉及气管、主支气管,肺门及周围血管清晰可见。左侧位片可借助食管吞钡观察左房,鉴别纵隔与大血管病变,观察下腔静脉与左心室关系。左前斜位照片指患儿向右旋转 $60°\sim70°$ 的照片,适宜观察左右心室及右房大小和主动脉弓(降)部全貌,右前斜位照片指令患儿向左旋转 $45°\sim55°$ 同时吞钡的照片,可观察左房与食管关系,判断左房大小并可观察右室流出道,肺动脉段突出程度。复杂型先天性心脏病病例摄片应包括上腹部,便于肝、脾、胃位置的观察。

3.消化系统

先天性贲门失弛缓症、食管裂孔疝、幽门肥厚性狭窄、肠套叠、坏死性小肠结肠炎、先天性巨结肠。

4.泌尿系统

肾胚胎瘤(肾母细胞瘤,又称 Wilms tumor)、神经母细胞瘤。

5.骨骼系统

软骨发育不全、佝偻病。

(二)高千伏摄影的应用

常用于胸部,能较好地显示气管、主支气管、肺门区支气管和被骨骼及纵隔重叠的结构与病灶。

(三)CR 系统的临床应用

其对骨结构、关节软骨及软组织的显示优于传统的 X 射线成像,能清晰显示听小骨、前庭、半规管等结构,并能准确判断鼻窦窦壁有无骨质破坏。CR 对肺部结节性病变的检出率及显示纵隔结构如血管及气管等方面优于传统 X 射线片,但在间质性病变和肺泡病变的显示上则不如传统 X 射线片。CR 在显示肠管积气、气腹和泌尿系结石等病变方面优于传统 X 射线摄影。

(四)DR 的临床应用范围

DR 的临床应用范围与 CR 基本相同。

第四节　儿科 CT 诊断技术

一、概述

计算机断层扫描(CT)技术是由科马克(Conmack)和亨斯菲尔德(Hounsfied)发明的。其显示的是人体某个断层的组织密度分布图,图像清晰,提高了病变的检出率和诊断准确率,应用于临床以来,有了飞速发展。螺旋 CT 由单排发展到现在的 64 排,一次曝光可获多层信息,提高了 X 射线利用率,减少了曝光剂量,扫描覆盖面增大,扫描速度提高。CT 成像的基本原理是用 X 射线束对人体检查部位一定厚度的层面进行扫描,由探测器接收该层面上各个不同方向的人体组织对 X 射线的衰减值,经模数转换输入计算机,通过计算机处理后得到扫描层面组织衰减系数的数字矩阵,再将矩阵内的数值通过数模转换,用黑白不同的灰度等级在荧光屏上显示出来,即构成 CT 图像。

二、临床应用

(一)平扫、增强扫描检查

平扫、增强扫描可检查以下疾病。

1.小儿颅脑疾病

脑裂畸形、脑灰质异位、胼胝体发育不全、透明隔发育畸形、小脑扁桃体延髓联合畸形、新生儿缺氧缺血性脑病、新生儿颅内出血、外部脑积水、先天性巨细胞病毒感染、先天性弓形体感染、先天性风疹感染、新生儿单纯疱疹病毒感染、病毒性脑炎、结核性脑膜炎、小脑幕上脑室管膜瘤、大脑半球原始神经外胚瘤或胚胎性肿瘤、小脑幕上脑室内肿瘤(脉络丛肿瘤、室管膜下巨细胞星形细胞瘤)、鞍上池及下丘脑-视交叉部位肿瘤(颅咽管瘤、下丘脑错构瘤)、松果体区肿瘤(生殖细胞瘤、畸胎瘤、松果体母细胞瘤)。

2.小儿胸部疾病

支气管囊肿、肺隔离症、特发性肺间质纤维化、朗格汉斯细胞增生症、白血病、特发性肺含铁血黄素沉着症、肺炎、肺结核、前纵隔肿瘤(胸腺瘤、生殖细胞瘤)、中纵隔肿瘤(恶性淋巴瘤、气管囊肿)、后纵隔肿瘤(神经母细胞瘤、食管囊肿)。

3.小儿腹部 CT 诊断

肝母细胞瘤、肝脓肿、胆总管囊肿、先天性肝内胆管扩张、急性胰腺炎、胰腺囊肿、胰母细胞瘤、肾母细胞瘤、肾恶性横纹肌样瘤、肾上腺出血、肾上腺神经母细胞瘤。

(二)特殊扫描

特殊扫描可做如下诊断。

1.薄层扫描

薄层扫描是指扫描层厚≤5 mm 的扫描,用于检查较小病灶或组织器官和三维重组后处理。

2.重叠扫描

重叠扫描在扫描时设置层距小于层厚,使相邻的扫描层面有部分重叠,避免遗漏小的病灶。

3.靶扫描

靶扫描是对感兴趣区进行局部放大的扫描方法,可明显提高空间分辨率,主要用于肺小结节、内耳、垂体及肾上腺等小病灶或小器官的检查。

4.高分辨率 CT(high-resolution CT,HRCT)扫描

HRCT 采用薄层扫描、高空间分辨率算法重建及特殊的过滤处理,可获得良好空间分辨率的 CT 图像,对显示小病灶及细微结构优于常规 CT 扫描。常用于肺部弥漫性、间质性、结节性病变的检查或用于垂体、内耳或肾上腺等检查。

第五节 儿科磁共振诊断技术

一、概述

磁共振成像(magnetic resonance imaging，MRI)是利用原子核在磁场内共振所产生的信号经重建成像的一种成像技术，是无创性检查，无 X 射线辐射，且分辨率高，对新生儿缺氧缺血性脑病、脑先天畸形、血管性疾病、蝶鞍区及颅后窝等病变的诊断优于其他影像学方法。基本原理是通过对静磁场中的人体施加某种特定频率的射频脉冲，使人体组织中的氢质子受到激励而发生磁共振现象，当终止射频脉冲后，质子在弛豫过程中感应出磁共振信号，经过对磁共振信号的接收、空间编码和图像重建等处理过程，即产生磁共振图像。

二、临床应用

(一)儿科磁共振成像临床常规应用

可用于诊断：脑先天畸形，如胼胝体发育畸形；神经皮肤综合征，如神经纤维瘤病、结节硬化；脑血管畸形，如脑内动脉瘤、烟雾病。对颅内各种肿瘤的诊断具有明显优势。对溶酶体贮积病、线粒体脑肌病、颅内感染、多囊性脑软化、新生儿缺氧缺血性脑病、早产儿脑损伤、颅内出血、蛛网膜囊肿、脊髓肿瘤等神经系统病变的诊断给临床医生提供了可靠依据。MRI 是其他影像学胸部病变检查的补充。MRI 能显示纵隔的解剖结构，显示纵隔肿瘤的大小、形态、轮廓、范围及肿瘤是否有液化坏死和出血，肿瘤与心脏大血管、气管和食管的关系。腹部 MRI 检查的适应证是肝、胆、胰肿瘤，胆总管囊肿，胆管闭锁，胰管畸形，腹膜后肿瘤，腹腔囊肿，等等。小儿泌尿系统磁共振水成像(MRU)技术是近年发展起来的一项新技术，适用于小儿各种疾病，尤其是泌尿系统积水性疾病的检查，还适用于肾脏、腹腔囊性疾病，肾脏肿瘤等的诊断。

(二)脉冲序列应用

常用的有自回旋波(spin echo，SE)序列、梯度回波(gradient echo，GRE)序列、反转恢复(inversion recovery，IR)序列等。

1.SE 序列

SE 序列是临床上常用的成像序列。T_1WI 适于显示解剖结构，也是增强检查的常规序列；T_2WI 更易于显示水肿和液体，而病变组织常含有较多水分。

2.GRE 序列

GRE 序列是临床上常用的快速成像脉冲序列，主要用于屏气下腹部单层面快速扫描、动态增强扫描、血管成像、关节病变检查。

3.IR 序列

IR 序列主要用于获取重 T_1WI，以显示解剖，通过选择适当的反转时间可得到不同质子纵向磁化的显著差异，获得比 SE 脉冲系列更显著的 T_1 加权效果。

(三)脂肪抑制

短 T_1 高信号可源于脂肪、亚急性期血肿、富含蛋白质的液体及其他顺磁性物质，采用 STIR 等特殊脉冲序列可将图像上由脂肪成分形成的高信号抑制下去，使其信号强度降低，即脂肪抑制,而非脂肪成分的高信号不被抑制,保持不变。

(四)磁共振血管成像(magnetic resonance angiography,MRA)

MRA 是使血管成像的 MRI 技术,一般无须注射对比剂即可使血管显影,安全无创,可多角度观察,但目前对小血管和小病变的效果还不够令人满意,还不能完全代替 DSA。

(五)MRU

MRU 是采用长 TR、长 TE 获得重度 T_2 加权,从而使体内静态或缓慢流动的液体呈现高信号,而实质性器官和快速流动的液体呈低信号的技术。通过最大强度投影重建,可得到类似对含水器官进行直接造影的图像。目前常用于磁共振胆胰管成像、磁共振尿路造影、磁共振脊髓造影等。水成像具有无须对比剂、安全无创、适应证广、成功率高、可多方位观察等优点。

(六)磁共振功能成像(functional magnetic resonance imaging,fMRI)

fMRI 是在病变还未出现形态变化之前,利用功能变化来形成图像,以进行疾病早期诊断或研究某一脑部结构功能的技术,主要包括弥散成像、灌注成像和皮质激发功能定位成像等。

第六节　儿科超声诊断技术

一、概述

超声波(ultrasound)为一种机械波,具有反射、散射、衰减及多普勒效应等物理特性。通过各种类型的超声诊断仪,将超声发射到人体内,其在传播过程中遇到不同组织和器官的分界面时,将发生反射或散射形成回声,这些携带信息的回声信号经过接收、放大和处理后,以不同形式将图像显示在荧光屏上,即为超声图像。其优点是无损伤、无辐射、方便,新生儿在暖箱内时即可操作。

二、临床应用

(一)儿科超声波常规应用

早产儿缺氧缺血性脑损伤包括早产儿颅内出血、早产儿脑室周围白质软化、新生儿缺氧缺血性脑病、脑先天性畸形、颅内感染(包括宫内感染和生后感染)、肾脏肿块(包括肾母细胞瘤、婴儿型多囊肾、成人型多囊肾、肾积水)、肾上腺肿块(包括神经母细胞瘤、新生儿肾上腺出血)、肝脏肿块(包括肝母细胞瘤和肝癌、肝血管瘤、肝脓肿)、肝肿大(包括胆管闭锁和新生儿肝炎、脂肪肝、肝糖原累积病)、脾肿块(包括脾囊肿、脾脓肿、淋巴瘤)、其他囊性肿块(包括肠系膜囊肿、囊性畸胎瘤、肠重复囊肿、胆总管囊肿、卵巢囊肿、子宫阴道积液)、其他实质性肿块(包括淋巴瘤、横纹肌肉瘤)、急腹症(包括急性阑尾炎、肠套叠、肥厚性幽门狭窄、肠旋转不良)、腹腔脏器损伤等。

(二)病变的形态学研究

超声检查可获得各脏器的断面成像图,显示器官或病变的形态及组织学改变,对病变做出定位、定量及定性诊断。

(三)功能性检查

通过检测某些脏器、组织生理功能的声像图变化或超声多普勒图上的变化做出功能性诊断,如用超声心动图和多普勒超声检测心脏的收缩及舒张功能、用实时超声观察胆囊的收缩和胃的排空功能。

(四)器官声学造影

器官声学造影是将某种物质引入靶器官或病灶内以提高图像信息量的方法。此技术在心脏疾病的诊断方面已经取得良好效果,能够观察心脏分流、室壁运动和心肌灌注情况,测定心肌缺血区或心肌梗死范围及冠状动脉血流储备。目前此技术已推广至腹部及小器官的检查。

(五)介入性超声的应用

介入性超声的应用包括内镜超声、术中超声和超声引导下进行经皮穿刺、引流等介入治疗。高能聚焦超声还可用来治疗肿瘤等病变。

第七节　儿科核素诊断技术

一、儿科 SPECT 诊断技术

(一)概述

单光子发射型计算机断层成像(singlephoton emission computed tomography,SPECT)的原理是放射性药物引入人体后,与脏器或组织相互作用,参与体内代谢过程,被脏器或组织吸收、分布、浓聚和排泄。放射性核素在自发衰变过程中能够发射出射线,如 γ 射线,能够被 γ 造像机等显像仪器定量检测到并形成图像,从而获得核素或核素标记物在脏器和组织中的分布代谢规律,达到诊断疾病的目的。

由于小儿处于生长发育阶段,对辐射敏感,特别是骨髓及生殖腺受辐射影响较大,故应选择半衰期短、不含 β 射线、γ 射线能量低且能从体内迅速排出的放射性药物,而且显像前一定要用复方碘溶液或过氯酸钾封闭甲状腺。检查前 2 天开始服药,根据所用放射性碘的剂量多少,可服 3～5 天。放射性药物的剂量可根据体重或年龄计算,按年龄计算的公式为:

$$小儿剂量=(年龄+1)/(年龄+7)×成人剂量$$

(二)临床应用

1.临床一般应用

临床可应用于癫痫灶定位,以及急性小儿偏瘫综合征、病毒性脑炎、川崎病、心肌炎、肺栓塞、先天性肾畸形、先天性胆管畸形、小儿肿瘤等的诊断。

2.静态显像(static imaging)

当显像剂在器官组织或病变内达到分布平衡时所进行的显像称静态显像。多用来观察脏器和病变的位置、形态、大小和放射性分布,也可根据一定的生理数学模型,计算出一些定量参数,定量研究脏器的局部功能和局部代谢。

3.动态显像(dynamic imaging)

显像剂引入人体后以一定速度连续或间断地多幅成像,用以显示显像剂随血流流经或灌注脏器或被器官不断摄取与排泄或在器官内反复充盈和射出等造成的脏器内放射性在数量或位置上随时间而发生的变化,称为动态显像。

4.局部显像(regional imaging)

局部显像指显影范围仅限于身体某一部位或某一脏器的显像。

5.全身显像(whole body imaging)

显像装置沿体表从头到脚匀速运动,依序采集全身各部位的放射性并显示成为一帧影像,称为全身显像。常用于全身骨骼显像、全身骨髓显像、探寻肿瘤或炎症病灶,有重要的临床价值。

6.平面显像(planar imaging)

将放射性显像装置的放射性探头置于体表一定位置,显示某脏器的影像称为平面显像。

7.断层显像(section imaging)

用特殊的放射性核素显像装置在体表自助连续或间断采集多体位的平面影像数据,再通过计算机重建,称为断层显像。有助于检出较小病变和进行较为精确的定量分析。

8.阳性显像(positive imaging)

阳性显像又称热区显像,指在静态显像上以放射性增高为异常的显像,如肝血池显像、骨骼显像、放射免疫显像。

9.阴性显像(negative imaging)

阴性显像又称冷区显像,指在静态显像上以放射性降低为异常的显像,如心肌灌注显像、肝显像、肾显像等。

二、儿科 PET/PET-CT 诊断技术

(一)概述

正电子发射型计算机体层摄影(positron emission tomography,PET)是正负电子湮没所发出的成对光子的复合检测。通过将^{11}C、^{13}N、^{15}O、^{18}F 等核素标记在人体所需营养物质(如葡萄糖、氨基酸、水、氧等)或药物上,PET 可从体外无创、定量、动态观察这些物质进入人体后的生理、生化变化,追踪引入体内正电子放射性药物的生物学分布情况,从而揭示脏器、组织、细胞、分子内的放射性药物分布及动态变化过程,以此诊断疾病和研究生命活动规律。PET-CT 是将专用型 PET 和高档多排螺旋 CT 组合在一起的仪器,扩大了图像信息量,有利于疾病的定位、定性和定量诊断。

(二)临床应用

1.临床一般应用

原发性癫痫在 PET 显像上表现为发作期葡萄糖代谢率升高,放射性异常浓聚;发作间期葡萄糖代谢率降低,放射性稀疏、缺损。结合发作期与发作间期显像,对原发性癫痫诊断的灵敏度和特异性接近 90%,^{18}F-FDG PET 在致痫灶定位的诊断上有独特的优势。其他还有川崎病、心肌病、新生儿心脏大动脉转位、脑肿瘤、淋巴瘤、原发性骨髓瘤、神经母细胞瘤、感染性炎症等,也可利用 PET 显像进行诊断。

2.PET 在肿瘤中的应用

PET 有助于异常肿块的良恶性鉴别及恶性程度的判断;有助于肿瘤病程分期及患者预后的评价;有助于临床治疗效果的评价与肿瘤耐药的评价;有助于鉴别肿瘤治疗后残存组织的性质,即局部病灶已坏死还是仍有存活的肿瘤;有助于肿瘤复发的早期判断及复发或转移诊断和

转移病灶定位及组织活检部位的选择。

3.PET 在神经系统疾病中的应用

(1)^{18}FDG PET 显像结果对脑肿瘤的病理分型,良恶性的鉴别和分级、分期,肿瘤复发和放疗、化疗坏死的鉴别有重要价值。

(2)PET 还可研究脑缺血和梗死时的参数,如局部脑血流量、局部脑氧代谢、氧摄取分数和局部脑血容量等血流代谢定量指标,从而为脑血管病的早期诊断、及时治疗和预后评估等方面提供依据。

(3)PET 显像不仅能发现癫痫患者的发作病灶,为手术切除提供定位,而且能探讨癫痫发作的机理。应用受体显像可以研究脑功能化学机制的变化,为精神分裂症、早老性痴呆等疾病的早期诊断提供客观依据。

4.PET 在心脏病中的应用

PET 可进行心肌血流灌注、心肌葡萄糖代谢、心肌脂肪酸代谢、心肌神经受体等方面的显像。对冠心病诊断、心肌梗死范围和大小的测定、心肌缺血、心肌病的研究评价及手术后的疗效评价等都有极准确的诊断,是目前其他显像手段所无法达到的高准确性、高定量性显像。

第八章　儿科疾病的治疗方法

第一节　氧气疗法

氧气疗法(简称"氧疗")是儿科临床的重要治疗措施,正确应用可有效地提高血氧分压,改善机体的缺氧,而应用不当不仅影响其效果,还可能带来各种危害。现将小儿氧疗的有关问题介绍如下。

一、氧疗的适应证

凡可引起低氧血症或有组织缺氧者均为氧疗的适应证。①各种原因所致的呼吸功能不全,包括呼吸系统疾患所引起的和其他系统疾患影响呼吸中枢的情况。②循环功能不全,包括各种原因所致的心力衰竭及休克。③严重贫血。④循环血量不足,急性失血或脱水所致。

(一)临床指征

(1)发绀。

(2)烦躁不安:严重缺氧的重要表现,常伴有心率加快。

(3)呼吸异常:包括呼吸过快、过缓、费力或新生儿期出现的呼吸暂停。

(4)休克、心力衰竭、颅高压综合征。

(5)严重高热或伴有意识障碍。

(6)严重贫血。

(二)血气指标

(1)动脉血氧分压(PaO_2)<8.0 kPa(60 mmHg)。

(2)动脉血氧饱和度(SaO_2)<90 %。

(三)氧疗的作用

氧疗的作用是提高氧分压,改善人体的氧气供应,减轻因代偿缺氧所增加的呼吸和循环负担。缺氧改善的指标为发绀消失,面色好转,患儿由烦躁转为安静、心率减慢,呼吸情况改善;血气指标为 PaO_2 维持在 $8.0\sim11.3$ kPa,$SaO_2>90$ %。新生儿、早产儿易有中毒倾向,PaO_2 以 10.6 kPa(80 mmHg)为宜,而循环不良患儿组织缺氧明显,应尽量维持在 10.6 kPa 以上。

二、常用氧疗方法

(一)鼻导管给氧

此方法多用于中度缺氧的患儿。一般将鼻导管放入鼻内约 1 cm,氧流量一般为婴儿每分钟0.5 L,学龄前儿童每分钟 1.0 L,学龄儿童每分钟 1.5 L,可使吸入氧浓度达 30 %。

优点:简便、易行、舒适。

缺点:吸入氧浓度不高(≤30 %),双侧鼻导管或双侧鼻塞,可使吸入氧浓度明显升高,但缺点是鼻腔堵塞,不易让患儿接受,而且患儿张口呼吸,使吸氧效果受影响。

(二)面罩给氧

面罩分开放式面罩和闭式面罩两种,小儿一般用开放式面罩。使用时,将面罩置于口鼻前略加固定,不密闭,口罩距口鼻位置一般 $0.5 \sim 1$ cm,氧流量宜大于 5 L/min,以免造成罩内 CO_2 潴留,吸氧浓度(FIO_2)可为 40 %～50 %。此法优点是简单、方便,可获较大吸氧浓度;缺点是面罩位置不易固定,影响吸氧浓度且耗氧量大。

(三)头罩给氧

头罩用有机玻璃制成,整个头部放在匣内。用于婴幼儿或不合作的患儿,应注意防止患儿皮肤受损。氧流量为 $4 \sim 6$ L/min,FIO_2 可为 50 %～60 %。

优点:舒适、氧浓度可依病情调节,并可保持一定湿度。

缺点:不适合发热或炎热季节使用,耗氧量大。

(四)持续呼吸道正压给氧(CPAP)

CPAP 是在自主呼吸的前提下给予呼吸末正压,目的是防止肺内分流(动静脉短路),纠正严重的低氧血症。应用指征是当严重的低氧血症用普通吸氧方式且 $FIO_2 > 60$ % 而仍不能达到氧疗目标时。临床用于呼吸窘迫综合征(RDS)、ARDS、肺出血、肺水肿,以及机械呼吸停机前的过渡。

三、氧疗的注意事项

(一)解决小儿的缺氧不能只靠供氧

除原发病的治疗外,在给氧的同时,还应特别注意改善循环功能和纠正贫血。

(二)氧气需湿化

无论何种方式给氧,氧气均需湿化,即吸入前必须经过湿化水瓶。

(三)慢性呼吸功能不全患儿

长期的二氧化碳潴留已不能刺激呼吸,缺氧是刺激呼吸的主要因素。要防止给氧后由于缺氧刺激的解除而呼吸抑制,故一般只给小流量、低浓度氧气吸入,必要时检查血液 $PaCO_2$,以防二氧化碳潴留加重引起昏迷。

(四)预防氧疗的不良反应发生

当患儿缺氧情况好转后,应及时停止吸氧。不恰当的过高浓度(60 %以上),过长时间(24 小时以上)吸氧,特别是应用呼吸机时,要注意氧中毒。

(五)氧气治疗应特别注意安全

治疗环境内要防火、防油,平时要检查氧气开关,勿使其漏气。

四、氧疗的不良反应

(一)氧中毒肺损害

长期高浓度吸氧($FIO_2 > 60$ %)可造成中毒性肺损害。临床表现为呼吸困难、胸闷、咳嗽、咯血、呼吸窘迫等。病理改变为肺泡壁增厚、肺间质水肿、炎性细胞浸润、肺泡上皮增生、黏膜纤毛功能抑制、肺透明膜形成等。此种损害在大儿童身上是可逆的,降低 FIO_2 可恢复。但在新生儿和早产儿身上则是不可逆的肺损害,导致支气管肺发育不良。故一般主张吸氧浓度:轻、中度缺氧时为30 %～40 %,严重缺氧时为50 %～60 %。$FIO_2 > 60$ %的高浓度吸氧应不超过 24 小时,纯氧吸氧应不超过 6 小时,病情好转后及时降低吸氧浓度。

（二）晶状体后纤维增生

动脉血氧分压持续高于正常（$PaO_2 > 13.33\ kPa$）致视网膜动脉 PO_2 持续增高，对体重小于 2 000 g的早产儿可造成晶体后纤维增生症。

第二节　雾化吸入疗法

雾化吸入疗法是通过特定方式将药物溶液或粉末分散成微小的雾滴微粒，使其悬浮于气体中，然后吸入呼吸道以达到治疗的目的。近年来，雾化疗法进展很快，特别是对呼吸道感染、哮喘的治疗，疗效明显。

一、影响雾化吸入效果的主要因素

雾化吸入的理想效果是药物雾化微粒能沉着在需治疗的各级支气管上而产生药理作用。而药物雾化微粒的沉着与以下因素有关。

（一）药物雾化微粒的大小

药物微粒的气体动力学直径（微粒的物理直径与密度平方根的乘积）是影响其沉着部位的重要因素。直径在 $1 \sim 5\ \mu m$ 的气雾微粒最容易在下呼吸道沉着；直径小于 $1\ \mu m$ 时，易随呼吸运动呼出，而直径大于 $5\ \mu m$ 时，则易沉着在上呼吸道。

（二）患者呼吸的模式

快而浅的呼吸，气体吸入速度快（如哮喘急性发作时），药物雾化微粒沉着在上呼吸道的数量增多，沉着在下呼吸道的数量减少，故治疗效果不佳。相反，缓慢而深的呼吸能使沉着肺泡和终末细支气管的药物雾化微粒数量增多，在吸气末短暂屏气 1~2 秒，可使沉着量增多，从而提高雾化吸入的治疗效果。因此，理想的呼吸模式应该是在功能残气位（平静呼气后）缓慢深吸气，并在吸气末屏气，以增加药物微粒由于自身重力沉着于下呼吸道的量。在做雾化吸入，特别是使用定量雾化吸入时，应教会患者这种呼吸形式。

（三）雾化药物的理化性状

气管和支气管黏膜表面覆盖着假复层柱状纤毛上皮细胞，纤毛运动可将气道内的异物或分泌物运动至气道管口咳出，使呼吸道始终保持清洁通畅，对肺起着积极的防御作用。因此，用作雾化的药物除无刺激性外，还必须要有适合的温度和 pH，如果药液的 pH 小于 6.5，纤毛运动会停止。

二、雾化吸入的优点

（一）起效快、疗效好

药物随气体直接进入呼吸道，很快作用于气管内的各种神经受体，解除呼吸道痉挛；同时局部用药，浓度大，疗效迅速，缩短治疗时间。

（二）用药量小，不良反应少

雾化吸入疗法的药物剂量仅是全身用药量的 1/5~1/2，有利于节省药物，减少对全身的毒副作用。

（三）湿化、清洁呼吸道

使用药物溶液经雾化后吸入,可保持呼吸道应有的湿度和湿化的程度,解除支气管痉挛,减少气道阻力,清洁呼吸道,有利于分泌物的排出。

三、雾化吸入器的类型及使用方法

（一）超声雾化吸入器

超声雾化吸入器由振荡器和雾化装置两部分组成,振荡器产生电磁振荡,经电缆接到雾化装置中的压电晶片上,在高频电压作用下,产生同频率的轴向振动,使电磁能转变为机械能,产生超声波。由于超声波在液体表面的空化作用,破坏液体表面的张力和惯性而产生雾滴,其雾滴大小与振荡频率成反比,频率越高,雾滴越小。频率在 1.5 赫兹时,超声雾化器产生雾滴的直径约 25 ％在2.5 μm以下,65 ％在2.5～5 μm,即 90 ％的雾滴直径在 5 μm 以下,能直接吸入终末细支气管和肺泡,因此该频率最符合临床雾化吸入治疗的要求。

（二）气动雾化器

气动雾化器利用压缩空气作为动力,当气体向一个方向高速运动时,在其后方或四周形成负压,在其前方因空气阻力而产生正压,使药液通过喷射器的细管呈雾状喷出,雾粒运动的速度行程与气源压力成正比,雾粒的粗细、雾量的大小与气源压力、喷射器细管的直径、前方受阻物质的表面形态、粗细的过滤程度、液体的黏稠度等因素有关。气源压力:一般气体需3～5 kg,若用氧气作为气源,则氧流量需每分钟 8～10 L。此类雾化器的优点是仅要求患者用潮气量呼吸,不需要特殊的训练,对儿童较适合,对 3 岁以下的婴幼儿可辅以面罩吸入。缺点为耗氧量大,且雾滴的大小受气源量的影响较大。

（三）手压式定量雾化器（metered dose inhaler，MDI）

药物溶解或悬浮在液体混合推进剂内,放在密封的气筒内,内腔高压,当按压雾化器顶部时,利用其氯氟碳引发正压力,药物即由喷嘴喷出。一般雾滴直径为 2.8～4.3 μm。目前临床上主要用于哮喘患儿,常用的药物有必可酮、喘乐宁等。但此雾化器需用手操作,且需熟练掌握使用技巧,故婴幼儿使用时,往往达不到理想的效果,为此又推出了一种贮雾器,可弥补这一不足。

（四）碟式吸纳器

这是一种装有干粉末吸入药物,用以帮助其被吸入呼吸道的干粉雾化吸入器,临床常用的产品为"旋达碟",常用于治疗哮喘;常用药物为必酮碟、喘宁碟等。适用于儿童。

（五）呼吸激动定量干粉吸入器

此为阿斯利康公司最近推出的新吸入器,商品名为"都保"。将药物放在有一特殊开口的药瓶中,药物通过开口在患儿吸气时进入呼吸道。3 岁以下儿童使用较困难。

四、雾化治疗的常用药物

（一）平喘药

目前世界上的哮喘治疗方案都采用吸入治疗。比较常用的药物有必可酮气雾剂、万托林气雾剂和喘康速气雾剂等。

（二）抗微生物药物

1.抗生素

目前普遍认为,多数抗生素制剂本身对气道有刺激作用,可导致气管痉挛;而且,其抗菌效果不佳,容易产生耐药性。临床上普遍认同的抗生素有庆大霉素、卡那霉素、新霉素等,亦可用青霉素、苯唑青霉素、异烟肼等,其雾化剂量以常用肌内或静脉注射剂量的 1/2～1/4 计算。

2.抗真菌药

这是雾化吸入治疗呼吸道真菌感染值得研究的一个方面,可减少全身应用抗真菌药所致的毒副作用,如心、肝、肾的损害等。常用抗真菌药有:两性霉素(每日 0.25～0.5 mg,浓度为0.025 %～0.1 %)、制霉菌素(每次 5 万 U)等。

3.抗病毒药

临床上常用的抗病毒药有利巴韦林和干扰素等。剂量为:利巴韦林,每日 10～20 mg/kg,分 2～4 次,共 5 日;干扰素,每次 2 万 U,每日 2 次。

(三)祛痰药

祛痰药经雾化吸入有局部刺激作用,且长期吸入可溶解肺组织,故应尽量少用。对一般黏稠痰液,可用生理盐水或 2 %～4 %碳酸氢钠雾化,利用其高渗性吸收水分,使痰液变稀,利于咳出或吸收。如果无效,可试用糜蛋白酶 1～2 mg/次。

(四)其他药物

除上述药物外,临床上还应用了许多药物治疗疾病,均有一定的疗效。如酚妥拉明、硝普钠、呋塞米等吸入治疗哮喘;雾化吸入维生素 K3、肝素、利多卡因等治疗毛细支气管炎;板蓝根、鱼腥草治疗上呼吸道感染;雾化吸入初乳分泌型蛋白 A 可治疗病毒性肺炎;等等。总之,雾化吸入药物应根据病情加以选择。

五、雾化吸入的不良反应

(一)支气管痉挛引起的低氧血症

(二)雾化器的污染和交叉感染

如雾化吸入时的过度增湿和体温调节障碍。其他如口腔干燥、咽痛、声嘶及霉菌感染等,一般不影响治疗。

第三节　退热疗法

一、发热

(一)发热的原因

发热的原因可分四种。

(1)发热物质作用于体温中枢引起发热,如感染、恶性肿瘤、变态反应等。

(2)不适当的保育环境,如室温过高、衣着过多等影响热的散发。

(3)热散发障碍,如无汗症、热射病等。

(4)体温中枢异常,如中枢神经系统疾病等。

在这些发热原因中,婴幼儿的发热原因以感染、恶性肿瘤、不适当的保育环境为主。

(二)热型

在儿科,大多数发热为短期内容易治愈的感染性疾病所致(以上呼吸道感染为甚),少数患儿发热可持续较长时间,发热持续达 2 周称为长期发热。对原因不明的发热应明确热型,必要时可暂时停止某些治疗以观察热型。一日内体温差在 1 ℃以上,最低体温在 37 ℃以上的发热叫弛张热,多见于败血症、心内膜炎、尿道感染等;日体温差在 1 ℃以下的持续性高热叫稽留热,多见于川崎病、恶性肿瘤等;体温下降后热度又升高称双峰热,多见于麻疹、脊髓灰质炎、病毒性脑膜炎等。

(三)发热的病理生理

发热通常作为机体对感染微生物、免疫复合物或其他炎症因子反应的结果,急性呼吸道感染(ARI)患儿发热常见于病毒或细菌感染时。机体对入侵的病毒或细菌的反应,是通过微循环血液中的单核细胞、淋巴细胞和组织中的巨噬细胞释放的化学物质细胞因子来完成的,这些细胞因子具有"内源性致热原"的作用,包括白细胞介素-1(IL-1)、白细胞介素-6(IL-6)、肿瘤坏死因子(TNF-α)及干扰素。在这些致热原刺激下,丘脑前区产生前列腺素 E2,通过各种生理机制使体温调控点升高。

(四)发热对机体的影响

发热是机体的适应性反应,是机体的抗感染机制之一。许多研究显示,发热时机体各种特异和非特异的免疫成分均增加,活性增强,如中性粒细胞的移行增加并产生抗菌物质,干扰素的抗病毒及抗肿瘤活性增加,T 细胞繁殖旺盛。

发热也存在有害的一面,如发热可产生头痛、肌肉疼痛、厌食及全身不适等;在一些难以控制的炎症反应中(如内毒素休克),发热还可加剧炎症反应;身体衰弱或有重症肺炎、心衰的患儿,发热可增加氧耗量和心输出量,并可加重病情;5 岁以下小儿有引起高热惊厥的危险,体温高于 42 ℃能导致神经系统永久损害。

二、退热疗法

(一)退热治疗的指征

退热治疗的主要功用是改善患儿身体舒适度,原则上对极度不适的患儿使用退热治疗会对病情改善大有帮助。是否给予退热治疗,需要在权衡其可能的利弊后决定。一般体温在38.5~39 ℃可给予中成药退热,39 ℃以上患儿应用解热抗炎药,有多次高热惊厥史者,应控制体温并应用镇静剂。同一种解热剂反复应用时,原则上应间隔 4~6 小时,在这一时间段之内需再度使用解热剂时,应改用其他的解热剂。解热剂起效时间为 20~40 分钟。

(二)物理降温

物理降温是指采用物理方法如冷敷、温水浴或酒精浴等方法使体表温度降低的一种手段。世界卫生组织曾专门对 ARI 伴发热的患儿做了专门研究,证明这些传统的物理降温方法不仅无效,反而可导致全身发抖,且酒精还可经儿童皮肤吸收产生中毒症状。显然,这样做违反了热调定的生理机制。只有用药来降低下丘脑的调定点,才能使体温下降。但在某些特定条件下,如体温高于 41 ℃时,急需迅速降低体温,此时温水浴可作为退热治疗的辅助措施。

(三)药物退热

药物退热即应用非甾体抗炎免疫药(nonsteroidal anti-inflammatory drug, NSAID)退热。NSAID 是一类非同质且具有不同药理作用机制的化合物。其临床药理学特征为起效迅速,可减轻炎症反应,缓解疼痛和改善机体功能,但无病因性治疗作用,也不能防止疾病的再发展及并发症的发生。NSAID 主要药理作用为抑制环氧化酶活性,阻断前列腺素类物质(PGs)的生物合成,某些 NSAID 对中性粒细胞的聚集、激活、趋化及氧自由基的产生有抑制作用,这亦为其发挥抗炎作用的机制之一。根据 NSAID 化学特点分为:水杨酸类(乙酰水杨酸、精氨酸阿司匹林等)、丙酸类(萘普生、布洛芬等)、乙酸类(双氯芬酸、托美汀等)、灭酸类(氯芬那酸、氟芬那酸等)、喜康类(吡罗昔康、湿痛喜康等)、吡唑酮类(保泰松、对乙酰氨基酚等)。下面将儿科常用的几种解热抗炎药介绍如下。

1.乙酰水杨酸

乙酰水杨酸又名阿司匹林。它可抑制前列腺素合成酶,减少 PGs 的生成,因而具有抗炎作用。此外,还可通过抑制白细胞凝聚、减少激肽形成,抑制透明质酸酶、抑制血小板聚集及钙的移动而发挥抗炎作用。生理剂量的 PGs 可抑制绝大部分与 T 细胞有关联的细胞免疫功能。NSAID 抑制 PGs 的产生,故可促进淋巴细胞的转化与增殖,刺激淋巴因子的产生,激活 NK 细胞和 K 细胞的活性,增加迟发型变态反应。内热原可使中枢合成和释放 PGs 增多,PGs 再作用于体温调节中枢而引起发热。阿司匹林由于抑制中枢 PGs 合成而发挥解热作用;PGs 具有痛觉增敏作用,增加痛觉感受器对缓激肽等致痛物质的敏感性,且 PGE、PGE_2 等也有致敏作用,阿司匹林由于减少炎症部位 PGs 的生成,故有明显镇痛作用。

阿司匹林口服后小部分在胃、大部分在小肠迅速吸收,服后 30 分钟血药浓度明显上升,2 小时达高峰。剂量:解热时每次 5~10 mg/kg,发热时服 1 次,必要时每天 3~4 次;抗风湿时用 80~100 mg/(kg·d);川崎病急性期时用 30~50 mg/(kg·d),退热后用 10~30 mg/(kg·d),每一疗程 2~3 个月,有冠状动脉瘤者应持续服至冠状动脉瘤消失,剂量为 5 mg/(kg·d)。

短期应用不良反应较少,用量较大时,可致消化道出血;流感和水痘患儿应用阿司匹林可发生瑞氏(Reye)综合征,故 WHO 对急性呼吸道感染引起发热的患儿不主张应用此药。此药尚有赖氨匹林复方制剂可供肌内或静脉注射;剂量每次 10~15 mg/kg。

2.对乙酰氨基酚

对乙酰氨基酚又名扑热息痛,为非那西丁的代谢产物,解热作用与阿司匹林相似,但很安全,因此,WHO 推荐其作为儿童急性呼吸道感染所致发热的首选药。临床上一般剂量无抗炎作用,因它只可抑制 PGs 在脑中合成,而很难抑制其在外周血中的合成。口服 30~60 分钟后血中浓度达高峰,作用快而安全。剂量为每次 10~15 mg/kg。

3.萘普生

此药可抑制花生四烯酸中的环氧酶,减少 PGs 的形成,具有抗炎、解热、镇痛作用,并影响血小板的功能,其抗炎作用是阿司匹林的 5.5 倍,镇痛作用为阿司匹林的 5 倍,解热作用为阿司匹林的 22 倍,是一种高效低毒的消炎、镇痛及解热药物。口服 2~4 小时后血药浓度达高峰,半衰期为 3~14 小时,对各种疾病引起的发热和疼痛均有较好的解热镇痛作用,用于类风湿性关节炎,其有效率可在 86 % 以上。尤其适用于贫血、胃肠疾病或其他原因不能耐受阿司、布洛芬的患儿,剂量为每次 5~10 mg/kg,每日 2 次;学龄儿童每日最大剂量不得超过 1 000 mg。

4.布洛芬

布洛芬是目前唯一能安全用于临床的抗炎症介质药物。布洛芬为环氧化酶抑制剂,既可抑制前列腺素合成,又可抑制肿瘤细胞因子的释放;既可解热、镇痛,又有明显抗炎作用。布洛芬可防治急性肺损伤,减少急性呼吸窘迫综合征产生,可用于急性感染及感染性休克的治疗,同时影响免疫功能。口服 1～2 小时后血浆浓度达高峰,血浆半衰期 2 小时;常用剂量每次 5～10 mg/kg。长期应用亦可致胃溃疡、胃出血等。

5.双氯芬酸

双氯芬酸为强效消炎、镇痛、解热药。其消炎、镇痛、解热作用较阿司匹林强 20～50 倍。口服后1～2 小时血中浓度达高峰,口服每次 0.5～1.0 mg/kg,儿童一次剂量不超过 25 mg,每日 3 次;肌内注射剂量同口服剂量,每日 1 次。

6.尼美舒利

尼美舒利化学名为 4-硝基-2-苯氧基甲烷磺酰苯胺,具有明显的抗炎、解热和镇痛作用。其机制为:①选择性抑制环氧化酶的活性;②抑制白三烯产生;③抑制蛋白酶活性;④抑制炎症细胞因子介导的组织损伤;⑤抑制自由基产生。该药对发热、呼吸道感染、类风湿性关节炎等具有明显的治疗作用,不良反应发生率低。剂量为每次 2～5 mg/kg,每日 2 次,儿童 1 次最大剂量为 100 mg。

7.氨基比林

20 世纪 80 年代以来国内外已将其淘汰,但其复方制剂如复方氨基比林、复方氨林巴比妥在我国仍在应用。氨基比林注射,其解热镇痛作用甚为显著,但过量易致虚脱甚至休克,且应用后有可能导致颗粒白细胞减少,有致命危险,其发生率远远高于氯霉素。安替比林除过量引起休克外,易引起皮疹、发绀。故两者在儿童身上不宜应用。

第四节　液体疗法

一、液体治疗法常用溶液及其配制

张力一般指溶液中电解质所产生的渗透压,与正常血浆渗透压相等为 1 个张力,即等张。高于血浆渗透压为高张,低于血浆渗透压为低张。常用的溶液包括非电解质和电解质溶液。

(一)非电解质溶液

常用的 5 %的葡萄糖溶液为等渗溶液,10 %的葡萄糖溶液为高渗溶液。但葡萄糖输入体内后,逐渐被氧化成二氧化碳和水,或转变成糖原而储存在肝内,失去其渗透压的作用,因此在液体疗法时视各种浓度的葡萄糖为无张力溶液。5 %或 10 %的葡萄糖溶液,主要用以补充水分和部分热量,不能起到维持血浆渗透压的作用。

(二)电解质溶液

电解质溶液主要用以补充丢失的体液、所需的电解质,纠正体液的渗透压和酸碱平衡失调。

1.等张液

0.9 %的氯化钠溶液(生理盐水)和复方氯化钠溶液(Ringer 溶液)均为等张液。在生理盐水中 Na^+ 和 Cl^- 含量均为 154 mmol/L,其产生的渗透压与血浆相近,为等渗液。但与血浆中的 Na⁺(142 mmol/L)和 Cl⁻(103 mmol/L)相比,Cl⁻含量较多,故大量输入体内可致血氯升高,血浆 HCO_3^- 被稀释,造成高氯性及稀释性酸中毒(尤其在肾功能不佳时)。复方氯化钠溶液除氯化钠外尚含与血浆含量相同的 K⁺和 Ca²⁺,其作用及缺点与生理盐水基本相同,但大量输入不会发生稀释性低血钾和低血钙。

2.碱性溶液

碱性溶液主要用于纠正酸中毒。常用的碱性溶液有以下几种。

(1)碳酸氢钠溶液:可直接增加缓冲碱,纠正酸中毒的作用迅速。市售的 5 %的碳酸氢钠溶液为高渗溶液,可用 5 %或 10 %的葡萄糖溶液稀释 3.5 倍,配制成 1.4 %的碳酸氢钠溶液,即为等渗溶液。在抢救重度酸中毒时,可不稀释直接静脉注射,但不宜多用。

(2)乳酸钠溶液:在有氧条件下,经肝脏代谢产生 HCO_3^- 而起作用,显效较缓慢。在肝功能不全、缺氧、休克、新生儿期及乳酸潴留性酸中毒时,不宜使用。市售的 11.2 %的乳酸钠溶液,稀释 6 倍配制成1.87 %的乳酸钠溶液,即为等渗液。

3.氯化钾溶液

氯化钾溶液用于纠正低钾血症。制剂为 10 %的溶液,静脉滴注时应稀释成 0.2 %～0.3 %浓度。不可静脉直接推注,以免发生心肌抑制而死亡。

4.氯化铵

氯化铵制剂为 0.9 %的等张液。NH_4^+ 在肝内与二氧化碳结合成尿素,释出 H⁺及 Cl⁻,使 pH 下降。心、肺、肝、肾功能障碍者禁用。可用于纠正低氯性碱中毒。

(三)混合溶液

将各种不同渗透压的溶液按不同比例配成混合溶液,目的是减少或避免各自的缺点,而更适合于不同情况液体疗法的需要。几种常用混合溶液简便配制方法如下(表 8-1)。

表 8-1　几种常用混合溶液简便配制方法

混合溶液种类	张力	加入溶液/mL			
		5 %或 10 %的葡萄糖	10 %的氯化钠	5 %的碳酸氢钠	11.2 %的乳酸钠
等张糖盐溶液	1	500	45	—	—
1∶1糖盐溶液	1/2	500	22.5	—	—
1∶2糖盐溶液	1/3	500	15	—	—
1∶3糖盐溶液	1/4	500	11	—	—
1∶4糖盐溶液	1/5	500	9	—	—
2∶1液	1	500	30	47	30
3∶4∶2液	2/3	500	20	33	20
3∶2∶1液	1/2	500	15	24	15
6∶2∶1液	1/3	500	10	17	10

(四)口服补液盐(ORS)

口服补液盐是世界卫生组织(WHO)推荐用来治疗急性腹泻合并脱水的一种溶液,经临床应用取得了良好效果。其理论基础是小肠的 Na⁺-葡萄糖耦联转运吸收机制,小肠上皮细胞刷状缘的膜上存在着 Na⁺-葡萄糖共同载体,此载体上有 Na⁺-葡萄糖两个结合位点,当 Na⁺-

葡萄糖同时与结合位点结合时即能运转,并显著增加钠和水的吸收。

其配方为:氯化钠 3.5 g,碳酸氢钠 2.5 g,枸橼酸钾 1.5 g,葡萄糖 20.0 g,加水 1 000 mL 溶解之。此溶液为 2/3 张。总渗透压为 310。其中葡萄糖浓度为 2 %,有利于 Na^+ 和水的吸收,Na^+ 的浓度为 90 mmol/L,适用于纠正累积损失量和粪便中的电解质丢失量,亦可补充钾和纠正酸中毒。

二、液体疗法

液体疗法是儿科医学的重要组成部分,其目的是通过补充不同种类的液体来纠正电解质和酸碱平衡紊乱,恢复机体正常的生理功能。具体实施时要充分考虑机体的调节功能。不宜过于繁杂,根据病情变化及时调整治疗方案。制定体液疗法的原则应简单化、个体化。补充体液的方法包括口服补液法和静脉输液法两种。

(一)口服补液法

此法适用于轻度或中度脱水、无严重呕吐的患儿。有明显休克、心肾功能不全或其他严重并发症者,以及新生儿不宜口服补液。口服补液主要用于补充累积损失量和继续损失量。补充累积损失量为轻度脱水 50~80 mL/kg、中度脱水 80~100 mL/kg,每 5~10 分钟喂 1 次,每次 10~20 mL,在 8~12 小时内喂完。继续损失量按实际损失补给。口服补液盐含电解质较多,脱水纠正后宜加入等量水稀释使用,一旦脱水纠正即停服。口服补液过程中要密切观察病情变化,如病情加重则随时改用静脉补液。

(二)静脉补液

此法适用于中、重度脱水伴严重呕吐的患儿。主要用于快速纠正水电解质平衡紊乱。以小儿腹泻为例,入院后第一天补液量包括累计损失量、继续损失量、生理需要量三个部分,具体实施时应做到"三定"(定量、定性、定速)、"三先"(先盐后糖、先浓后淡、先快后慢)及"两补"(见尿补钾、惊跳补钙)。

1.累积损失量

发病后水和电解质总的损失量。

(1)补液量:根据脱水程度决定,轻度脱水补液 30~50 mL/kg,中度脱水补液 50~100 mL/kg,重度脱水补液 100~120 mL/kg,先按 2/3 量给予,学龄前及学龄小儿补液量应酌减 1/4~1/3。

(2)输液种类:根据脱水的性质决定,低渗性脱水补给 2/3 张含钠液,等渗性脱水补给 1/2 张含钠液,高渗性脱水补给 1/3~1/5 张含钠液。若临床上判断脱水性质有困难,可先按等渗性脱水处理。

(3)补液速度:累计损失量应于 8~12 小时补足,每小时 8~10 mL/kg。伴有明显周围循环障碍者开始时应快速输入等渗含钠液(生理盐水或 2:1 液),按 20 mL/kg(总量不超过 300 mL)30 分钟至 1 小时静脉输入。低渗性脱水输液速度可稍快,高渗性脱水输液速度宜稍慢,否则易引起脑细胞水肿,发生惊厥。

2.继续损失量

在液体疗法实施过程中,腹泻和呕吐可继续存在,使机体继续丢失体液,此部分按实际损失量及性质予以补充,腹泻患儿一般按 10~40 mL/(kg·d)计算,用 1/3~1/2 张含钠液于 24

小时内均匀静脉输液,同时应注意钾的补充。

3.生理需要量

要满足基础代谢的能量需要,婴幼儿按230.12～251.04 kJ/(kg·d)计算。液体量按每代谢418 kJ(100 kcal)热量需要120～150 mL水计算,禁食情况下为满足基础代谢需要,供应液量60～80 mL/(kg·d)。可用生理维持补液补充(1:4液加0.15%的氯化钾)。

液体总量包括以上三个方面,即累积损失量、继续损失量和生理需要量,也是第一天补液量。根据脱水程度确定补液量(表8-2),根据脱水性质确定液体的成分和张力(表8-3)。

表 8-2　不同程度脱水的补液量

单位:mL

脱水程度	累积损失 2/3 的量	继续损失量	生理需要量	总量
轻度脱水	30	10	60～80	90～120
中度脱水	50	20	60～80	120～150
重度脱水	70	30	60～80	150～180

表 8-3　不同性质脱水所补液体的张力

脱水性质	累积损失量	继续损失量	生理需要量
低渗性脱水	2/3	1/2	1/4～1/5
等渗性脱水	1/2	1/2～1/3	1/4～1/5
高渗性脱水	1/3	1/3～1/4	1/4～1/5

第二天及以后的补液主要是补充继续损失量和生理需要量,继续补钾,供给热量。一般能够口服者尽量口服补液。仍需静脉补液者,将这两部分量相加于12～24小时均匀输入。

三、几种特殊情况的液体疗法原则

(一)婴幼儿肺炎液体疗法

1.体液、代谢特点

婴幼儿重症肺炎常有不同程度的水、电解质和酸碱平衡紊乱。①高热、退热后大量出汗、呼吸增快或伴有吐泻均可引起脱水,一般为高渗性或等渗性脱水。②通气换气障碍,CO_2排出减少可引起呼吸性酸中毒,呼吸增快、过度通气可引起呼吸性碱中毒,组织缺氧,酸性代谢产物增加可引起代谢酸中毒,故常表现为混合性酸碱平衡紊乱。③肺炎常伴有心力衰竭、水钠潴留。

2.补液的方法

(1)一般情况下,尽量口服补液,适当勤给水,可起到湿润口腔、咽喉黏膜的作用,对稀释呼吸道分泌物有利。

(2)静脉补液。①婴幼儿肺炎如无明显体液紊乱表现,只需要静脉点滴给药,可用10%的葡萄糖溶液20～30 mL/(kg·d)。②不能进食或进食不足者总量应按生理需要量补给,为60～80 mL/(kg·d),有发热、呼吸增快者适当增加,用生理维持液于12～24小时均匀静脉滴注。③纠正呼吸性酸中毒或碱中毒重点是原发疾病的治疗,改善肺的通气与换气功能。病情严重,发生失代偿性呼吸性酸中毒或合并代谢性酸中毒时,可酌情使用碳酸氢钠,一般先给总量的 1/2,再根据病情变化、化验结果调整使用。④肺炎合并腹泻、脱水时,补液量按总量的 3/4 给予,速度稍慢。⑤有心力衰竭者,除强心利尿外,应适当减少液体量和含钠量。

(二)新生儿液体疗法

1.体液、代谢特点

新生儿肾脏发育尚不完全成熟,调节水、电解质和酸碱平衡的能力较差,容易发生水、电解质平衡紊乱,而脱水、代谢性酸中毒临床表现却不明显,故应密切观察病情变化。新生儿体液代谢的特点:①体液总量高,占体重的 70%～80%;②新生儿生后 2 天内水的需要量较少,第 3～5 天为 60～80 mL/(kg·d),1 周时约为 100 mL/(kg·d),1 周后为 120～150 mL/(kg·d);③生后头几天血钾、氯、乳酸、有机物均稍高,血钠偏低,且波动范围大;④新生儿所需能量为生后第一周 251 kJ/(kg·d)[60 kcal/(kg·d)],第 2 周后增至 418～502 kJ/(kg·d)[100～120 kcal/(kg·d)]。

2.补液的方法

(1)一般尽量不用静脉补液。

(2)新生儿补液时可按体温每升高 1℃,不显性失水增加 10 mL/kg,光疗时水的需要量每日增加 14～20 mL/kg 计算。

(3)新生儿腹泻脱水时,输入液量按婴儿腹泻量的 2/3,给予 2/3～1/3 张液体,一般全日量宜在 24 小时内匀速滴注,以免引起心力衰竭。

(4)有明显代谢性酸中毒时宜选用 1.4% 的碳酸氢钠。

(5)生后 10 日内的新生儿由于红细胞破坏多通常不必补钾。新生儿宜发生低钙血症、低镁血症,应及时补充。

(三)营养不良液体疗法

1.体液代谢的特点

营养不良时患儿皮下脂肪少,脱水估计程度易偏高。腹泻脱水时多为低渗性脱水,大多有低钾、低钙、低镁、肝糖原贮存不足,易致低血糖。细胞外液较多,心肾功能差。输液量不宜过多,输液速度不宜过快。

2.补液的方法

(1)营养不良多有血糖、血浆蛋白偏低,故补液时应注意补充热量和蛋白质。

(2)合并腹泻脱水时,补液总量比一般腹泻减少 1/3,以等张或 2/3 张含钠液为宜,以 24 小时内均匀输入为妥,一般为 3～5 mL/(kg·h)。

(3)扩充血容量后宜及时补钾,给钾时间约持续 1 周,同时早期补钙,尤其是合并佝偻病的患儿。

(4)缺镁时,可给 25% 的硫酸镁每次 0.2 mL/kg,每日 2 次,深部肌内注射 1～3 日。还可用维生素 B1 50～100 mg 肌内注射,每日 1 次。

第九章　消化系统疾病

第一节　上消化道出血

上消化道出血指屈氏韧带以上的消化道,包括食管、胃、十二指肠、上段空肠及肝、胆、胰腺等病变引起的出血,包括胃空肠吻合术后的空肠病变出血,排除口腔、鼻咽、喉部出血和咯血。上消化道出血是儿科临床常见的急症。其常见原因为消化性溃疡、急慢性胃炎、肝硬化合并食管或胃底静脉曲张破裂、胃痛、应激性溃疡等。消化道出血可发生在任何年龄。临床表现为呕血、便血,大量的消化道出血可导致急性贫血及出血性休克。

一、诊断步骤

(一)病史采集要点

上消化道出血可以是显性出血,也可以是隐性出血。其主要症状是呕血。呕血是指上消化道疾病(屈氏韧带以上的消化器官,包括食管、胃、十二指肠、肝、胆、胰疾病)或全身性疾病所致的急性上消化道出血,血液经口腔呕出。呕红色血液提示上消化道出血,常为急性出血,血通常源于动脉血管或曲张静脉。呕咖啡色血系由出血缓慢或停止,红色的血红蛋白受胃酸作用变成褐色的正铁血红素所致。便血常提示下消化道出血,也可由活动性上消化道出血迅速经肠道排出所致。黑便通常提示上消化道出血,但小肠或右半结肠的出血也可有黑便。通常上消化道出血量为 $100\sim200$ mL 时才会出现黑便,在一次严重的出血后黑便可持续数日之久,不一定表示持续性出血。隐血试验阴性的黑色粪便可能由摄入铁剂、铋剂或各种食物所致,不应误认为出血所致。长期隐性出血可发生于消化道的任何部位。

小儿各年龄组消化道出血的常见病因有所不同。新生儿期出血多为出生时咽下母血或新生儿出血症、新生儿败血症、新生儿坏死性小肠结肠炎、新生儿血小板减少性紫癜、胃坏死出血及严重的酸中毒等。1 个月至 2 岁多为消化性溃疡、反流性食管炎等。2 岁以上多为消化道溃疡、胆管出血。此外,还见于血小板减少性紫癜、过敏性紫癜、血友病,以及白血病、胃肠道畸形等,可发生于任何年龄。

有进食或服用制酸剂可缓解的上腹部疼痛史的患者,提示消化性溃疡病。然而许多溃疡病出血的患者并无疼痛史。出血前有呕吐或干呕提示食管的食管贲门黏膜撕裂综合征(Mallory-Weiss 撕裂),然而有 50 % 的撕裂症患者并无这种病史。出血史(如紫癜、瘀斑、血尿)可能表明是一种出血素质(如血友病)。服药史可揭示曾使用过破坏胃屏障和损害胃黏膜的药物(如阿司匹林、非甾体抗炎药),服用这些药物的数量和持续时间是重要的因素。

(二)体格检查

在对患者的生命体征做出评估后,体格检查应包括检查鼻咽部以排除来自鼻和咽部的出血。应寻找外伤的证据,特别是头、胸及腹部。蜘蛛痣、肝脾肿大和腹水是慢性肝病的表现。

动静脉畸形,尤其是胃肠黏膜的动静脉畸形可能与遗传性出血性毛细血管扩张症(Rendu-Osler-Weber 综合征)有关,其中消化道多发性血管瘤是反复发作性血管瘤的原因。皮肤指甲床和消化道的毛细血管扩张可能与硬皮病或混合性结缔组织病有关。

(三)门诊资料分析

急性消化道出血时,门诊化验应包括血常规、血型、出凝血时间、大便或呕吐物的隐血试验,肝功能及血肌酐、尿素氮等。

对疑有上消化道出血的患者应做鼻胃吸引和灌洗,血性鼻胃吸引物提示上消化道出血,但约 10 %的患者鼻胃吸引物阴性;咖啡色吸引物表明出血缓慢或停止;持续的鲜红色吸引物提示活动性大量出血。鼻胃吸引还有助于监测出血状况。

(四)进一步检查项目

1.内镜检查

在急性上消化道出血时,胃镜检查安全可靠,是当前首选的诊断方法,其诊断价值比 X 射线钡剂检查高,阳性率一般在 80 %以上。对一些 X 射线钡剂检查不易发现的贲门黏膜撕裂症、糜烂性胃炎、浅溃疡,内镜可迅速做出诊断。X 射线检查所发现的病灶(尤其是存在两个病灶时),难以辨别该病灶是否为出血原因。而胃镜直接观察即能确定,并可根据病灶情况做相应的止血治疗。

做纤维胃镜检查时应注意以下几点。

(1)胃镜检查的最好时机是在出血后 48 小时内进行。若延误时间,一些浅表性黏膜损害部分或全部修复,从而使诊断的阳性率大大下降。

(2)处于失血性休克的患者,应首先补充血容量,待血压有所平稳后做胃镜较为安全。

(3)事先一般不必洗胃准备,但出血过多,估计血块会影响观察时,可用冰水洗胃后进行检查。

2.X 射线钡剂造影

尽管内镜检查的诊断价值比 X 射线钡剂造影优越,但并不能取而代之。对已确定有上消化道出血而全视式内镜检查阴性或不明确的患者,也可考虑进行上消化道钡餐检查,因为一些肠道的解剖部位不能被一般的内镜窥见,而且由于某些内镜医师经验不足,有时会遗漏病变,这些都可通过 X 射线钡剂检查得以补救。但在活动性出血后不宜过早进行钡剂造影,否则会引起再出血或加重出血。一般主张在出血停止、病情稳定 3 天后谨慎操作。注意残留钡剂可干扰选择性动脉造影及内镜的检查。

3.放射性核素扫描

经内镜及 X 射线检查阴性的病例,可做放射性核素扫描。其方法是采用核素(如^{99m}Tc)标记患者的红细胞后,再从静脉注入患者体内。当有活动性出血,而出血速度能达到 0.1 mL/min 时,核素便可以显示出血部位。注射一次^{99m}Tc 标记的红细胞,可以监视患者消化道出血 24 小时。经验证明,若该项检查阴性,则选择性动脉造影检查往往亦阴性。

4.选择性动脉造影

当消化道出血经内镜和 X 射线检查未能发现病变时,应做选择性动脉造影。若造影剂外渗,能显示出血部位,则出血速度至少在 0.5~1.0 mL/min(750~1500 mL/d)。故最适宜于活动性出血时做检查,阳性率可为 50 ％～77 ％。而且,尚可通过导管滴注血管收缩剂或注入人工栓子止血。禁忌证是碘过敏或肾衰竭等。

二、诊断对策

(一)诊断要点

1.鉴别是否消化道出血

临床上常需鉴别呕血与咯血(表 9-1)。

表 9-1　呕血与咯血的鉴别

	咯血	呕血
病因	TB、支扩、肺炎、肺脓肿、肺癌、心脏病	消化性溃疡、肝硬化、胃癌
出血前症状	喉部痒感、胸闷、咳嗽	上腹不适、恶心、呕吐等
颜色	鲜红	棕黑、暗红、有时鲜红
出血方式	咯出	呕出
血中混合物	痰,泡沫	食物残渣、胃液
反应	碱性	酸性
黑便	除非咽下,否则没有	有,可为柏油便、呕血停止后仍持续数日
出血后痰性状	常有血痰数日	无痰

2.失血量的估计

失血量的估计对进一步处理极为重要。一般每日出血量在 5 mL 以上,大便色不变,但隐血试验就可以为阳性,50 mL 以上出现黑便。以呕血、便血的数量作为估计失血量的资料,往往不太精确。因为呕血与便血常分别混有胃内容与粪便,此外,部分血液尚贮留在胃肠道内,仍未排出体外。因此可以根据血容量减少导致周围循环的改变,做出判断。

(1)一般状况。失血量少,血容量轻度减少,可由组织液及脾贮血补偿,循环血量在 1 小时内即得改善,故可无自觉症状。当出现头晕、心慌、冷汗、乏力、口干等症状时,表示急性失血量较大;如果有晕厥、四肢冰凉、尿少、烦躁不安时,表示出血量大,若出血仍然继续,除晕厥外,还有气短、无尿症状。

(2)脉搏。脉搏的改变是失血程度的重要指标。急性消化道出血时血容量锐减,最初的机体代偿功能是心率加快,小血管反射性痉挛,使肝、脾、皮肤血窦内的储血进入循环,增加回心血量,调整体内有效循环量,以保证心、肾、脑等重要器官的供血。一旦失血量过大,机体代偿功能不足以维持有效血容量,就可能进入休克状态。所以,当大量出血时,脉搏快而弱(或脉细弱),脉搏每分钟增至 100 次以上,再继续失血则脉搏细微,甚至扪不清。有些患者出血后,在平卧时脉搏、血压都可接近正常,但让患者坐或半卧位时,脉搏会马上增快,出现头晕、冷汗,提示失血量大。如果经改变体位无上述变化,测中心静脉压又正常,则可以排除大出血。

(3)血压。血压的变化同脉搏一样,是估计失血量的可靠指标。当急性失血占总血量的 20 ％以上时,收缩压可正常或稍升高,脉压缩小。尽管此时血压尚正常,但已进入休克早期,应密切观察血压的动态改变。急性失血占总血量的 20 ％～40 ％时,收缩压可降至 9.33～10.67 kPa(70～80 mmHg),脉压小。急性失血占总血量的 40 ％时,收缩压可降至 6.67～

9.33 kPa(50~70 mmHg),发生更严重的出血,血压可降至0。

(4)血象。血红蛋白测定、红细胞计数、血细胞压积可以帮助估计失血的程度。但在急性失血的初期,由于血浓缩及血液重新分布等代偿机制,上述数值可以暂时无变化。一般需组织液渗入血管内补充血容量,即3小时后才会出现血红蛋白下降,平均在出血后32小时,血红蛋白可被稀释到最大限度。如果患者出血前无贫血,血红蛋白在短时间内下降至7g以下,表示出血量大。大出血后2~5小时,白细胞计数可增高,但通常不超过15×10⁹/L。然而在肝硬化、脾功能亢进时,白细胞计数可以不增加。

(5)尿素氮。上消化道大出血后数小时,血尿素氮增高,1~2天达高峰,3~4天降至正常。如再次出血,尿素氮可再次增高。尿素氮增高是因为大量血液进入小肠,含氮产物被吸收。而血容量减少导致肾血流量及肾小球滤过率下降,则不仅尿素氮增高,肌酐亦可同时增高。如果肌酐在133 μmol/L(1.5 mg %)以下,而尿素氮>14.28 mmol/L(40 mg %),则提示上消化道出血量大。

3.失血恢复的评价

绝大多数消化道出血可自动停止(如约80%无门脉高压的上消化道出血可自行停止)。大量出血常表现为脉率>110次/分,收缩压<100 mmHg(13.3 kPa),直立位血压下降≥16 mmHg(2.1 kPa),少尿、四肢湿冷和脑血流灌注减少所致的精神状态的改变(精神错乱、定向力障碍、嗜睡、意识丧失、昏迷)。红细胞比容是失血的有价值指标,但若出血在几小时前发生,则不一定准确,因为通过血液稀释完全恢复血容量需要数小时。有进一步出血的危险、血管并发症、合并其他病态或严重疾病者,通常需要输血使红细胞比容维持在30。在血容量适量恢复后,还需严密观察继续出血的征象(如脉搏加快、血压下降、呕新鲜血液、再次出现稀便或柏油样便等)。

(二)临床类型

消化道出血病因大致可归纳为三类。

1.出血性疾病

新生儿自然出血、过敏性出血(特别是过敏性紫癜)、血友病、白血病等。

2.感染性疾病

新生儿败血症、出血性肠炎、肠伤寒出血、胆管感染出血等。

3.胃肠道局部病变出血

常见病因有食管静脉曲张(门静脉压增高症)、婴幼儿溃疡病出血、异位或迷生胰、胃肠道血管瘤等。

(三)鉴别诊断要点

1.有严重消化道出血的患者

胃肠道内的血液尚未排出体外,仅表现为休克,此时应注意排除心源性休克(急性心肌梗死)、感染性或过敏性休克,以及非消化道的内出血(宫外孕或主动脉瘤破裂)。若发现肠鸣音活跃,肛检有血便,则提示为消化道出血。

2.出血的病因诊断

对消化道大出血的患者,应首先治疗休克,然后努力查找出血的部位和病因,以决定进一步的治疗方针和判断预后。上消化道出血的原因很多，大多数是上消化道本身病变所致，少数是全身疾病的局部表现。常见的病因包括溃疡病，食管、胃底静脉曲张破裂和急性胃黏膜损害。其他少见的病因有食管裂孔疝、食管炎、贲门黏膜撕裂症、十二指肠球炎、胃平滑肌瘤、胃黏膜脱垂、胆管出血等。

（1）溃疡病。出血是溃疡病的常见并发症。溃疡病出血约占上消化道出血病例的 50 ％，其中尤以十二指肠球部溃疡居多。致命性出血多属十二指肠球部后壁或胃小弯穿透溃疡腐蚀黏膜下小动脉或静脉所致。部分病例可有典型的周期性、节律性上腹疼痛，出血前数日疼痛加剧，出血后疼痛减轻或缓解。这些症状对溃疡病的诊断很有帮助。但有 30 ％溃疡病合并出血的病例并无上述临床症状。溃疡病除上腹压痛外，无其他特异体征，尽管如此，该体征仍有助于鉴别诊断。

（2）食管、胃底静脉曲张破裂。绝大部分病例是肝硬化、门脉高压所致。临床上往往出血量大，呕出鲜血伴血块，病情凶险，病死率高。如若体检发现有黄疸、肝掌、蜘蛛痣、脾大、腹壁静脉怒张、腹水等体征，诊断肝硬化不难。但确定出血原因并不容易。一方面，大出血后，原先肿大的脾脏可以缩小，甚至扪不到，造成诊断困难；另一方面，肝硬化并发出血并不完全是食管、胃底静脉曲张破裂，有 1/3 病例合并溃疡病或糜烂性胃炎出血。肝硬化合并溃疡病的发生率颇高。肝硬化合并急性糜烂性胃炎，可能与慢性门静脉淤血造成缺氧有关。因此，当临床不能肯定出血病因时，应尽快做胃镜检查，以便及时做出判断。

（3）急性胃黏膜损害。急性胃黏膜损害包括急性应激性溃疡病和急性糜烂性胃炎两种疾病。而两者的主要区别在于病理学，前者病变可穿透黏膜层，以致胃壁穿孔；后者病变表浅，不穿透黏膜肌层。在以前的上消化道出血病例中，诊断急性胃黏膜损害者仅有 5 ％。自从开展纤维胃镜检查，急性胃黏膜损害的发现占上消化道出血病例的 15 ％～30 ％。①急性糜烂性胃炎。应激反应、酗酒或服用某些药物（如阿司匹林、吲哚美辛、利血平、肾上腺皮质激素等）可引起糜烂性胃炎。病灶表浅，呈多发点、片状糜烂和渗血。②急性应激性溃疡。这是指在应激状态下，胃和十二指肠，以及偶尔在食管下端发生的急性溃疡。应激因素常见有烧伤、外伤或大手术、休克、败血症、中枢神经系统疾病，以及心、肺、肝、肾衰竭等严重疾患。

严重烧伤所致的应激性溃疡称柯林（Curling）溃疡，颅脑外伤、脑肿瘤及颅内神经外科手术所引起的溃疡称库欣（Cushing）溃疡，应激性溃疡的发生机制是复杂的。严重而持久的应激会引起交感神经强烈兴奋，血中儿茶酚胺水平增高，导致胃、十二指肠黏膜缺血。在许多严重应激反应的疾病中，尤其是中枢神经系统损伤时，可观察到胃酸和胃蛋白酶分泌增高（可能是丘脑下部-垂体-肾上腺皮质系统兴奋或颅内压增高直接刺激迷走神经核所致）从而使胃黏膜自身消化。至于应激反应时出现的胃黏膜屏障受损和胃酸的 H^+ 回渗，亦在应激性溃疡的发病中起一定作用。归结起来是应激反应造成神经内分泌失调，胃、十二指肠黏膜局部微循环障碍，胃酸、胃蛋白酶、黏液分泌紊乱，结果形成黏膜糜烂和溃疡。溃疡面常较浅，多发，边缘不规则，基底干净。临床主要表现是难以控制的出血，多数发生在疾病的第2～15天。因患者已有严重的原发疾病，故预后多不良。

（4）食管贲门黏膜撕裂症。本症是引起上消化道出血的重要病因，约占 8 ％。有食管裂孔疝的患者更易并发本症。多数发生在剧烈干呕或呕吐后，造成贲门或食管下端黏膜下层的纵行性裂伤,有时可深达肌层。常为单发,亦可多发,裂伤长度一般 0.3～2 cm。出血量有时较大,甚至发生休克。

(5)食管裂孔疝。多属食管裂孔滑动疝,食管胃连接处经横膈上的食管裂孔进入胸腔。由于食管下段、贲门部抗反流的保护机制丧失,易并发食管黏膜水肿、充血、糜烂甚至形成溃疡。食管炎及疝囊的胃出现炎症可出血。以慢性渗血多见,有时大量出血。

(6)胆管出血。肝化脓性感染、肝外伤、胆管结石及出血性胆囊炎等可引起胆管出血。临床表现特点是出血前有右上腹绞痛,若同时出现发热、黄疸,则常可明确为胆管出血。出血后血凝块可阻塞胆管,使出血暂停。待胆汁自溶作用,逐渐增加胆管内压,遂把血凝块排出胆管,结果再度出血。因此,胆管出血有间歇发作倾向。此时有可能触及因积血而肿大的胆囊,积血排出后,疼痛缓解,肿大的胆囊包块亦随之消失。

三、治疗对策

(一)治疗原则

呕血、黑便或便血在被否定前应被视为急症。在进行诊断性检查之前或同时,应采用输血和其他治疗方法以稳定病情。所有患者需要有完整的病史和体格检查、血液学检查,包括凝血功能检查(血小板计数、凝血酶原时间及部分凝血酶原时间),肝功能试验(胆红素、碱性磷酸酶、清蛋白、谷丙转氨酶、谷草转氨酶),以及血红蛋白和红细胞比容的反复监测。

1.一般治疗

加强护理,密切观察,安静休息,大出血者禁食。

2.补充有效循环血量

(1)补充晶体液及胶体液。

(2)中度以上出血,根据病情需要适量输血。

3.根据出血原因和性质选用止血药物

(1)炎症性疾患引起的出血可用 H_2 受体拮抗剂,质子泵抑制剂。

(2)亦可用冰水加去甲肾上腺素洗胃。

(3)食管静脉曲张破裂出血用三腔管压迫止血,同时以垂体后叶素静脉注射,再静脉滴注维持直至止血。

(4)凝血酶原时间延长者可以静脉注射维生素 K1,每日 1 次,连续使用 3～6 天;安络血,肌内注射或经胃管注入胃腔内,每 2～4 小时用 1 次。以适量的生理盐水溶解凝血酶,制成每毫升含50～500单位的溶液,口服或经胃镜局部喷洒,每 1～6 小时用 1 次。

4.内镜下止血

(1)食管静脉曲张硬化剂注射。

(2)喷洒止血剂。

(3)高频电凝止血。

(4)激光止血。

(5)微波组织凝固止血。

(6)热凝止血。

5.外科治疗

经保守治疗,活动性出血未能控制,宜及早考虑手术治疗。

6.中医药治疗

(二)治疗计划

上消化道大出血的治疗原则是在积极抢救休克的同时,进一步查明出血原因,随时按可能存在的病因做必要的检查和化验。一般是尽可能以非手术方法控制出血、纠正休克、争取条件,确定病因诊断及出血部位,为必要的手术做好准备。在活动性消化道出血,特别是有咽反射功能不全和反应迟钝或意识丧失的患者中,由吸入血液所致的呼吸道并发症常可成为该病发病和致死的主要原因。

除按照一般原则抢救休克外,大出血的抢救还要从下列四方面考虑。

1.镇静疗法

巴比妥类为最常用的镇静剂。吗啡类药物对出血效果较好,但需注意对小儿抑制呼吸中枢的危险性。应用冬眠合剂(降温或不降温方法),对严重出血患儿有保护性作用。但应特别注意对休克或休克前期患儿的特殊抑制作用,一般镇静剂均可使休克患儿中枢衰竭而致死亡,因此应先输液、输血,纠正血容量后,再给镇静剂。使用冬眠快速降温常可停止出血,延长生命,有利于抢救。

2.输液、输血疗法

等量快速输液、输血为抢救大出血的根本措施。一般靠估计失血量,以半小时内30~50 mL/kg的速度加压输入。输完第一步血后测量血压如不升,可再重复半量为第二步,以后可再重复半量(20~30 mL/kg),直至血压稳定。一般早期无休克之出血,可以输浓缩红细胞,有利于预防继续出血;晚期有休克时,应先输碱性等渗液及低分子右旋糖酐后再输浓缩红细胞,以免增加血管内凝血的机会。血红蛋白低于60 g/L则需输浓缩红细胞。一般输血输液后即可纠正休克,稳定血压;如仍不能升压,则应考虑出血不止而进行必要的止血手术。大量出血有时较难衡量继续出血的速度、肠腔内存血情况及休克引起的心脏变化等。血容量是否已恢复,是否仍需输血输液,可借助中心静脉压的测定。静脉压低,就可大量快速加压输血(液)每次20~30 mL/kg,以后再测静脉压,如仍低则再输血或输液,直至动脉压上升,中心静脉压正常为止。如果动脉压上升而中心静脉压仍低,则需再输一份,以防血压再降,休克复发。如静脉压过高,则立刻停止静脉输血,此时如估计血容量仍未补足,动脉压不升,则应改行动脉输血或输液,一份血(液)量仍为20~30 mL/kg。同时根据周围循环情况使用多巴胺、654-2、山莨菪碱等血管舒张药,根据心脏功能迅速使用速效强心剂,如去乙酰毛花苷或毒毛旋花苷等,使心脏迅速洋地黄化。这样可以比较合理地控制输血量、心脏与动静脉活动情况。

3.止血药的应用

方法一般是在促进凝血方面用药。大出血,特别是曾使用大量代血浆或枸橼酸血者,同时给予6-氨基己酸为宜(小儿一次剂量为1~2 g,静脉滴注时浓度为6-氨基己酸2 g溶于50 mL葡萄糖或生理盐水中);也可用对羧基苄胺,其止血作用与前药相同,但作用较强,每次100 mg,可与生理盐水或葡萄糖溶液混合滴入。新生儿出血宜使用维生素K_1肌内注射。出血患儿准备进行可能导致一些损伤的检查或手术以前,注射止血敏可减少出血。疑有其他凝血病或出血病者,按情况使用相应药物如凝血酶原。疑为门脉压高而出血者,可注射垂体后叶素,以葡萄糖水稀释滴入。疑为幽门溃疡出血者,可静脉注射阿托品 0.05 mg/kg,或山莨菪碱等类似药物。局部用药如凝血酶及凝血质,中药云南白药等均可口服或随洗胃注入胃内;引起呕吐者,则应避免口服。

4.止血术

对有局限出血病灶者,首先考虑内镜检查同时止血,一般食管、胃、十二指肠及胆管出血均可鉴别,并能进行必要的处理。如无内镜条件,或患儿不能耐受内镜,最可靠的止血术是外科手术止血。但外科手术需要一定的条件,最起码的条件是出血部位的大致确定,从而决定手术途径及切口。至少要区别食管出血及胃肠出血,以决定进行开胸或开腹探查。使用气囊导尿管或三腔气囊管,成人用管也可用于小儿,但需根据食管的长度,适当减短食管气囊上方的长度,以防压迫气管。在止血的同时还可对出血部位进行鉴别。经鼻(婴儿可经口)插入胃中,吹起气囊,拉紧后将管粘在鼻翼上或加牵引,使压住贲门,而把胃与食管分隔成两室。然后以另一鼻孔将另一导管插入食管,用盐水冲洗(注意小量冲洗,以免水呛入气管)。如果食管内无出血,则可很快洗清。如果冲洗时仍有不同程度的出血,则可判断为食管(静脉曲张)出血。查完食管后,还可再经过该管行胃管冲洗,如能很快冲洗成清水,则可说明胃内无出血;如始终有鲜血洗出,则不能排除胃、十二指肠段出血,需开腹探查胃、十二指肠(切开探查)、胆管、胰腺。屈氏韧带下用肠钳闭合空肠后冲洗。如果洗胃证明出血不在胃、十二指肠,则可直接探查小肠。小肠出血一般透过肠壁可以看到,但大量出血时,常不易看出原出血灶,需采取分段夹住肠管后穿刺冲洗肠腔的办法。

一般消化道大出血,绝大多数可经非手术治疗而止血,当呕血、便血停止,排出正常黄色大便,或留置胃管的吸出物已无血时,应立即检查大便及胃液有无潜血。出血停止后,一般情况恢复,条件许可时,应再做如下检查。①钡餐 X 射线检查若怀疑为上消化道出血,如食管静脉曲张、胃及十二指肠溃疡,可进行上消化道钡餐 X 射线检查。②纤维内镜检查胃、十二指肠镜可诊断与治疗胃、十二指肠病变及逆行胆管造影诊断肝胆病变。不少大出血患儿一次出血后,查不出任何原因,并且也不再发生出血。有过一两次大出血发作,而无明确的局部出血灶病变者,均不宜采取手术探查。应努力检查,争取明确诊断。只有出血不止,威胁生命,或屡次出血,严重影响健康(贫血不能控制)时,才考虑诊断性探查手术。

(三)治疗方案的选择

1.迅速补充血容量

大出血后,患者血容量不足,可处于休克状态,此时应首先补充血容量。在着手准备输血时,立即静脉输液。强调不要一开始单独输血而不输液,因为患者急性失血后血液浓缩,血较黏稠,此时输血并不能更有效地改善微循环的缺血、缺氧状态。因此主张先输液,或者紧急时输液、输血同时进行。当收缩压在6.67 kPa(50 mmHg)以下时,输液、输血速度要适当加快,甚至需加压输血,以尽快把收缩压升高至10.67~12 kPa(80~90 mmHg)水平,血压能稳住则减慢输液速度。输入库存血较多时,每 600 mL 血应静脉补充葡萄糖酸钙 10 mL。对肝硬化或急性胃黏膜损害的患者,尽可能采用新鲜血。有心、肺、肾疾患者,要防止输液、输血量过多、过快引起的急性肺水肿。因此,必须密切观察患者的一般状况及生命体征变化,尤其要注意颈静脉的充盈情况,最好通过测定中心静脉压来监测输入量。血容量已补足的指征有下列几点:四肢末端由湿冷、青紫转为温暖、红润;脉搏由快、弱转为正常、有力;收缩压接近正常,脉压差>4 kPa(30 mmHg);肛温与皮温差从>3 ℃转为<1 ℃;尿量>30 mL/h;中心静脉压恢复正常(5~13 cmH$_2$O)。

2.止血

应针对不同的病因,采取相应的止血措施。

(1)非食管静脉曲张出血的治疗。①组胺 H$_2$ 受体拮抗剂和抗酸剂。胃酸在上消化道出血发病中起重要作用,因此抑制胃酸分泌及中和胃酸可达到止血的效果。消化性溃疡、急性胃黏膜损害、食管裂孔疝、食管炎等引起的出血,用该法止血效果较好。组胺 H$_2$ 受体拮抗剂有西咪替丁(Cimetidine)及雷尼替丁(Ranitidine)等,已在临床广泛应用。西咪替丁口服后小肠吸收快,1~2 小时血浓度达高峰,抑酸分泌 6 小时。一般用口服,禁食者用静脉制剂。雷尼替丁抑酸作用比西咪替丁强 6 倍。抑酸作用最强的药是质子泵阻滞剂洛赛克(Losec)。②灌注去甲肾上腺素。去甲肾上腺素可以刺激 α-肾上腺素能受体,使血管收缩而止血。胃出血时可用去甲肾上腺素 8 mg,加入冷生理盐水 100~200 mL,经胃管灌注或口服,每 0.5~1 小时灌注 1 次,必要时可重复 3~4 次。应激性溃疡或出血性胃炎避免使用。③内镜下止血法:内镜下直接对出血灶喷洒止血药物。高频电凝止血:电凝止血必须确定出血的血管方能进行,绝不能盲目操作。因此,要求病灶周围干净。如若胃出血,电凝止血前先用冰水洗胃。对出血凶猛的食管静脉曲张出血,电凝并不适宜。操作方法是用凝固电流在出血灶周围电凝,使黏膜下层或肌层的血管凝缩,最后电凝出血血管。单极电凝比双极电凝效果好,首次止血率为 88 %,第二次应用止血率为 94 %。激光止血:近年来可供作止血的激光有氩激光(argon laser)及石榴石激光(Nd:YAG)两种。止血原理是由于光凝作用,照射局部组织蛋白质凝固,小血管内血栓形成。止血成功率在 80 %~90 %。其对治疗食管静脉曲张出血的疗效意见尚有争议。激光治疗出血的并发症不多,有报道个别发生穿孔、气腹及照射后形成溃疡,导致迟发性大出血等。局部注射血管收缩药或硬化剂经内镜用稀浓度即 1/10 000 肾上腺素,做出血灶周围黏膜下注射,使局部血管收缩,周围组织肿胀压迫血管,起暂时止血作用。继之局部注射硬化剂如 1 %十四烃基硫酸钠,使血管闭塞。有人用纯乙醇做局部注射止血。该法可用于不能耐受手术的患者。放置缝合夹子:内镜直视下放置缝合夹子,把出血的血管缝夹止血,伤口愈合后金属夹子会自行脱落,随粪便排出体外。该法安全、简便、有效,可用于消化性溃疡或应激性溃疡出血,特别是对小动脉出血效果更让人满意。动脉内灌注血管收缩药或人工栓子经选择性血管造影导管,向动脉内灌注垂体加压素,0.1~0.2 U/min 连续 20 分钟,仍出血不止时,浓度加大至 0.4 U/min。止血后 8~24 小时减量。注入人工栓子一般用明胶海绵,使出血的血管被堵塞而止血。

(2)食管静脉曲张出血的治疗。①气囊填塞。一般用三腔二囊管或四腔二囊管填塞胃底及食管中、下段止血。其中四腔二囊管专有一管腔用于吸取食管囊以上的分泌物,以减少吸入性肺炎的发生。食管囊和胃囊注气后的压力要求在 4.67~5.33 kPa(35~40 mmHg),使之足以克服门脉压。初压可维持 12~24 小时,以后每 4~6 小时放气一次,视出血活动程度,每次放气 5~30 分钟,然后再注气,以防止黏膜受压过久发生缺血性坏死。另外要注意每 1~2 小时用水冲洗胃腔管,以免血凝块堵塞孔洞,影响胃腔管的使用。止血24小时后,放气观察1~2天再拔管。拔管前患者可先喝些花生油,以减少气囊与食管壁的摩擦。气囊填塞对中、小量食管静脉曲张出血效果较佳,对大出血可作为临时应急措施。止血有效率在40%~90%。②垂体加压素。该药使内脏小血管收缩,从而降低门静脉压力以达到止血的目的。对中、小量出血有效,大出血时需配合气囊填塞。近年采用周围静脉持续性低流量滴注法,剂量0.2~0.3 U/min,止血后减为0.1~0.2 U/min,维持8~12小时后停药,当有腹痛出现时可减慢速度。③内镜硬化治疗。近年来不少报道用硬化治疗来治疗食管静脉曲张出血,止血率在86%~95%。有人主张在急性出血时进行,但多数人主张先用其他止血措施,待止血12小时或1~5天后进行。硬化剂有1%十四烃基硫酸钠、5%鱼肝油酸钠及5%油酸乙醇胺等多种。每周注射一次,4~6周为一疗程。并发症主要有食管穿孔、狭窄、出血、发热、胸骨后疼痛等。一般适用于对手术不能耐受的患者。胃底静脉曲张出血治疗较难,有使用血管黏合剂止血成功的病例。④抑制胃酸及其他止血药:虽然控制胃酸不能直接对食管静脉曲张出血起止血作用,但严重肝病时常合并应激性溃疡或糜烂性胃炎,故肝硬化发生上消化道出血时可给予控制胃酸的药物。雷尼替丁对肝功能无明显影响,较西咪替丁好。

3.手术治疗

在消化道大出血时做急症手术往往并发症出现率及病死率比择期手术高,所以应尽可能先采取内科止血治疗。只有当内科止血治疗无效而出血部位明确时,才考虑手术治疗止血。手术疗法在上消化道出血的治疗中仍占重要的地位,尤其是胃、十二指肠溃疡引起的出血,如经上述非手术疗法不能控制止血,患者的病情稳定,手术治疗的效果是令人满意的。凡对出血部位及病因已基本弄清的上消化道出血病例,经非手术治疗未能奏效者,可改用手术治疗。手术的目的是首先控制出血,其次根据病情许可对病变部位做彻底的手术治疗。如经各种检查仍未能明确诊断而出血仍不停止者,可考虑剖腹探查,找出病因,针对处理。

第二节　中毒性菌痢

一、概述

中毒性菌痢是细菌性痢疾的危重临床类型,由痢疾杆菌所致,临床以起病急、高热、惊厥、昏迷,严重者发生呼吸及(或)循环衰竭为主要特征,可在24小时内死亡。必须早期诊断,积极抢救。

二、诊断与鉴别要点

(一)临床表现

中毒型痢疾具有起病急、进展快、变化多、病情严重的特点,多见于2~7岁小儿,体温可达40℃或有41℃以上的超高热,少数病例全身衰竭时体温不升。反复惊厥,病情严重者呈惊厥持续状态,易导致昏迷,呼吸衰竭是早期死亡的重要原因。按症状表现不同,临床分为以下四型。

1.休克型（以皮肤内脏微循环障碍为主型）

根据病情发展程度可分为二期。

（1）早期。临床表现为面色苍白，皮肤发绀，四肢发凉，尿量减少，血压可正常或偏低，神志尚清楚。

（2）晚期。主要表现为面色苍白明显，皮肤发花，毛细血管充盈时间延长，四肢厥冷，心率增快，心音低钝，脉搏细散，血压降低甚至测不出，神志不清或昏迷，病情严重者呕吐咖啡样物或有其他出血现象。肺微循环障碍使肺淤血，引起呼吸困难。缺氧和毒血症可使心肌受损，造成心力衰竭。

2.脑型（以脑微循环障碍为主型）

主要是颅内压增高的表现。根据病情发展程度分为二期。

（1）早期。临床表现为烦热嗜睡，面色苍灰，肌张力增高或伴惊厥。血压正常或偏高，呼吸增快，可有频繁呕吐或喷射性呕吐。

（2）晚期。主要表现为面色死灰、神志昏迷、惊厥或持续惊厥，肢体内旋或强直。血压增高或波动。瞳孔忽大忽小，两侧不等大或散大，对光反射迟钝或消失。呼吸节律不整、深浅不匀、快慢不一，进而出现双吸气、叹息样呼吸、下颌呼吸和呼吸暂停等。有时严重惊厥1～2次或持续惊厥后，呼吸突然停止。

3.肺型（肺微循环障碍型）

肺型又称呼吸窘迫综合征，病情危重，病死率高。轻度者烦躁不安，面色暗红，呼吸加快，频率＞35次/分，进行性呼吸困难，肺部呼吸音减低；重度表现为严重的吸气性呼吸困难，张口大幅度吸气，发绀呈进行性加重，肺部呼吸音减低，出现管状呼吸音、捻发音。

4.混合型

上述2型或3型同时存在或先后出现。极易发生多器官功能衰竭。

（二）诊断

中毒型痢疾可全年发病，细菌性痢疾流行地区夏秋季节发病率最高，以高热伴反复惊厥起病，出现循环及（或）呼吸衰竭的临床表现，即可初步诊断为中毒型痢疾。患儿多有与菌痢患儿接触史或不清洁饮食史。腹泻在起病时可不明显，如不排便，可用冷盐水灌肠，有时需反复2～3次，始有阳性结果。将灌肠的排出物做显微镜检查，发现黏渣或多量脓细胞、少量红细胞及巨噬细胞，有助于细菌性痢疾的诊断，但最后确诊依靠粪便细菌培养。

（三）鉴别诊断

（1）高热惊厥。本病多见于婴幼儿，过去常有高热惊厥史，惊厥发生在体温上升时且多不反复发作，惊厥后面色好，神志正常，并常可找到引起高热的疾病。

（2）大叶肺炎。该病与中毒型痢疾均为急性起病，外周血白细胞总数及中性粒细胞升高。早期可致休克、脑水肿，但X射线检查肺部可有大叶或节段性炎性病变。

（3）流行性脑脊髓膜炎（简称"流脑"）。流脑与中毒型痢疾均为急起高热，均有内毒素所致微循环障碍表现，合并惊厥，但下列特征有助鉴别。①流脑多发于冬末春初，而中毒型痢疾则多见于夏末秋初。②流脑患者70％以上可见皮肤、黏膜出血点及瘀斑。③流脑常有头痛、颈强直等中枢神经系统感染的症状。④可问流脑疫苗接种史，如已接种疫苗则很少患流脑。

（4）流行性乙型脑炎（简称"乙脑"）。中毒型痢疾与乙脑的发病年龄及好发季节大致相同，首发症状均为急起高热，伴有精神萎靡、嗜睡、惊厥等神经系统症状，为此需要做好鉴别。①两病发病时间不同，中毒型痢疾多在起病当日发生惊厥，而乙脑多在起病第3～4天才发生惊厥。②乙脑有颈强直、克氏征、布氏征等神经系统体征。③乙脑往往于社会上有流行疫情。④问疫苗接种史，如接种过乙脑疫苗，一般不得乙脑。⑤如确有怀疑，可做脑脊液检查。乙脑患者蛋白及白细胞增多，糖及氯化物一般正常；中毒型痢疾脑脊液正常。

（5）败血症引起的感染性休克。其有原发感染灶，高热，寒战，中毒症状明显，休克，皮肤黏膜出血点或瘀点瘀斑。血培养可明确病原菌。

（6）急性出血性肠炎。夏秋季节多见，表现为发热、腹痛、便血，重者可出现休克。本病腹部压痛明显，暗红色血水样便，大便常规见大量红细胞。

三、应急治疗措施

中毒型痢疾起病急骤，发展快，病情危重应分秒必争，全力以赴地抢救。救治过程中要严密观察病情，综合分析，抓主要矛盾，采取相应的综合治疗措施。

（一）监护和护理

每15分钟观测1次，记录体温、血压、脉搏、呼吸，并记录面色、瞳孔、尿量等变化。

（二）脑型的治疗

（1）积极改善微循环，这是治疗中毒型痢疾、抢救患儿的最主要措施。首选山莨菪碱。轻度，每次0.5～1 mg/kg；重度，每次1～2 mg/kg。每10～15分钟静脉注射1次，直接静脉注入，不用稀释。直至面色变红润，呼吸、循环好转，然后延长到0.5～1小时静脉注射1次。其他莨菪类药：东莨菪碱，每次0.03～0.05 mg/kg；阿托品，每次0.03～0.05 mg/kg。

（2）止痉。地西泮，每次0.3～0.5 mg/kg，缓慢静脉注射；也可用复方冬眠灵（等量氯丙嗪及异丙嗪）每次各0.5～1 mg/kg，静脉缓慢注射；或副醛每次0.1～0.2 mg/kg，肌内注射。

（3）脱水。20%甘露醇，每次0.5～1 mg/kg，静脉注射，每3～6小时1次。对严重脑型出现脑疝时，要加强应用脱水剂，或采用30%尿素，每次1 mg/kg，静脉注射。如心肺功能不好，脱水剂可选用呋塞米，每次1 mg/kg静脉注射，排尿量若多于脱水剂量，以2/3张液（4：3：2液）补充。

（4）呼吸兴奋剂的应用。当出现严重中枢性呼吸衰竭，如呼吸次数减慢、节律不整或有呼吸暂停时，在保持呼吸道通畅的前提下可试用洛贝林，每次0.5 mL。静脉注入，每5分钟静脉注射1次，直至呼吸好转。如病情危重可及早进行机械通气。

（5）强心。及早给1次毒毛花苷K，0.007～0.01 mg/kg，必要时8小时后再重复1次；或用毛花苷C。

（6）抗凝血。如确诊有DIC，在应用山莨菪碱及低分子右旋糖酐基础上加用肝素治疗。①高凝阶段：没有出血，凭化验诊断，试管法凝血时间<3分钟（正常5～10分钟），肝素每次1 mg/kg，稀释成50～100 mL，1小时内静脉滴注，也可溶于20 mL液体中缓慢静脉注射，每隔4～6小时1次。②低凝阶段：试管法凝血时间>12分钟，表现有少量出血现象（鼻出血、牙龈出血等），继用肝素，并输一次新鲜血浆10 mL/kg，以补充凝血因子。③纤溶亢进阶段：出血现象明显，纤溶指标阳性，用6-氨基己酸每次0.1 g/kg，或对羧基苄氨每次8～12 mg/kg，静脉滴入,每 4～6 小时 1 次。

(7)抗感染。如能口服,采用诺氟沙星(氟哌酸)或环丙沙星;重症者用三代头孢霉素如头孢噻肟,每天 100～150 mg/kg,静脉滴入。

(8)降温疗法。常用亚冬眠疗法,给复方氯丙嗪每次 1～2 mg/kg,肌内注射,一般每 2～3 小时给药 1 次,同时适当物理降温。

(9)维持水和电解质平衡。应维持每天生理需要量,每天做血液生化测定,及时纠正。

(10)其他措施。吸痰、吸氧,保持呼吸道通畅。如呼吸停止,应立即给予气管插管,采用人工呼吸器。

(三)休克型的治疗

(1)扩充有效循环血量及纠正代谢性酸中毒。补充有效循环量,纠正酸中毒是改善循环的重要措施之一。对轻度休克患儿,可用2/3张(4∶3∶2液)或等张液(2∶1液),20～30 mL/kg 静脉快速滴注,至休克纠正为止。重度患儿则按以下步骤进行。①首批快速输液。输液量按 10～20 mL/kg 计算,首批总量 300～400 mL;输入低分子右旋糖酐 10 mL/kg,30 分钟静脉缓慢注射。如无右旋糖酐可用 2∶1 等张含钠液,继以 5 %碳酸氢钠 5 mL/kg,首批快速输液一般于 30～60 分钟输完。②继续输液。经首批快速输液后,继用 1/2～2/3 张液体静脉滴注,直至休克纠正。此阶段总量为 30～60 mL/kg。如酸中毒较重,用1.4 %碳酸氢钠以提高二氧化碳结合力,或参考血生化给予纠正。患儿有尿后注意补钾及补钙。③维持输液。休克基本纠正后,继用含钾维持液静脉滴注,第一个 24 小时的输液量为 50～80 mL/kg。

(2)血管活性药的应用。在扩容纠酸的同时给予血管活性药以改善微循环。①山莨菪碱。剂量、用法等同脑型。②多巴胺。速度为 20 μg/(kg·min),静脉维持。可并用间羟胺,剂量为多巴胺 1/2 至等量,与多巴胺同时静脉滴注。③异丙基肾上腺素。心功能突出不好时可用本药。剂量为按 2～3 μg/(kg·min)的速度滴入。要随时根据病情调整速度,并注意有无心率加快或心律失常等不良反应。④酚妥拉明。用于经一般治疗后休克症状仍不见好转的病例。可与间羟胺合用,剂量均为 1～3 μg/(kg·min)静脉滴注,病情好转后减量至停药。⑤去甲基肾上腺素。目前国内外已较少首选或单独应用该药,剂量为 1 mg 加入 100～200 mL 葡萄糖溶液中静脉滴注。待血压上升,病情好转,巩固数小时后逐渐减慢至停药。

(3)强心药物的应用。可用毒毛花苷 K,每次 0.007～0.01 mg/kg,一日量 0.25 mg,稀释在10～20 mL液体中缓慢静脉注射,必要时可于 4 小时后根据病情重复用半量至全量。也可用毛花苷 C,饱和量 2 岁以上为 0.03 mg/kg,2 岁以下0.04 mg/kg,剂量 1/3～1/2 饱和量,注射方法同毒毛花苷 K,余量分 2 次间隔 4～6 小时静脉注入。

(4)抗感染:抗菌药的应用同脑型。

(5)抗凝血:对 DIC 的诊断与治疗同脑型。

(6)氧气吸入:常用鼻导管供氧,流量为 1 L/min 或用面罩供氧,流量为 2～4 L/min,随时保持呼吸道通畅,以保证吸氧效果。

(四)肺型(呼吸窘迫综合征、ARDS)的治疗

(1)山莨菪碱:用量每次 2～3 mg/kg,每 10～15 分钟 1 次静脉注射,直至症状改善,然后再延长给药时间,病情稳定后逐渐减量至停用。

（2）合并应用酚妥拉明，每次 $0.2\sim0.5$ mg/kg，缓慢静脉注射，直至症状改善。

（3）因有肺水肿，应控制输液量，必要时应用呋塞米，每次 1 mg/kg 静脉注射，必要时 3 小时后再重复应用 1 次。

（4）合并应用地塞米松，每次 $0.3\sim0.5$ mg，每 8 小时 1 次，静脉注入。

（5）抗凝治疗：肺型都伴有 DIC，应采用肝素抗 DIC 治疗。

（6）改善肺的换气功能。经过积极给氧（$3\sim5$ L/min）后，血气分析如动脉血氧分压仍低于 50 mmHg 时，可应用持续呼吸道正压呼吸（CPAP）。如患儿同时有通气功能障碍，动脉血二氧化碳分压明显升高，可用呼气终末正压呼吸（PEEP）。

（五）混合型的治疗

此型多伴有多脏器功能衰竭，病情更为复杂，应随时分析病情，根据需要及时治疗。

四、病情评估

（一）根据病情，进一步仔细查体并处理

（1）加强监护。

（2）大便培养＋药物敏感试验，需早期多次送检。疾病早期往往需经 0.9 ％温盐水灌肠，采取沉底粪便检查。

（3）动脉血气分析及电解质测定：了解水、电解质及酸碱平衡紊乱的情况及程度。

（4）循环及眼底检查：了解微循环功能和有无脑水肿。

（5）免疫学检测：应用荧光物质标记的痢疾杆菌特异性多价抗体来检测大便标本中的致病菌，方法各异，且都较快速，但特异性有待进一步提高。

（6）特异性核酸检测：采用核酸杂交或 PCR 可直接检查粪便中的痢疾杆菌核酸，具有灵敏度高、特异性强、快速简便、对于标本要求较低等优点。

（7）中心静脉压（CVP）测定：正常值为 $0.59\sim1.18$ kPa。

（8）DIC 检测：毒痢患者易并发 DIC。

（9）其他检查：包括血培养、心电图、X 射线检查等，可按需要进行。

（二）危险因素识别

（1）经积极的扩充血容量、改善微循环治疗后，病儿往往会面色好转，肢体转暖，尿量增加，如果血压仍不稳定，应加用多巴胺等升压药物。治疗过程中出现心率增速，提示有心力衰竭发生可能，除考虑中毒性心肌炎外，也可能与输液速度过快、输液量过多有关，故应监护 24 小时出入量，必要时可测定中心静脉压，调整输液量及输液速度。

（2）如果意识障碍加重，抽搐频繁，提示脑水肿未能控制，除加强脱水止痉外，可应用山莨菪碱以改善脑部微循环，并积极降温，保持呼吸道通畅，避免高温、缺氧而引发惊厥。病程中出现瞳孔改变，呼吸节律异常，则提示脑疝、呼吸衰竭发生，应加强脱水治疗，必要时用气管插管行人工呼吸。

（3）有效的抗生素治疗可使体温下降，大便性状改善，次数减少。若肠道症状无好转，提示所选用的抗生素无效，可根据药敏选择有效抗生素。

（4）DIC 应用肝素治疗时要做好监护，应用肝素后应使试管法凝血时间保持在 $17\sim25$ 分钟，达不到17分钟，应加大肝素剂量，超过 30 分钟则要减量。如果出血现象加重，凝血时间＞2小时,则为肝素过量,应立即停用肝素,并用鱼精蛋白中和肝素,用量与最后一次肝素用量相等,一般先用半量,必要时15分钟后再给半量。

（三）病情分析

(1)疾病诊断:起病急,发展快,突然高热,粪便(自然排便或灌肠)检查发现较多白细胞及红细胞。具有下述情况之一者如能排除类似疾病,可诊断为中毒型痢疾。①有中枢神经系统中毒症状,如精神萎靡、嗜睡、躁动、谵妄、惊厥、浅昏迷或昏迷等。②有循环系统症状,如面色苍白、四肢发凉、脉弱、脉压小、血压下降等。③有呼吸系统症状,如呼吸浅快不规则、叹息样呼吸、双吸气、呼吸减慢、呼吸暂停等。

(2)临床类型:中毒型痢疾可分为脑型(脑微循环障碍型)、休克型(皮肤内脏微循环障碍型)、肺型(肺微循环障碍型)及混合型。

五、病程观察

1.症状和体征变化

(1)监测体温:若持续高热,应给予退热。

(2)观察循环体征的变化:注意面色、肢体冷暖情况,以及血压、心率的变化,监测24小时出入量,特别是尿量情况。

(3)观察意识改变及抽搐情况:可提示脑水肿程度。密切注意瞳孔及呼吸节律改变,警惕脑疝、呼吸衰竭的发生。

(4)肠道症状:检查粪便的性状和次数。

2.分析化验和特殊检查结果

(1)血气分析:病儿往往有代谢性酸中毒,应随时做血气分析及血电解质测定,根据结果并结合临床予以纠正水、电解质紊乱及酸碱平衡失调。

(2)甲皱微循环及眼底检查:可见毛细血管襻数减少、模糊,色暗紫,血流缓慢,眼底检查示小动脉痉挛、静脉淤血,重者视网膜水肿,颅内压增高明显者视盘水肿。

(3)粪便培养:可明确病原菌,根据药敏结果调整抗生素的应用,抗生素疗程结束,停药48小时后复查培养2次,阴性提示病愈。

3.扩容输液时的注意事项

(1)首批快速输液时输含钠液,因为单纯葡萄糖溶液无张力,不能维持有效循环量,而且休克早期常有高血糖症,所以不宜再补大量葡萄糖。休克晚期糖原几乎被耗尽,则需补充葡萄糖。

(2)休克纠正前常有高血钾症,故不用输含钾液,有尿后再输,如有明显低血钾症,则要相应增加含钾液的用量。

(3)重度休克患儿在补充有效循环血量后,淤滞于毛细血管床内的酸性产物被"洗出",可使酸中毒暂时加重。此时只要循环明显改善,肾功能恢复,尿量增加,就不必再给予过多的碱性液。

(4)判定所输液体的质与量是否合适,以观察外周循环及酸中毒的恢复情况,尤其是尿量渐增较为可靠。此外,还可参考尿相对密度、尿pH(6.7～7.0)、血二氧化碳结合力、中心静脉压或血液气体分析等。

(5)休克纠正后,因过多的细胞间藏液回到血管内,故要控制输液量。

六、预后

该病来势凶险,往往起病 48 小时内迅速恶化,故应及时、尽早给予综合性治疗措施。持续昏迷、频繁惊厥者预后较差。合并其他疾患,如营养不良、肺炎及麻疹等,可影响本病预后。

第三节　重症急性胰腺炎

重症急性胰腺炎是急性胰腺炎伴有脏器功能障碍,或出现坏死(占胰腺的 30 ％以上)、脓肿或假性囊肿等局部并发症,或两者兼有。在儿童中并不常见,大部分预后良好。重症急性胰腺炎(severe acute pancreatitis, SAP)占急性胰腺炎的 1 ％～5 ％,其病死率可高达 50 ％,小儿 SAP 极为少见,但病情危重。

一、病因与发病机制

儿童急性胰腺炎的致病因素与成人不同,主要包括以下几点。①特发性:指原因不明的致病因素,占 30 ％。②腹部外伤:如车祸、虐待等。在美国,腹部外伤占到了 17 ％～34 ％。③胰胆管系统畸形:如先天性胰胆管发育异常、先天性奥狄括约肌发育异常、胰腺分裂、胆总管囊肿、胆总管结石病等。④并发于多系统疾病:如系统性红斑狼疮、克罗恩病等。⑤药物和中毒:如硫唑嘌呤、四环素、左旋门冬酰胺、丙戊酸钠、激素和免疫抑制剂等。⑥病毒感染:如腮腺炎病毒、风疹病毒、柯萨奇 B 病毒和人类免疫缺陷病毒等。⑦遗传因素和代谢异常:高钙血症、高脂血症等。感染引起的胰腺炎一般为轻型胰腺炎。

重症急性胰腺炎的发病机制并未完全阐明,目前的共识是胰酶消化自身胰腺和消化周围组织所引起的化学性炎性反应继而引发胰腺炎。胰蛋白酶和抗胰蛋白酶系统、磷脂酶 A2 和血栓素 A2、胰腺血循环障碍、氧自由基、细胞膜的稳定性及内毒素等,在急性胰腺炎的发病机制中起了重要作用。近年来认为,炎症介质、肠道屏障的破坏和微循环障碍在 SAP 的进程中起很重要的作用。①炎症介质。SAP 时机体产生大量炎性细胞因子,同时对其失去正常控制,从而形成自身放大的连锁反应,产生更多的内源性有害物质,组织细胞功能广泛破坏,引起全身反应综合征(SIRS),并最终导致多器官功能障碍综合征(MODS)。参与全身炎症反应的炎症介质主要有细胞因子、血小板活化因子(PAF)、磷脂酶 A2、花生四烯酸代谢产物等。②肠道屏障的破坏。SAP 时,细胞因子和炎症介质使肠道黏膜通透性升高,肠道黏膜屏障破坏引起细菌移位;SAP 时,广谱抗生素的使用破坏肠道菌群平衡,引起致病菌的生长,长期禁食和全胃肠外营养使肠道黏膜萎缩,细菌生长、移位。③微循环障碍。SAP 时,应激反应、血流动力学改变和炎症介质的作用使胰腺的血流灌注减少,引起微循环障碍,而微循环障碍导致的缺血缺氧和缺血再灌注损伤在 SAP 及胰外器官损伤中起重要作用。

二、病理及分型

急性胰腺炎可以分为轻型胰腺炎(传统的急性水肿型胰腺炎,占绝大部分)和重型胰腺炎(传统的急性出血坏死型胰腺炎)两种,重型胰腺炎多累及心血管、呼吸、肾脏等系统,轻型胰腺炎胰腺局限或弥漫性水肿、充血肿大、炎性细胞浸润、包膜紧张。重型胰腺炎组织结构破坏显著,呈现高度充血水肿,大片出血坏死,炎性细胞大量浸润,胰周脂肪组织坏死而形成皂化斑,腹腔内渗出可有混浊恶臭液体,后期可继发感染、胰腺脓肿。

三、临床表现

儿童急性胰腺炎的症状和体征多种多样,大部分表现为腹痛伴有呕吐,腹部压痛和腹胀,腹痛可在 24～48 小时急剧加重。部分患儿可出现发热、心率加快、黄疸、低血压、腹肌紧张、反跳痛和肠鸣音减弱。在重症急性胰腺炎患儿中,有时可看到脐部或腰部皮肤出现青紫块,前者称为卡伦(Cullen)征,后者称为格雷特纳(Grey-Turner)征,为外溢的胰液穿透腹部、腰部肌肉,分解皮下脂肪,引起毛细血管出血所致。轻型胰腺炎患者临床过程平稳、死亡率低;重型胰腺炎患者病情凶险,由于易并发全身炎症反应综合征、急性呼吸窘迫综合征、弥散性血管内凝血、消化道大量出血、全身或腹腔感染和多脏器功能障碍,因此病死率很高。

四、实验室及特殊检查

(一)淀粉酶

血清淀粉酶的测定对诊断急性胰腺炎有临床意义,但其高低与病情无明显相关性,血清淀粉酶水平较正常升高 3 倍以上就可考虑为胰腺炎。血清淀粉酶在起病后 2～12 小时即升高,48 小时达到高峰,3～5 天逐渐恢复正常;尿淀粉酶在发病后 12～24 小时升高,持续时间在 5 天以上。

(二)血脂肪酶

血脂肪酶在发病后 4～8 小时升高,24 小时到高峰,8～14 天降至正常,较淀粉酶升高的持续时间长,这对诊断有重要的临床意义,尤其对血清淀粉酶恢复正常的患儿具有较高的诊断价值。

(三)腹部 B 超

在发病初期 24～48 小时行 B 超检查,可以初步判断胰腺的形态学变化,同时有助于判断有无胆道疾病。但是由于受到胰腺炎时胃肠道积气的影响,有时超声检查不能对胰腺炎做出准确判断。

(四)CT 检查

CT 扫描及增强 CT 扫描是目前急性胰腺炎诊断、分期、严重度分级及并发症诊断最准确的影像学方法。CT 影像上胰腺炎性反应的严重程度分为 A～E 级。A 级,影像学为正常胰腺(0 分);B 级,胰腺实质改变,包括胰腺局部或弥散性增大,胰腺内小范围的积液(侧支胰管或直径<3 cm 的胰腺坏死所致);C 级,胰腺实质及周围的炎性反应改变,除 B 级所述胰腺实质的变化外,胰腺周围软组织也有炎性反应改变;D 级,胰腺外的炎性反应改变,以胰腺周围改变为突出表现而不是单纯的液体积聚;E 级,广泛的胰腺外积液或脓肿,包括胰腺内显著的积液、坏死,胰腺周围的积液和脂肪坏死,胰腺脓肿。人们将 CT 检查严重程度的得分称为 CT 严重指数,其与预后密切相关。

五、并发症

(一)急性液体积聚

急性液体积聚常发生于疾病早期,为胰腺内或胰周无囊壁包裹的液体积聚,多能自行吸收,少数发展为假性囊肿或胰腺脓肿。

（二）胰腺及胰周组织坏死

胰腺及胰周组织坏死指胰腺的局灶性或弥漫性坏死,伴随胰周组织脂肪坏死。目前增强CT 是判断胰腺坏死的最佳方法。

（三）胰腺假性囊肿

胰腺假性囊肿为胰腺炎后形成的有纤维组织或肉芽囊壁包裹的液体积聚,多数经影像学检查确定。

（四）胰腺脓肿

胰腺脓肿多数情况下由局灶性坏死液化继发感染而形成,常发生于重症急性胰腺炎的后期。有脓液存在,细菌或真菌培养阳性是区别感染性坏死的特点。

六、诊断与鉴别诊断

诊断急性胰腺炎一般需符合以下三条中的两条:①具有急性胰腺炎特征性腹痛;②血淀粉酶和(或)脂肪酶升高至正常值上限的 3 倍以上;③具有急性胰腺炎特征性的 CT 表现。重症急性胰腺炎指胰腺炎伴有器官衰竭和(或)局部并发症,器官衰竭指休克、肺功能不全、肾衰竭或胃肠道出血。

七、治疗

目前小儿 SAP 的治疗也强调以非手术为主的综合治疗原则,主要包括支持治疗、胰腺休息、抗生素的使用、营养支持、中药治疗。近年来持续血液净化也被应用于重症急性胰腺炎的治疗。

（一）支持治疗

支持治疗,尤其是防止低氧血症和保证充分补液,是治疗的关键。推荐第一个 24～48 小时给予氧疗,尤其是对于应用麻醉剂的镇痛者。低血容量可累及胰腺微循环,是重症(坏死性)胰腺炎发生的主要原因,且可引起肠缺血,导致肠道通透性增加,是继发胰腺感染的重要原因。大量实验证据显示,早期的积极补液和改善氧供可提高生存率。在临床上,液体补充是否充分可通过监测生命体征、尿量和中心静脉压来判断,并根据血气结果,调整和补充钾、钙离子,以及纠正酸碱失衡,应注意输注胶体物质和补充微量元素、维生素。同时,对急性胰腺炎患儿应加强监护,出现器官功能不全特别是持续性低氧血症、静脉输液无效的低血容量和肾功能不全者(如 Cr＞2 mg/dL),应立即转诊至 ICU。在发病早期,观察的重点应放在循环系统,防止和纠正休克;注意监测血氧饱和度,保持呼吸道的通畅;监测肾功能,每天复查肌酐和尿素氮,观察尿量和尿比重变化;密切观察腹部体征的变化,对大量血性腹水者可考虑腹腔穿刺灌洗。病情稳定后,若腹部及其他体征和症状再次加重,应考虑感染的可能,复查血常规和腹部 CT 或B 超,必要时做腹腔穿刺、抽液培养。

（二）胰腺休息

禁食、胃肠减压可缓解腹胀、呕吐,更重要的是减少胃液、胃酸对胰酶分泌的刺激,从而减少胰酶和胰液的分泌,使胰腺得到休息。此外可使用药物来抑制胰腺的分泌,常用的药物有以下几种。①抗胆碱能药物:阿托品、山莨菪碱。②抑制胃酶药物:雷尼替丁、法莫替丁、奥美拉唑等可减低胃酸的分泌,并有抑制胰酶的作用。③抑制胰蛋白酶活性药物:抑肽酶、加贝酯等。近年来,生长抑素(奥曲肽、施他宁)已较广泛地应用于 SAP 的治疗。乌司他丁作为一种广谱的胰酶抑制剂和膜稳定剂,也已广泛用于临床治疗该病,每天 10 万～20 万 U。疼痛剧烈时考虑镇痛治疗,包括每 2～4 小时予哌替啶 1 mg/kg 和吗啡 0.1 mg/kg,吗啡的止痛持续时间较长。

(三)抗生素的使用

临床研究显示,40％～70％的重症急性胰腺炎有继发感染,且死亡病例中 80％与感染有关。此外,重症急性胰腺炎还可并发腹腔脓肿、呼吸道和泌尿道感染及败血症。因此,重症急性胰腺炎患者及时、合理地进行抗感染对改善预后极为重要。抗生素的应用应遵循抗菌谱为革兰阴性菌和厌氧菌为主、脂溶性强、有效通过血胰屏障三大原则。三代头孢菌素、哌拉西林、亚胺培南、喹诺酮类抗生素(环丙沙星、氧氟沙星)对重症急性胰腺炎的抗感染均有较好疗效;碳青霉烯类抗生素在治疗重症急性胰腺炎方面优于喹诺酮类;而甲硝唑类对厌氧菌有效,且脂溶性大,可与上述两种抗生素合用,是目前公认的辅助性抗炎药。CT 或 B 超引导下行胰腺细针抽吸做细菌培养,可为抗生素的选择提供新的依据。

(四)血液净化

血液透析滤过治疗可直接清除血浆中的胰酶等,通过一定孔径的滤膜选择性地清除血浆中小于滤膜孔径的抗炎,以及能炎症介质与细胞因子,从而降低全身炎症反应强度和胰腺损害,使病情得到控制和好转,是目前早期清除重症急性胰腺炎患者血浆中胰酶、炎症介质和细胞因子最有效的方法。而且它能排出体内过多的水分,减轻组织间质水肿,改善组织的氧利用,清除代谢产物,纠正水、电解质、酸碱失衡,维持内环境稳定,为营养与支持创造条件,改善心、肺、肾、肝脏等器官的功能。姜坤等分析了 1990—2006 年有关重症急性胰腺炎治疗的文献,结果显示早期血液滤过治疗对重症急性胰腺炎有明显疗效,不仅降低了总体病死率、提高了总体治愈率,而且有效地缩短了患者住院时间,降低了治疗后中转手术治疗率。血液滤过能更快地改善重症急性胰腺炎发病后腹痛、腹胀的局部症状而缓解病情。此外,重症急性胰腺炎早期死亡的主要原因为并发多器官功能衰竭,而晚期死亡的主要原因为并发感染,早期血液滤过治疗明显降低了多器官功能衰竭和感染的发生率。但目前在血液净化治疗重症急性胰腺炎领域尚有不少问题有待解决,如治疗机制、治疗指征、时机和剂量的合理选择等。

(五)营养支持

急性胰腺炎患者处于高度应激状态,分解代谢亢进,多呈负氮平衡,从而对并发症的易感性增强。营养治疗的目的是在不刺激胰腺分泌和不加剧胰腺自身消化的基础上,满足新陈代谢的需要,提高机体对多因素刺激的耐受性。对于轻、中型急性胰腺炎,一般在病程的 4 天内即能进食,不需要空肠营养或静脉营养。对于重症急性胰腺炎,根据病情发展和转归,分阶段选择营养途径及方式。肠外营养是重症急性胰腺炎早期较为理想的营养支持方式,目前认为,急性胰腺炎患者应用含脂肪乳剂的肠外营养是安全、有效的,但在静脉营养使用过程中需监测甘油三酯水平。长期肠外营养及禁食状态会导致肠道黏膜萎缩,肠道通透性增加,肠道细菌和内毒素移位,触发多器官功能障碍综合征(MODS)的发生,并导致胰腺二次感染,甚至胰腺坏死。因此在经过动态 CT 扫描等检查明确胰腺坏死灶局限、炎症减轻、渗出消退、无继发感染、胃肠功能恢复、全身状况稳定的条件下,应尽早开始肠内营养。肠内营养的给予有三种主要途径:①经鼻空肠置管;②经皮内镜空肠造瘘;③术中空肠造瘘。经鼻空肠置管因其无创性而应用较广泛,但在小年龄儿童中,经鼻空肠置管较困难。肠内营养的实施宜从小剂量开始,循序渐进,根据患者的代谢情况,调整肠内营养的剂量,最好应用输液泵控制连续滴注,病情稳定后可过渡到口服饮食。

(六)中药治疗

中医药可通过清洁肠道、促进肠道动力恢复、维护肠道黏膜屏障和保护胰腺、抑制胰酶活性、减少炎性细胞因子的释放、抗氧化和清除自由基及改善微循环障碍来延缓病情恶化并促进疾病的康复。除对不需胃肠减压的患者实行"禁食不禁中药"的原则外,对必须进行胃肠减压的患者,可以定时从胃管鼻饲中药,将胃肠减压与鼻饲中药结合起来。常用中成药复方清胰汤加减,酌情每日 3～6 次,注入后夹管 2 小时;单用生大黄 15 g 沸水化开、滤渣,胃管内灌注,每日 2 次;芒硝腹部外敷,每次 500 g,1 周左右更换。

(七)手术治疗

急性胰腺炎患者仅少数需要手术,要严格掌握手术的指征和时机。在疾病早期,若存在以下情况可考虑手术治疗:①有顽固性呼吸和心血管功能障碍,非手术治疗不能缓解者;②不能控制的胰腺出血;③积极非手术治疗,症状体征不缓解甚至加重,且 B 超或 CT 显示胰外浸润扩大;④合并胃肠穿孔者;⑤诊断不明,不能排除其他外科急腹症者。胆总管嵌顿结石宜在病情稳定后施行内镜逆行胰腺(导管)插管术(ERCP)切开取石。在疾病后期,胰腺和胰周坏死组织感染或脓肿形成是手术治疗的绝对指征,其他如假性囊肿巨大,有压迫症状,或引起消化道梗阻、进行性肿大有破裂倾向等也是手术指征。

第四节　急性坏死性肠炎

急性坏死性肠炎(acute necrotizing enteritis)是以小肠为主的急性炎症,因常有广泛性出血,又称急性出血性肠炎。临床上发病突然,以腹痛、腹泻、便血、呕吐、发热、迅速出现感染性休克为特征,如不及时抢救,易致死亡。本病多见于 3～9 岁小儿,以农村小儿常见。全年均可发病,夏秋季较多见,呈散发性发病,亦可在同一季节和地区发生多例。新生儿期发病称新生儿坏死性小肠结肠炎。

一、病因

病因尚未完全明确,有人认为是由 C 型产气荚膜梭状芽孢杆菌及其产生的 β 肠毒素(可致组织坏死)引起。此菌可产生耐热芽孢,在污染的食物中繁殖并产生肠毒素,摄入后可致病。蛋白质营养不良者,蛋白酶(特别是胰蛋白酶)分泌减少,长期食用含有蛋白酶抑制物的食物(如花生、大豆、蚕豆、甘薯或桑葚等)可使胰蛋白酶活性降低;肠道蛔虫能分泌胰蛋白酶抑制物,可能是本病的一个诱发因素。这些因素使胰蛋白酶破坏肠毒素能力减弱,更易于发病。新生儿坏死性小肠结肠炎则与产气荚膜杆菌、大肠埃希菌、表皮葡萄球菌和轮状病毒感染有关,多见于有窒息史的早产儿。红细胞增多症、高渗牛乳、喂食过多过快也与发病有关。

二、病理

从食管到结肠均可受累,但多见于空肠和回肠。病变呈散在灶性或节段性,可发生在一段或两段以上,长度从数厘米至全部小肠。受累肠管扩张,呈暗红色或紫红色,与正常肠段分界清楚,肠管多积气,有血性内容物,肠壁增厚,较硬,黏膜皱襞肿胀,黏膜表面有散在的坏死灶,脱落后形成浅表溃疡。可有肠壁囊样积气,肠腔内有脓性或血性渗出液。镜下见充血、水肿、出血、坏死、小动脉壁纤维素样坏死、血流停滞、血栓形成和炎症细胞浸润。肌层平滑肌变性、断裂,肌间神经节细胞蜕变甚至消失。浆膜层可有纤维素性渗出。多数病例仅累及黏膜和黏膜下层,病变轻者可只充血、水肿和小灶性坏死出血,严重者可达肌层和浆膜层,引起肠壁全层坏死,甚至发生肠穿孔及腹膜炎。病变恢复后,不遗留慢性病变,但腹腔内的纤维素性渗出,可发生腹腔内粘连。

三、临床表现

起病急骤,主要表现为腹痛、呕吐、腹胀、腹泻、便血和毒血症等。病情轻重不一,严重者常出现中毒性休克。常以腹痛开始,逐渐加重,呈持续性钝痛,伴不同程度阵发性加剧,早期以上腹部及脐周疼痛明显,后期常涉及整个腹部。早期腹痛部位常与病变部位和范围相符,发病不久即开始腹泻、便血,次数不一,每天两三次至数十次。初为黄色稀便,少量黏液,无脓,无里急后重。以后排血便,呈暗红色糊状,或呈赤豆汤样血水便,有时可见灰白色坏死物质,有特殊腥味,血量多少不一。腹痛同时伴有恶心、呕吐,开始吐出胃内容物及黄绿色胆汁,以后可呈咖啡样物或吐小蛔虫。大量的液体和血液渗入肠腔和腹腔,即使在肠梗阻时无粪便排出,也可导致脱水、血容量减少、电解质紊乱和酸中毒等。发病早期即有不同程度毒血症症状,如寒战、高热、疲倦、嗜睡、面色发灰、食欲不振等。重者病情发展迅速,常于起病后1～3天病情突然恶化,出现严重中毒症状和休克。可伴发弥散性血管内凝血和败血症,少数病例可在血便出现前即发生中毒性休克。

早期或轻症患儿腹部体征表现为腹部稍胀、柔软,可有轻度压痛,但无固定压痛点,以后腹胀加重,可出现固定压痛。早期炎症刺激引起肠痉挛,肠鸣音亢进;晚期肠壁肌层坏死出血,肠管运动功能障碍引起肠麻痹、肠鸣音逐渐减弱或消失,以后者多见。当肠管坏死累及浆膜或肠穿孔时,出现局限性或弥漫性腹膜炎症状,如明显腹胀、腹肌紧张、压痛和反跳痛等。有肠穿孔者肝浊音界消失。但休克病儿反应迟钝,有腹膜炎而腹肌紧张和压痛可不明显,应仔细观察。

婴幼儿症状多不典型,易误诊。病初烦躁、呕吐、腹胀、蛋花样腹泻,伴有明显中毒症状,并易发生广泛性肠坏死、腹膜炎和中毒性休克。

新生儿坏死性小肠结肠炎特点:发病多在出生后2周内,以2～10天为高峰;临床以腹胀、呕吐、腹泻、血便为主;呕吐物带胆汁或为咖啡色,粪便一日数次至10余次,稀薄或带血,隐血试验阳性;重者腹胀显著,可看到肠形,可发生肠穿孔和腹膜炎,并常见精神萎靡、体温不稳定、面色苍白或青紫、黄疸、休克、代谢性酸中毒、DIC等感染中毒表现,可出现呼吸暂停。

本病一般病程7～14天,若能及时诊治,治愈后可恢复正常。危重者起病急、发展快,迅速出现中毒性休克,应密切观察,及时抢救。

四、实验室检查

(一)血象

白细胞总数增多,中性粒细胞增多,核左移,可见中毒性颗粒。血小板常减少,可有失血性贫血,重症更明显。血培养可有非特异性细菌生长,如葡萄球菌、肠球菌、产碱杆菌等。

（二）大便

隐血试验强阳性。镜检有大量红细胞和少量白细胞。革兰染色可见较多阳性粗短杆菌、厌氧菌培养多数分离出产气荚膜芽孢梭菌。偶尔还可培养出大肠埃希菌、志贺菌、沙门菌、铜绿假单胞菌等。大便胰蛋白酶活性显著降低。

五、X 射线检查

X 射线检查常见动力性肠梗阻征象，可见小肠呈局限性扩张充气，肠间隙增宽，黏膜皱襞变粗。或见病变肠管僵直，间或有张力的胀气肠襻，部分病例出现机械性肠梗阻表现，直立位有散在短小液平，结肠呈无气状态，亦有呈麻痹型胀气表现者。有时可见到由大段肠管坏死造成的一堆致密影，有些病例可见肠壁积气，尤以新生儿和小婴儿多见。肠穿孔后可出现气腹，一般忌做钡餐或钡剂灌肠检查，以免肠穿孔。因本病易发生休克，故检查时应避免过多搬动，一般采取仰卧位，可以侧卧位水平投照代替直立位。

六、诊断

无特殊诊断方法，主要依靠病史、典型临床表现和 X 射线检查。若起病急，突发腹痛、腹泻、便血、呕吐及有中毒症状者应考虑本病。结合血、粪便化验检查和 X 射线特征性改变即可诊断。对不典型的病例，应严密观察病情变化以明确诊断，并应注意和中毒型细菌性痢疾、腹型过敏性紫癜及急性肠套叠相鉴别。中毒型细菌性痢疾早期可出现高热、惊厥甚至休克，腹痛多不重，腹胀较轻，有里急后重，大便为脓血便，血量不多，主要是黏液和脓，且常在中毒症状之后出现。腹型过敏性紫癜虽有腹痛和血便，但无发热和全身中毒症状，血便无特殊腐败的腥臭味。肠套叠常见于婴儿，右侧腹部或脐上多能触及腊肠样肿块，腹部 X 射线检查提示肠梗阻征象，一般无发热和感染中毒症状。

新生儿坏死性小肠结肠炎的诊断常根据病史特点、诱发因素、临床表现和 X 射线检查等，不难诊断。

七、治疗

本病轻重不一，病情变化快，应采取综合治疗措施。原则是抢救休克，改善中毒症状，控制感染，增强机体抵抗力，减轻消化道负担，并促进其正常功能恢复。

（一）禁食

禁食为重要的治疗措施。疑诊本病即应禁食，确诊后继续禁食，以利胃肠休息，待大便隐血阴性、腹胀好转和腹痛减轻后，逐渐恢复饮食，以流质、半流质、少渣饮食逐渐恢复到正常饮食。恢复饮食宜慎重，过早、过急可使病情恶化或延长病程，但也不宜过晚，以免营养不足，不利于疾病的恢复。在腹胀和便血期间同时应采取胃肠减压。

（二）维持水和电解质平衡及补充营养

由于吐泻、进食少，易发生脱水、酸中毒和电解质紊乱，因此要及时予以纠正。因禁食时间较长，故应精确计算液体出入量及能量需要，可少量多次输血，必要时给予肠道外静脉营养。

（三）抗休克

本病易发生休克，是死亡的主要原因，早期发现和及时处理是治疗的重要环节。休克多属失血和中毒的混合型。应迅速补充血容量，改善微循环，包括补液、右旋糖酐。可应用调整血管紧张度的药物如异丙肾上腺素、多巴胺等，必要时输血和血浆。肾上腺皮质激素可减轻中毒症状,抑制变态反应,但使用过久(超过1周)可促进肠坏死,有发生肠穿孔的危险,并可掩盖症状,在中毒性休克时可早期短程使用,一般为3～5天。

中毒性休克患儿肠管病变多严重而广泛,经抢救效果不明显或不稳定者多主张早期手术,以减少毒素产生的来源。

(四)抗生素

控制肠内细菌感染对于减轻肠道损害和休克是有利的。选用对肠道细菌有效的抗生素如氨苄西林、卡那霉素或头孢菌素类等进行静脉滴注。

(五)胰蛋白酶

每次0.1 mg/kg,每日3次,以破坏产气荚膜杆菌的毒素。

(六)对症治疗

腹痛剧烈而腹胀不明显时,可肌内注射山莨菪碱,每次0.3～0.5 mg/kg,每日2～3次,腹胀严重者应早做胃肠减压。出血者可静脉滴注维生素C,或服云南白药每次0.3～0.9 g、每日3次,高热可用物理降温或解热药物。

(七)手术治疗

如果肠梗阻症状明显,疑有腹膜炎、肠穿孔、肠坏死,应考虑手术治疗。

第十章　呼吸系统疾病

第一节　急性上呼吸道梗阻

呼吸道梗阻包括发生于呼吸道任何部位的正常气流被阻断。阻断的部位如果位于呼吸道隆突以上，往往会迅速引起窒息，危及生命。阻断的部位如果位于呼吸道隆突以下，影响支气管或小气道的气流，但不致立刻危及生命。急性上呼吸道梗阻不仅包括上呼吸道，也包括隆突以上所有气道的梗阻。上呼吸道梗阻危及患儿的情况取决于多方面因素，包括梗阻的部位、梗阻的程度、梗阻发展的速度，以及患儿心脏和肺的功能状态。

一、病因

（一）引起急性上呼吸道梗阻病因的解剖分布

1. 鼻咽和口咽

其中包括：①严重的面部创伤、骨折；②咽部异物；③扁桃体周围脓肿；④咽旁脓肿；⑤腭垂肿胀伴血管神经性水肿；⑥黏膜天疱疮。

2. 咽后壁软组织

其中包括：①咽后壁脓肿；②咽后壁出血；③颈椎损伤后水肿；④烫伤和化学性损伤。

3. 颈部软组织

其中包括：①创伤及医源性血肿；②颌下蜂窝组织炎。

4. 会厌

其中包括：①急性会厌炎；②外伤性会厌肿胀；③过敏性会厌肿胀。

5. 声门

其中包括：①创伤性声门损伤（常为医源性）；②手术引起的声带麻痹。

6. 喉

其中包括：①急性喉炎；②血管神经性水肿，喉痉挛；③异物；④手足抽搐伴发的喉痉挛、喉软化症；⑤外伤、骨折、水肿、局部血肿；⑥白喉的膜性渗出；⑦传染性单核细胞增多症的膜性渗出；⑧喉脓肿；⑨软骨炎。

7. 声门下区和气管

其中包括：①喉气管炎；②喉气管软化；③异物；④插管、器械、手术引起的医源性水肿；⑤膜性喉气管炎。

8. 食管

其中包括：①食管异物；②呕吐物急性吸入。

（二）引起急性上呼吸道梗阻病因的年龄分布

1. 新生儿及小婴儿

其中包括喉软化、声门下狭窄、声带麻痹、气管软化、血管畸形、血管瘤等。

2.新生儿～1岁

其中包括先天性畸形、喉气管炎、咽后壁脓肿、异物等。

3.1～2岁

其中包括喉气管炎、异物、会厌炎等。

4.3～6岁

其中包括肿大的扁桃体及腺样体、鼻充血、会厌炎和异物等。

二、临床表现

气道部分梗阻时可听到喘鸣音,可见到呼吸困难,呼吸费力,辅助呼吸肌参加呼吸活动,肋间隙、锁骨上窝、胸骨上窝凹陷。严重病例呼吸极度困难,头向后仰、发绀并窒息,如瞪眼、口唇凸出和流涎。患儿欲咳嗽,但咳不出。辅助呼吸肌剧烈运动,呈矛盾呼吸运动,吸气时胸壁下陷,而腹部却隆起,呼气时则相反。虽然拼命呼吸,但仍无气流,旋即呼吸停止,继而出现心律失常,最终发生致命的室性心律失常,可由低氧和迷走神经反射引起心跳停止而迅速死亡。

三、鉴别诊断

临床上常以喘鸣音作为鉴别诊断的依据。喘鸣是鼻和气管之间的上呼吸道部分梗阻而中断了气体的通道,由一股或多股湍流的气体产生。喘鸣的重要意义在于反映部分性的气道梗阻。儿童患者的气道并非一固定的管道,而为一相当软的管道,其管腔的横断面积随压力的不同而发生变化。在正常呼吸时,其变化较小,当有阻塞性病变时,则表现得相当重要。正常呼吸时,作用于气道的压力变化在胸腔内外是完全相反的。吸气时,在胸腔内,作用于气道壁的外周压力降低,因此,胸内气道趋于增宽;呼气时,外周压力升高使胸内气道变窄。胸外气道在吸气时,其周围软组织的压力近于不变,而胸腔内压力降低,使气道变窄;呼气时,胸腔内压力升高,使胸外气道变宽。部分梗阻如果发生在气道内径能发生变化的部位,当气道变为最小时,梗阻将是最严重的。气道内径变小会使气流变慢并分裂,从而产生喘鸣。因此,胸外气道梗阻会产生吸气性喘鸣,胸内气道梗阻会产生呼气性喘鸣。较大的病变会产生吸气性和呼气性双相气流梗阻,从而引起双相(往返)喘鸣,双相喘鸣比单相喘鸣更严重。

喉有着固定结构,其内径不随呼吸发生明显变化,婴儿喉腔最窄部位在声带处,横断面积为 $14\sim15~mm^2$。该部黏膜水肿仅1 mm,即可使气道面积减少 65 %。喉部病变多产生双相喘鸣。

不同病变引起的喘鸣的呼吸时相有以下几种。

(一)倾向于产生吸气性喘鸣的病变

其中包括:①先天性声带麻痹;②喉软化;③插管后喘鸣;④急性喉炎;⑤小颌、巨舌;⑥甲状舌骨囊肿;⑦声门上及声门蹼;⑧声门下血管瘤;⑨喉气管炎;⑩会厌炎;⑪咽后壁脓肿;⑫白喉。

(二)常产生双期喘鸣的病变

其中包括:①先天性声门下狭窄;②气管狭窄;③血管环、血管悬带;④声门下血管瘤;⑤声门下蹼。

(三)倾向于产生呼气性喘鸣的病变

其中包括:①气管软化;②气管异物;③纵隔肿瘤。

喘鸣的听觉特征可能对诊断有帮助,如喉软化症的喘鸣为高调、鸡鸣样、吸气性,声门梗阻亦可产生高调喘鸣;而声门上病变通常产生低调、浑厚的喘鸣,粗糙的鼾声是咽部梗阻的表现。

发音的特征也可能为上呼吸道梗阻的病因提供诊断线索。如声音嘶哑,常见于急性喉炎、喉气管炎、白喉和喉乳头状瘤病;声音低沉或无声,常见于喉蹼、会厌炎和喉部异物。

咳嗽的声音也有一定诊断意义。犬吠样咳嗽高度提示声门下腔病变;"钢管乐样"咳嗽常提示气管内异物。

由于上呼吸道与食管毗邻,因此,上呼吸道梗阻也可引起进食困难。婴儿鼻咽梗阻时,鼻呼吸障碍所引起的进食困难常伴有窒息和吸入性呼吸困难;口咽梗阻,特别是舌根部病变及声门上喉部病变,均影响吞咽;咽后壁脓肿及声门上腔炎症,如会厌炎,不仅让患者极不愿吞咽,而且会引起流涎。

X射线诊断。上呼吸道的梗阻在X射线下有些疾患有特异性改变,有些则不具有特异性改变。在胸片上,上呼吸道梗阻的其他表现包括:①肺充气量趋于正常或减少,这与其他原因引起的呼吸困难所见的肺过度膨胀相反;②气道可见狭窄的部分;③若下咽腔包括在X射线片内,则可见扩张。

四、治疗

(一)恢复气道通畅

对于急性上呼吸道梗阻患儿,应立即设法使其气道通畅,尽量使患儿头向后仰。让患儿仰卧,抢救人员将一手置于患儿颈部,将颈部抬高,另一手置于额部,并向下压,使头和颈部呈过度伸展状态,此时舌可自咽后部推向前,使气道梗阻缓解。若气道仍未能恢复通畅,抢救者可改变手法,将一手指置于患儿下颌之后,然后尽力把下颌骨推向前,同时使头向后仰,用拇指使患儿下唇回缩,以便恢复通过口、鼻呼吸。如气道恢复通畅后,患儿仍无呼吸,应即刻进行人工机械通气。

(二)迅速寻找并取出异物

如果气道已经通畅,患儿仍无自主呼吸,通过人工机械通气肺仍不能扩张,应立即用手指清除咽喉部的分泌物或异物。患儿宜侧卧,医师用拇指和食指使患儿张口,用另一只手清除患儿口、咽部的分泌物或异物,以排出堵塞物。亦可用一长塑料钳,自口腔置入,深入患儿咽后部,探取异物,切勿使软组织损伤。亦可通过突然增加胸膜腔内压的方法,形成足够的呼出气压力和流量,使气管内异物排出。具体做法是用力拍其肩胛间区或自患儿后方将手置于患儿的腹部,两手交叉,向上腹部施加压力。较安全的方法是手臂围绕于患儿胸廓中部(婴儿围绕于下胸廓),用力向内挤压或用力拍击中背部,亦可得到类似结果。因为大部分吸入的异物位于咽部稍下方的狭窄处,不易进一步深入,所以患儿无足够的潮气量而无法将阻塞的异物排出。但此时患儿肺内尚有足够的残气量,故对胸或腹部迅速加压,排出的气量足以将异物排出。如有条件,可在气管镜下取异物。

(三)气管插管、气管切开或环甲膜穿刺通气

来不及用上述方法或用上述方法失败的病例,以及其他情况紧急窒息,如手足搐搦症喉痉挛、咽后壁脓肿、甲状舌骨囊肿等时,可先做气管插管,必要时可做气管切开。来不及做气管切开时,可先用血浆针头做环甲膜穿刺,或连接高频通气,以缓解患儿缺氧。然后再做气管插管

或气管切开,并置入套管。

(四)病因治疗

引起上呼吸道梗阻的病因除了异物按上述方法抢救外,由其他病因所引起者,应分别按照病因进行处理。

第二节　反复呼吸道感染

一、定义和诊断标准

呼吸道感染是儿童,尤其是婴幼儿最常见的疾病。据统计,发展中国家每年每个儿童患4.2～8.7次呼吸道感染,其中多数是上呼吸道感染,肺炎的发生率则为每年每 100 个儿童10 次。反复呼吸道感染是指一年内发生呼吸道感染的次数过于频繁,超过一定范围。根据反复感染的部位可分为反复上呼吸道感染和反复下呼吸道感染(支气管炎和肺炎),对于反复上呼吸道感染或反复支气管炎,国外文献未见有明确的定义或标准。对于反复肺炎国内外较为一致的标准是 1 年内患 2 次或 2 次以上肺炎,或在任一时间框架内患 3 次或 3 次以上肺炎。每次肺炎的诊断需要有胸部 X 射线的证据。我国儿科学会呼吸学组于 1987 年制定了反复呼吸道感染的诊断标准,并于 2007 年进行了修订,见表 10-1。

表 10-1　反复呼吸道感染判断条件

年龄/岁	反复上呼吸道感染/(次/年)	反复下呼吸道感染/(次/年)	
		反复气管支气管炎	反复肺炎
0～2	7	3	2
3～5	6	2	2
6～14	5	2	2

注:①两次感染间隔时间至少 7 日。②若上呼吸道感染次数不够,可以将上、下呼吸道感染次数相加。若反复感染是以下呼吸道为主,则应定义为反复下呼吸道感染。③确定次数需连续观察 1 年。④反复肺炎指 1 年内反复患肺炎≥2次,肺炎需由肺部体征和影像学证实,两次肺炎诊断期间肺炎体征和影像学改变应完全消失。

二、病因和基础疾病

小儿反复呼吸道感染病因复杂,除与小儿时期本身的呼吸系统解剖生理特点,以及免疫功能尚不成熟有关外,微量元素和维生素缺乏、环境因素、慢性上气道病灶等是反复上呼吸道感染的常见原因。反复下呼吸道感染尤其是反复肺炎患儿,多数存在基础疾病。笔者对北京儿童医院 106 例反复肺炎患儿回顾性分析发现,其中88.7 ％存在基础病变:先天性或获得性呼吸系统解剖异常是最常见的原因,其次为呼吸道吸入、先天性心脏病、哮喘、免疫缺陷病和原发纤毛不动综合征等。

(一)小儿呼吸系统解剖生理特点

小儿鼻腔短,后鼻道狭窄,没有鼻毛,对空气中吸入的尘埃及微生物过滤作用差,同时鼻黏膜嫩弱又富于血管,极易受到损伤或感染,鼻道狭窄经常引起鼻塞而张口呼吸。鼻窦黏膜与鼻腔黏膜相连续,鼻窦口比较大,鼻炎常累及鼻窦。小儿鼻咽部较狭小,喉狭窄而且垂直,其周围的淋巴组织发育不完善,防御功能较弱。婴幼儿的气管、支气管较狭小,软骨柔软,缺乏弹力组织,支撑作用薄弱,黏膜血管丰富,纤毛运动较差,清除能力薄弱,易引起感染,并引起充血、水肿、分泌物增加,易导致呼吸道阻塞。小儿肺的弹力纤维发育较差,血管丰富,间质发育旺盛,肺泡数量较少,造成肺含血量丰富而含气量较少,故易感染,并易引起间质性炎症或肺不张等。同时,小儿胸廓较短,前后径较大,呈桶状,肋骨呈水平位,膈肌位置较高,使心脏呈横位,胸腔较小而肺较大,呼吸肌发育不完善,呼吸时胸廓活动范围小,肺不能充分地扩张、通气和换气,易因缺氧和 CO_2 潴留而出现面色青紫。以上特点容易引起小儿呼吸道感染,分泌物容易堵塞且感染容易扩散。

(二)小儿反复呼吸道感染的基础病变

1.免疫功能低下或免疫缺陷病

小儿免疫系统在出生时发育尚未完善,随着年龄增长逐渐达到成人水平,故小儿特别是婴幼儿处于生理性免疫低下状态,这是他们易患呼吸道感染的重要因素。新生儿外周血 T 细胞数量已达成人水平,其中 CD4 细胞数较多,但 CD4 辅助功能较低且具有较高的抑制活性,一般 6 个月时 CD4 的辅助功能趋于正常。与细胞免疫相比,体液免疫的发育较为迟缓,新生儿 B 细胞能分化产生免疫球蛋白(immunoglobulin,Ig)M 的浆细胞,但不能分化为产生 IgG 和 IgA 的浆细胞,有效的 IgG 类抗体应答需在生后 3 个月后才出现,2 岁时分泌 IgG 的 B 细胞才达成人水平,而分泌 IgA 的 B 细胞 5 岁时才达成人水平。婴儿自身产生的 IgG 从 3 个月开始增多,1 岁时达成人的 60%,6~7 岁时接近成人水平。IgG 有 IgG1、IgG2、IgG3 和 IgG4 四个亚类,在正常成人血清中比率为 70%、20%、6% 和 4%,其中 IgG1、IgG3 为针对蛋白质抗原的主要抗体,而 IgG2、IgG4 为抗多糖抗原的重要抗体成分,IgG1 在 5~6 岁、IgG3 在 10 岁左右、IgG2 和 IgG4 在 14 岁达成人水平。新生儿 IgA 量极微,1 岁时仅为成人的 20%,12 岁达成人水平。另外,婴儿期非特异免疫如吞噬细胞功能不足,铁蛋白、溶菌酶、干扰素、补体等的数量和活性不足。

除小儿时期本身特异性和非特异性免疫功能较差外,许多研究表明,反复呼吸道感染患儿(复感儿)与健康对照组相比,多存在细胞免疫、体液免疫或补体某种程度的降低,尤其是细胞免疫功能异常在小儿反复呼吸道感染中起重要作用。复感儿外周血 CD3+ 细胞、CD4+ 细胞百分率及 CD4+/CD8+ 比值降低,这种异常标志着辅助性 T 细胞功能相对不足,不利于对病毒等细胞内微生物的清除,也不利于抗体产生。只有在抗原和辅助性 T 细胞信号的协同作用下,B 细胞才能得以进入增殖周期。在 B 细胞应答过程中,辅助性 T 细胞(Th)除提供膜接触信号外,还分泌多种细胞因子,影响 B 细胞的分化和应答特征。活化的 Th_1 细胞可通过分泌白细胞介素 2(IL-2),使 B 细胞分化为以分泌 IgG 抗体为主的浆细胞;而活化的 Th_2 细胞则通过分泌白细胞介素 4(IL-4),使 B 细胞分化为以分泌 IgE 抗体为主的浆细胞。活化的抑制性 T 细胞(Ts)可通过分泌白细胞介素 10(IL-10)而抑制 B 细胞应答。就功能分类而言,CD8 T 细胞属于抑制性 T 细胞。反复呼吸道感染患儿 CD8 细胞百分率相对升高必然会对体液免疫反应产生不利影响,有报道复感儿对肺炎链球菌多糖抗原产生抗体的能力不足。分泌型 IgA(SIgA)是呼吸道的第一道免疫屏障,能抑制细菌在气道上皮的黏附及定植,直接刺激杀伤细胞的活性,可特异性或非特异性地防御呼吸道细菌及病毒的侵袭,因此对反复呼吸道感染患儿,应注意 SIgA 的检测。IgM 在早期感染中发挥重要的免疫防御作用,且 IgM 是通过激活补体来杀死微生物的。补体系统活化后可通过溶解细胞、细菌和病毒发挥抗感染免疫作用,补体成分降低或有缺陷时,机体的吞噬和杀菌作用明显减弱。

呼吸系统是免疫缺陷病最易累及的器官,因此需要特别注意,部分反复呼吸道感染患儿不是免疫功能低下或紊乱,而是存在各种类型的原发免疫缺陷病,最常见的是 B 淋巴细胞功能异常导致的体液免疫缺陷病,如 X 连锁无丙种球蛋白血症(XLA),常见变异型免疫缺陷病(CVID)、IgG 亚类缺乏症和选择性 IgA 缺乏症等。在 106 例反复肺炎患儿中,发现 6 例原发免疫缺陷病,其中 5 例为体液免疫缺陷病,年龄均在 8 岁以上,反复肺炎病程在 2～9 年,均在 2 岁后发病,表现为间断发热、咳嗽和咳痰。肝脾大 3 例,胸部 X 射线合并支气管扩张 3 例,诊断根据血清免疫球蛋白的检查,2 例常见变异性免疫缺陷病反复检查血 IgG、IgM 和 IgA 测不出或数值明显降低。1 例 X 连锁无丙种球蛋白血症为 11 岁男孩,2 岁起每年肺炎 4～5 次,其兄 3 岁时死于多发性骨结核。查体扁桃体未发育,多次测血 IgG、IgM 和 IgA 含量极低,外周血 B 淋巴细胞明显减少,细胞免疫功能正常。1 例选择性 IgA 缺乏和 1 例 IgG 亚类缺陷年龄分别为 10 岁和 15 岁,经检测免疫球蛋白和 IgG 亚类诊断,这例 IgG 亚类缺陷患儿反复发热、咳嗽 6 年半,每年患肺炎住院 7～8 次。查体双肺可闻及大量中等水泡音,杵状指(趾)。免疫功能检查 IgG 略低于正常低限,IgG2、IgG4 未测出。肺 CT 提示两下肺广泛支气管扩张。慢性肉芽肿病是一种原发吞噬细胞功能缺陷病,遗传缺陷导致吞噬细胞杀菌能力低下,临床表现为婴幼儿期反复细菌或真菌感染(以肺炎为主)及感染部位肉芽肿形成,四唑氮蓝(NBT)试验可协助诊断。近年来我们发现多例反复肺炎和曲霉菌肺炎患儿存在吞噬细胞功能缺陷。

继发性免疫缺陷多考虑恶性肿瘤、免疫抑制剂治疗和营养不良,目前 HIV 感染已成为获得性免疫缺陷的常见原因。2 例艾滋病患儿年龄分别为 4 岁和 6 岁,病程分别为 3 月和 2 年,均表现为间断发热、咳嗽,1 例伴腹泻和营养不良,2 例均有输血史,X 射线表现为两肺间质性肺炎,经查血清 HIV 抗体阳性确诊。

2.先天气道和肺发育畸形

气道发育异常包括喉气管支气管软化、气管性支气管、支气管狭窄和支气管扩张,其中以喉气管支气管软化症最为常见。软化可发生于局部或整个气道,气道内径正常,但由于缺乏足够的软骨支撑,这些患儿在呼气时气道发生内陷,气道阻力增加,气道分泌物排出不畅,易于感染。41 例反复肺炎患儿中 16 例经纤维支气管镜诊断为气管支气管软化症,其中一个 2 岁男孩,1 年内患"肺炎"5 次,纤支镜检查提示左总支气管软化症。气管性支气管是指气管内额外的或异常的支气管分支,通常来自气管右侧壁,这种异常损害了右上肺叶分泌物的排出或造成气管的严重狭窄。先天性支气管狭窄导致的肺部感染可发生于主干支气管或中叶支气管,而肺炎和肺不张后的支气管扩张发生于受累支气管狭窄部位的远端。

支气管扩张是先天或获得性损害。获得性支气管扩张多是肺的严重细菌感染后导致的局部气道损害,麻疹病毒、腺病毒、百日咳杆菌、结核分枝杆菌是最常见的病原,近年发现支原体感染也是支气管扩张的常见病原。支气管扩张分为柱状和囊状扩张,早期柱状扩张损害仅涉及弹性和气道肌肉支撑组织,积极治疗可部分或完全恢复。晚期囊状扩张损害涉及气道软骨,这时支气管形成圆形的盲囊,不再与肺泡组织交流。抗菌药物不能渗入扩张区域的脓汁和潴留的黏液,囊状支气管扩张属于不可逆性,易形成反复或持续的肺部感染。

肺发育异常包括左或右肺发育不良、肺隔离症、肺囊肿和先天性囊性腺瘤畸形,均可引起反复肺炎。肺隔离症是一块囊实性成分组成的非功能性肺组织团块异常连接到正常肺,其供血来自主动脉而不是肺血管,通常表现为学龄儿童反复肺炎。支气管源性肺囊肿常位于气管周围或隆突下,囊肿被覆纤毛柱状上皮、平滑肌、黏液腺和软骨,感染可发生于囊肿本身或被囊肿压迫的周围肺。很多患儿在婴儿期表现呼吸困难,这些患儿肺炎的发生往往是正常肺邻近蔓延而来,而一旦感染发生,由于与正常的支气管树缺乏连接,感染难于清除。先天性囊性腺瘤畸形出生前经超声诊断,约 80 % 表现为生后不久出现的呼吸窘迫,一小部分表现为支气管压迫和分泌物清除障碍引起的反复肺炎。

3.原发纤毛不动综合征

本病由纤毛先天结构异常导致纤毛运动不良,气道黏液纤毛清除功能障碍,表现为反复呼吸道感染和支气管扩张,可同时合并鼻窦炎、中耳炎。部分病例有右位心或内脏转位,称为卡塔格内(Kartagener)综合征。

4.囊性纤维化

囊性纤维化属遗传性疾病,遗传缺陷引起跨膜传导调节蛋白功能障碍,气道、外分泌腺液体和电解质转运失衡,呼吸道分泌稠厚的黏液并清除障碍,在儿童身上的典型表现为反复肺炎、慢性鼻窦炎、脂肪痢和生长落后。囊性纤维化是欧洲和美洲白人儿童反复肺炎的常见原因,在我国则很少见。

5.先天性心脏病

先天性心脏病的患儿易患反复肺炎有几个原因:心脏扩大的血管或房室压迫气管,引起支气管阻塞和肺段分泌物的排出受损,导致肺不张和继发感染;左向右分流和肺血流增加,提高了反复呼吸道感染的易感性,其机制尚不清楚;长期肺水肿伴肺静脉充血使小气道直径变小,肺泡通气减少和分泌物排出减少,易于继发感染;等等。

(三)反复呼吸道感染的原因

1.反复呼吸道吸入

许多原因可以造成反复呼吸道吸入,可能是由于结构或功能的原因不能保护气道,或不能把口腔分泌物(食物、液体和口腔分泌物)传送到胃,或不能防止胃内容物反流。肺浸润的部位取决于吸入发生时患儿的体位,立位时多发生于中叶或肺底,而仰卧位时则易累及上叶。

吞咽功能障碍可由中枢神经系统疾病、神经肌肉疾病或环咽部的解剖异常引起。闭合性脑损伤或缺氧性脑损伤形成的完全性中枢神经系统功能障碍经常发生口咽分泌物控制不良,通常伴有严重的智能落后和脑性瘫痪。慢性反复发作的癫痫也可导致反复吸入发生。外伤、肿瘤、血管炎、神经变性等引起的脑神经损伤或功能障碍也与吞咽功能受损有关。某些婴儿吞咽反射成熟延迟可以引起环咽肌肉不协调导致反复吸入。神经肌肉疾病如肌营养不良可以有吞咽功能异常,气道保护反射如咳嗽呕吐反射减弱或缺乏,易于反复微量吸入和感染。上气道的先天性或获得性的解剖损害,如腭裂、喉裂和腭黏膜下裂引起吸入与吞咽反射不协调、气道清除能力下降和喂养困难有关。

食管阻塞或动力障碍也可引起呼吸道反复的微量吸入,血管环是外源性食管阻塞最常见的原因,经肺增强 CT 和血管重建可确诊。其他较少见原因有肠源性的重复畸形、纵隔囊肿、畸胎瘤、心包囊肿、淋巴瘤和神经母细胞瘤等。食管异物是内源性食管阻塞最常见的原因,最重要的主诉是吞咽困难、吞咽痛和口腔分泌物潴留,部分患儿表现为反复喘鸣和胸部感染。食管蹼和食管狭窄也可引起食管内容物的吸入,表现为反复下呼吸道感染。

气管食管瘘与修复前和修复后的食管运动障碍有关,多数的气管食管瘘在出生后不久诊断,但小的 H 型瘘可引起慢性吸入导致儿童期反复下呼吸道感染。许多儿童在气管食管瘘修复后仍有吸入是由于残留的问题,如食管狭窄、食管动力障碍、胃食管反流和气管食管软化持续存在。胃食管反流的儿童可表现出慢性反应性气道疾病或反复肺炎。

2.支气管腔内阻塞或腔外压迫

(1)腔内阻塞。异物吸入是儿科患者腔内气道阻塞最常见的原因。常发生于 6 个月～3 岁,窒息史或异物吸入史仅见于 40% 的患者,肺炎可发生于异物吸入数日或数周,延迟诊断或异物长期滞留于气道是肺炎反复或持续的原因。例如,一个 2 岁女孩,临床表现为反复发热、咳嗽 4 个月,家长否认异物吸入史,外院反复诊断左下肺炎。查体左肺背部可闻及管状呼吸音及细湿啰音,杵状指(趾)。胸片:左肺广泛蜂窝肺改变,右肺大叶气肿,纤维支气管镜检查为左下异物(瓜子壳)。造成腔内阻塞的其他原因有支气管结核、支气管腺瘤和支气管内脂肪瘤等。

(2)腔外压迫。肿大的淋巴结是腔外气道压迫最常见的原因。感染发生是管外压迫导致局部气道狭窄引起黏液纤毛清除下降,气道分泌物在气道远端至阻塞部位的潴留,这些分泌物充当了感染的根源,同时反复抗生素治疗可引起耐药病原菌的感染。

气道压迫最常见原因是结核分枝杆菌感染引起的淋巴结肿大,肿大淋巴结可以发生在支气管旁、隆突下和肺门周围区域。在某些地区,真菌感染如组织胞浆菌病或球孢子菌病也可引起气道压迫和继发细菌性肺炎。

非感染原因引起的肺淋巴结肿大也可导致外源性气道压迫。结节病可引起淋巴组织慢性非干酪性肉芽肿样损害,往往涉及纵隔淋巴结。纵隔的恶性疾病如淋巴瘤偶然引起腔外气道压迫,但以反复肺炎为主要表现并不常见。

心脏和大血管的先天异常也可导致大气道的管外压迫,压迫导致气道狭窄或引起局部的支气管软化,感染的部位取决于血管压迫的区域。这些异常包括双主动脉弓、由右主动脉弓组成的血管环、左锁骨下动脉来源异常、动脉韧带、无名动脉压迫和肺动脉索,其中最常见的是双主动脉弓包围气管和食管,症状通常始于婴儿早期,除了感染并发症外,可能包括喘息、咳嗽和吞咽困难。肺动脉索为一实体,左肺动脉缺如,供应左肺的异常血管来自右肺动脉,这一血管压迫了右支气管。

3.支气管哮喘

支气管肺炎是哮喘的一种常见并发症,同时也有部分反复肺炎患儿实际上是未诊断的哮喘,这在临床上并不少见。造成哮喘误诊为肺炎的原因是部分哮喘患儿急性发作时,临床表现不典型,如以咳嗽为主要表现,无明显的喘息症状,由于黏液栓阻塞胸部 X 射线表现为肺不张,也有部分原因是对哮喘的认识不够。

4.营养不良、微量元素及维生素缺乏

营养不良能引起广泛免疫功能损伤。蛋白质合成减少,胸腺、淋巴结萎缩,各种免疫激活剂缺乏,免疫功能全面降低,尤其是细胞免疫异常,营养不良引起免疫功能低下容易导致感染,反复感染又可引起营养吸收障碍而加重营养不良,造成恶性循环。

钙剂能增强气管、支气管纤毛运动,使呼吸道清除功能增强,同时又可提高肺巨噬细胞的吞噬能力,加强呼吸道防御功能。因此,血钙降低必然会影响机体免疫状态,导致机体抵抗力下降,以及易致呼吸道感染。当患维生素 D 缺乏性佝偻病时,患儿可出现肋骨串珠样改变、赫氏沟、肋骨外翻、鸡胸等骨骼的改变,能使胸廓的生理活动受到限制而影响小儿呼吸,并加重呼吸肌的负担。

微量元素锌、铁缺乏可影响机体的免疫功能与反复呼吸道感染有关。锌对免疫系统的发育和免疫功能会产生一定的影响。锌参与体内 40 多种酶的合成,并与 200 多种活性酶有关。缺锌可引起体内相关酶的活性下降,导致核酸、蛋白、糖、脂肪等的代谢障碍。同时缺锌可使机体的免疫器官胸腺、脾脏和全身淋巴器官重量减轻甚至萎缩,致使 T 细胞功能下降,体液免疫功能受损,削弱机体免疫力而导致反复呼吸道感染。

铁是人体中最丰富的微量元素,婴幼儿正处在生长发育的黄金时期,对铁的需要相对增多,如体内储蓄铁减少,不及时补充,可导致铁缺乏。铁也与多种酶的活性有关,如过氧化氢酶、过氧化物酶、单氨氧化酶等。缺铁时这些酶的活性降低,影响机体的代谢过程及肝内 DNA 的合成,儿茶酚胺的代谢受抑制,并且铁能直接影响淋巴组织的发育和对感染的抵抗力。缺铁性贫血或铁缺乏症儿童的特异性免疫功能(包括细胞和体液免疫功能)和非特异性免疫功能均有一定程度的损害,故易发生反复呼吸道感染。有研究表明,反复呼吸道感染患儿急性期血清铁水平明显低于正常,感染发生频度与血清铁下降程度有关,补充铁剂后感染次数明显减少,再感染症状也明显减轻。

铅暴露对儿童及青少年健康可产生多方面危害,除了对神经系统、精神记忆功能、智商及行为能力等方面的影响外,铅暴露对幼儿免疫系统功能也有影响,且随着血铅水平的增高,这种影响更加显著。有研究表明铅能抑制某些免疫细胞的生长和分化,削弱机体的抵抗力,使机体对细菌、病毒感染的易感性增加。血铅含量与血 IgA、IgG 水平呈较明显的负相关,因此血铅升高也是反复呼吸道感染的一个原因。

维生素 A 对维持呼吸道上皮细胞的分化及保持上皮细胞的完整性具有重要的作用。正常水平的维生素 A 对维持小儿的免疫功能具有重要的作用。而当维生素 A 缺乏时,呼吸道黏膜上皮细胞的生长和组织修复发生障碍,带纤毛的柱状上皮细胞的纤毛消失,上皮细胞出现角化,脱落阻塞气道管腔,而且腺体细胞功能丧失,分泌减少,呼吸道局部的防御功能下降。此时病毒和细菌等微生物易于侵入造成感染。有研究表明反复呼吸道感染患儿血维生素 A 的水平降低,且降低水平与疾病严重程度呈正相关,回升情况与疾病的恢复水平平行,补充维生素 A 可降低呼吸道感染的发生率。

5.环境因素

环境的变化与呼吸道的防卫有密切关系,尤其是小儿对较大气候变化的调节能力较差,在北方多见于冬春时,南方多见于夏秋两季气温波动较大时。当白天与夜间温差加大、气温多变、忽冷忽热时,小儿机体内环境不稳定,对外界适应力差,很易患呼吸道感染。此外,空气污染程度与小儿的呼吸道感染密切相关,城镇比农村发病率高,与城镇内汽车尾气、废气等对空气的污染有关。家庭内化纤地毯、室内装修、油漆和被动吸烟等有害气体吸入呼吸道,直接破坏支气管黏膜的纤毛上皮,降低呼吸道黏膜抵抗力,易患呼吸道感染。居住地人口密集,人员流动大,空气流动差,也会增加发病率。

家庭中有呼吸系统病患者、入托、家里饲养宠物也是易患反复呼吸道感染的环境因素,原因是在这些情况下,儿童易受生活环境中病原体的传染、变应原的刺激,以及脱离家庭进入陌生的环境(托儿所)发生心理、生理、免疫方面的改变和缺少家里父母的悉心照顾。

6.上呼吸道慢性病灶

小儿上呼吸道感染如治疗不及时,可形成慢性病灶,如慢性扁桃体炎、鼻炎和鼻窦炎。细菌长期处于隐伏状态,小儿一旦受凉、过劳或抵抗力下降,就会反复发病。小儿鼻窦炎症状表现不典型,常因鼻涕倒流入咽以致流涕症状不明显,而以咳嗽为主要症状。脓性分泌物流入咽部或吸入支气管导致咽炎、腺样体炎、支气管炎等疾病。因此,慢性扁桃体炎、慢性鼻窦炎和过敏性鼻炎是部分患儿反复呼吸道感染的原因。

三、诊断思路

反复呼吸道感染患儿首先要根据我国儿科呼吸组制定的标准确定诊断,然后区分该患儿是反复上呼吸道感染还是反复下呼吸道感染(支气管炎、肺炎),或者是二者皆有。

反复上呼吸道感染患儿,多与免疫功能不成熟或低下、护理不当、入托幼机构的起始阶段、环境因素(居室污染和被动吸烟)、营养因素(微量元素缺乏,营养不良)有关。部分儿童与慢性病灶有关,如慢性扁桃体炎、慢性鼻窦炎和过敏性鼻炎等,进一步检查包括血常规、微量元素和免疫功能检查,摄鼻窦片,请五官科会诊,等等。

反复支气管炎的学前儿童,多由于反复上呼吸道感染治疗不当,病情向下蔓延,少数有潜在基础疾病,如先天性喉气管支气管软化症,伴有反复喘息的患儿尤其应与婴幼儿哮喘、支气管异物相鉴别。反复支气管炎的学龄儿童,多与反复上呼吸道感染治疗不当、鼻咽部慢性病灶、咳嗽变应性哮喘和免疫功能低下引起一些病原体反复感染有关。进一步的检查包括血常规、免疫功能、变应原筛查、病原学检查(咽培养、支原体抗体等)、肺功能、五官科检查(纤维喉镜),必要时行支气管镜检查。

反复肺炎患儿多数存在基础疾病,应进行详细检查。首先,根据胸部 X 射线平片表现区分是反复或持续的单一部位肺炎还是多部位肺炎;其次,结合病史和体征选择必要的辅助检查。反复单一部位的肺炎,诊断第一步应进行支气管镜检查,对支气管异物可达到诊断和治疗目的。也可发现其他的腔内阻塞如结核性肉芽肿、支气管腺瘤或某些支气管先天异常如支气管软化、狭窄,开口异常或变异。如果支气管镜正常或不能显示,胸部 CT 增强扫描和气管血管重建可以明确腔外压迫造成支气管阻塞(纵隔肿物、淋巴结或血管环),支气管扩张和支气管镜不能发现的远端支气管腔阻塞,以及先天性肺发育异常如肺发育不良、肺隔离症、先天性肺囊肿和先天囊腺瘤样畸形等。

反复或持续的多部位肺炎,如果患儿为婴幼儿,以呛奶、溢奶或呕吐为主要表现,考虑呼吸道吸入为反复肺炎的基础原因,应进行消化道造影、24 小时食管 pH 检测。心脏彩超检查可以排除有无先天性心脏病。免疫功能检查除了常规的 CD 系列和 Ig 系列外,应进行 IgG 亚类、SIgA、补体及 NBT 试验检查。年长儿自幼反复肺炎伴慢性鼻窦炎或中耳炎,应考虑免疫缺陷病、原发纤毛不动综合征或囊性纤维化,应进行免疫功能检查、纤毛活检电镜超微结构检查或汗液试验。反复肺炎伴右肺中叶不张,应考虑哮喘,进行变应原筛查、气道可逆性试验或支气管激发试验有助于诊断。有输血史,反复间质性肺炎者应考虑 HIV 感染,进行血 HIV 抗体检测。反复肺炎伴贫血应怀疑特发性肺含铁血黄素沉着症,应进行胃液或支气管肺泡灌洗液含铁血黄素细胞检查。

四、鉴别诊断

(一)支气管哮喘

哮喘常由呼吸道感染诱发,因此常被误诊为反复支气管炎或肺炎。哮喘往往有家族史,患儿多为特应性体质,如易患湿疹、过敏性鼻炎,肺部可多次闻及喘鸣音,变应原筛查阳性,肺功能检查可协助诊断。

(二)特发性肺含铁血黄素沉着症

急性出血等易误诊为反复肺炎,特点为反复发作的小量咯血,往往为痰中带血,同时伴有小细胞低色素性贫血,咯血和贫血不成比例,胸片双肺浸润病灶短期内消失。慢性反复发作后胸片呈网点状或粟粒状阴影,易误诊为粟粒型肺结核。

(三)闭塞性毛细支气管炎并(或)机化性肺炎

闭塞性毛细支气管炎(BO)、闭塞性毛细支气管炎并机化性肺炎(BOOP)多为特发性,感染、有毒气体或化学物质吸入等也可诱发,临床表现为反复咳嗽、喘息,肺部听诊可闻及喘鸣音和固定的中小水泡音。肺功能提示严重阻塞和限制性通气障碍。肺片和高分辨 CT 表现为过度充气、细支气管阻塞及支气管扩张。BOOP 并发肺实变,有时呈游走性。

(四)肺结核

小儿肺结核临床多以咳嗽和发热为主要表现,如纵隔淋巴结明显肿大可压迫气管、支气管出现喘息症状,易误诊为反复肺炎和肺不张。鉴别主要通过结核接触史、卡介苗接种史和结核菌素试验,以及肺 CT 上有无纵隔和肺门淋巴结肿大,等等。

五、治疗

小儿反复呼吸道感染病因复杂,因此积极寻找病因,进行有针对性的病因治疗是这类患儿基本的治疗原则。

(一)免疫调节治疗

当免疫功能检查发现患儿存在免疫功能低下时,可使用免疫调节剂进行免疫调节治疗。所谓免疫调节剂,泛指调节、增强和恢复机体免疫功能的药物。此类药物能激活一种或多种免疫活性细胞,增强机体的非特异性和特异性免疫功能,包括增强淋巴细胞对抗原的免疫应答能力,提高机体内 IgA、IgG 水平,从而使患儿低下的免疫功能好转或恢复正常,以达到减少呼吸道感染的次数。目前常用的免疫调节剂有以下几种,在临床中可以根据经验和患儿具体情况选用。

1.细菌提取物

(1) 必思添:含有两个从克雷伯肺炎杆菌中提取的糖蛋白,能增强巨噬细胞的趋化作用和使 IL-1 分泌增加,从而提高特异性和非特异性细胞免疫及体液免疫,增加 T、B 淋巴细胞活性,提高 NK 细胞、多核细胞、单核细胞的吞噬功能。用法为每月服用 8 日,停 22 日,第 1 个月为 1 mg，1 天 2 次；第 2、3 个月为 1 mg，1 天 1 次，空腹口服，连续 3 个月为 1 疗程。这种疗法是通过反复刺激机体免疫系统，使淋巴细胞活化，并产生免疫回忆反应，达到增强免疫功能的作用。

（2）泛福舒：自 8 种呼吸道常见致病菌（流感嗜血杆菌、肺炎链球菌、肺炎和臭鼻克雷伯杆菌、金黄色葡萄球菌、化脓性和绿色链球菌、脑膜炎奈瑟菌）中提取，具有特异和非特异免疫刺激作用，能提高反复呼吸道感染患儿 T 淋巴细胞反应性及抗病毒活性，能激活黏膜源性淋巴细胞，刺激补体及细胞活素生成及促进气管黏膜分泌分泌型免疫球蛋白。实验表明，口服泛福舒能提高 IgA 在小鼠血清中的浓度及肠、肺中的分泌。用法为每日早晨空腹口服 1 粒胶囊（3.5 mg/cap），连服 10 天，停 20 天，3 个月为 1 个疗程。

（3）兰菌净（lantigen B）：呼吸道常见的 6 种致病菌（肺炎链球菌、流感嗜血杆菌 b 型、卡他布兰汉姆菌、金黄色葡萄球菌、A 组化脓性链球菌和肺炎克雷伯菌）经特殊处理制成的含有细菌溶解物和核糖体提取物的混悬液，抗原可透过口腔黏膜，进入白细胞丰富的黏膜下层，通过刺激巨噬细胞，释放淋巴因子，激活 T 淋巴细胞和促进 B 淋巴细胞成熟，并向浆细胞转化产生 IgA。研究证实，舌下滴入兰菌净可提高唾液分泌型 IgA（SIgA）水平，尤其适用于婴幼儿 RRI。用法为将药液滴于舌下或唇与牙龈之间，<10 岁 7 滴/次，早晚各 1 次，直至用完 1 瓶（18 mL），≥10 岁 15 滴/次，早晚各 1 次，直至用完 2 瓶（36 mL）。用完上述剂量后停药 2 周，不限年龄再用 1 瓶。

（4）卡介苗：减毒的卡介苗及其膜成分的提取物，能调节体内细胞免疫、体液免疫、刺激单核-吞噬细胞系统，激活单核-巨噬细胞功能，增强 NK 细胞活性，诱生白细胞介素、干扰素来增强机体抗病毒能力，可用于 RRI 治疗。2～3 次/周，1 次 0.5 mL（1 支 0.5 mg），肌内注射，3 个月为 1 个疗程。

2.生物制剂

（1）丙种球蛋白（IVIG）：其成分 95 ％为 IgG 及微量 IgA、IgM。IgG 除能防止某些细菌（金葡菌、白喉杆菌、链球菌）感染外，对呼吸道合胞病毒（RSV）、腺病毒（ADV）、埃可病毒引起的感染也有效。IVIG 的生物功能主要是识别、清除抗原和参与免疫反应的调节。用于替代治疗性连锁低丙种球蛋白血症或 IgG 亚类缺陷症，血清 IgG＜2.5 g/L 者，常用剂量为 0.2～0.4 g/（kg·次），1 次/月，静脉滴注。也可短期应用于继发性免疫缺陷患儿，补充多种抗体，防治感染或控制已发生的感染。但选择性 IgA 缺乏者禁用。另外需注意掌握适应证，避免滥用。

（2）干扰素（IFN）：能诱导靶器官的细胞转录出翻译抑制蛋白（TIP）-mRNA 蛋白，它能指导合成 TIP，TIP 与核蛋白体结合使病毒的 mRNA 与宿主细胞核蛋白体的结合受到抑制，因而妨碍病毒蛋白、病毒核酸及复制病毒所需要的酶合成，使病毒的繁殖受到抑制。其还具有明显的免疫调节活性及增强巨噬细胞功能。1 天 1 次，10 万～50 万 U，肌内注射，3～5 天为 1 个疗程。也可用干扰素雾化吸入防治呼吸道感染。

（3）转移因子：从健康人白细胞、脾、扁桃体提取的小分子肽类物质，作用机制可能是诱导原有无活性的淋巴细胞合成细胞膜上的特异性受体，使之成为活性淋巴细胞，这种致敏淋巴细胞遇到相应抗原后能识别自己，排斥异己而引起一系列细胞反应，致敏的小淋巴细胞变为淋巴母细胞,并进一步增殖、分裂,并释放出多种免疫活性介质,以提高和触发机体的免疫防御功能,改善机体免疫状态。用法为1～2次/周,1次2 mL,肌内注射或皮下注射,3个月为1个疗程。转移因子口服液含有多种免疫调节因子,与注射制剂有相似作用,且无明显不良反应,更易被患儿接受。

(4)胸腺肽:从动物(小牛或猪)或人胚胸腺提取纯化而得。可使由骨髓产生的干细胞转变成T淋巴细胞,可诱导T淋巴细胞分化发育,使之成为效应T细胞,也能调节T细胞各亚群的平衡,并对白细胞介素、干扰素、集落刺激因子等生物合成起调节作用,从而增强人体细胞免疫功能,用于原发或继发细胞免疫缺陷病的辅助治疗。

(5)分泌型IgA(SIgA):对侵入黏膜中的多种微生物有局部防御作用,当不足时,可补充SIgA制剂。临床应用的SIgA制剂如乳清液,为人乳初乳所制成,富含SIgA。SIgA可防止细菌、病毒吸附与繁殖,对侵入黏膜中的细菌、病毒、真菌、毒素等具有抗侵袭的局部防御作用。5 mL1次,2次/天,口服连服2～3周。

3.其他免疫调节剂

(1)西咪替丁:H_2受体阻断剂,近年发现其有抗病毒及免疫增强作用。15～20 mg/(kg·d),分2～3次口服,每2周连服5天,3个月为1个疗程。

(2)左旋咪唑:小分子免疫调节剂,可激活免疫活性细胞,促进T细胞有丝分裂,长期服用可使IgA分泌增加,增强网状内皮系统的吞噬能力,因此能预防RRI。2～3 mg/(kg·d),分1～2次口服,每周连服2～3日,3个月为1个疗程。

(3)卡慢舒:又名羧甲基淀粉,可使胸腺增大,胸腺细胞增多,选择性刺激T细胞,提高细胞免疫功能,增加血清IgG、IgA浓度。3岁以下1次5 mL;3～6岁1次10 mL;7岁以上1次15 mL,口服,3次/天,3个月为1个疗程。

(4)匹多莫德:一种人工合成的高纯度二肽,能促进非特异性和特异性免疫反应,可作用于免疫反应的不同阶段。在快反应期,它可刺激非特异性自然免疫,增强自然杀伤细胞的细胞毒作用,增强多形性中性粒细胞和巨噬细胞的趋化作用、吞噬作用及杀伤作用;在免疫反应中期,它可调节细胞免疫,促进白介素-2和γ-干扰素的产生,诱导T淋巴细胞母细胞化,调节TH/TS的比例,使之正常化;在慢反应期,可调节体液免疫,刺激B淋巴细胞增殖和抗体产生。该药本身不具有抗菌活性,但与抗生素治疗相结合,可有效地改善感染的症状和体征,缩短住院日,因此该药不仅可用于预防感染,还可用于急性感染发作的控制。

4.中药制剂

黄芪是一种常用的扶正中药,具有增强机体和非特异免疫功能的作用,能使脾脏重量及其细胞数量增加,促进抗体生成,增加NK细胞活性和单核细胞吞噬功能。其他常用的中成药有玉屏风散(生黄芪、白术、防风等)、黄芪防风散(生黄芪、生牡蛎、山药、白术、陈皮、防风)、健脾粉(黄芪、党参、茯苓、白术、甘草)等。

(二)补充微量元素和各种维生素

铁、锌、钙及维生素A、维生素B、维生素C、维生素D等,可促进体内各种酶及蛋白的合成,促进淋巴组织发育,维持体内正常营养状态和生理功能,增强机体的抗病能力。

(三)去除环境因素,注意加强营养

合理饮食,避免被动吸烟及异味刺激,保持室内空气新鲜,适当安排户外活动及身体锻炼,治疗慢性鼻窦炎和过敏性鼻炎,手术治疗先天性肺囊性病和先天性心脏病等。

(四)合理使用抗病毒药及抗菌药物

应严格掌握各种抗菌和抗病毒药的适应证、应用剂量和方法,防止产生耐药性或混合感染。避免滥用激素导致患儿免疫功能下降继发新的感染。

第三节　哮喘持续状态

哮喘持续状态是指哮喘发作时出现严重呼吸困难,持续 12 小时以上,合理应用拟交感神经药及茶碱类药物仍不见缓解者。其主要病理改变为广泛而持续的气道平滑肌痉挛、黏膜水肿和黏液栓塞,而导致明显的通气功能障碍,如不及时治疗可发展成呼吸衰竭甚至导致死亡。

一、病因

(一)持续的变应原刺激

变态反应为支气管哮喘的主要原因。具有过敏体质者接触特异性抗原后,体内即产生特异性反应素抗体(IgE),IgE 与支气管黏膜和黏膜下层的肥大细胞及血液中嗜碱性粒细胞等靶细胞表面的 Fc 段受体结合,即产生致敏作用。当机体再次接触抗原时,抗原即与 IgE 分子的 Fab 段结合,通过一系列反应而激活磷酸二酯酶,水解环磷酸腺苷(cAMP)。cAMP 浓度下降,导致肥大细胞脱颗粒而释放其内的活性物质,如组胺、5-羟色胺、慢反应物质、缓激肽和嗜酸性细胞趋化因子等。这些物质可直接或间接刺激迷走神经引起支气管平滑肌收缩,组织水肿及分泌增加。当有持续的变应原刺激时,上述过程不断发生,而致哮喘不能被控制或自然缓解。

(二)感染

病毒感染为内源性哮喘的发病原因,由外源性变应原所致的哮喘病儿,亦常因呼吸道感染而诱发哮喘,且在儿科中其他感染所致的喘息性疾病,如毛细支气管炎、喘息性支气管炎与哮喘关系密切,三者都表现为气道高反应性,有不少病儿以后发展成哮喘。感染因素中以病毒为主,细菌感染无论在哮喘发作中还是在支气管哮喘的继发感染中,均不占重要地位。有学者通过检测呼吸道合胞病毒(RSV)和副流感病毒感染病儿鼻咽分泌物中的特异性 IgE 发现,感染 RSV 和副流感病毒后发生喘鸣的病儿,其鼻咽分泌物中 IgE 滴度明显高于只患肺炎或上呼吸道感染而无喘鸣者,且前者在 3 个月的观察中 IgE 滴度持续上升。以上结果表明,病毒感染可引起与外源性哮喘类似的 I 型变态反应。病毒感染还可使气道反应性增高,可能通过以下几种途径。

(1)引起支气管黏膜上皮损伤,抗原物质易渗入上皮间隙与致敏的靶细胞结合,同时上皮损伤暴露了气道上皮下的激惹受体或胆碱能受体,当其与刺激物接触时被活化,可引起气道的广泛收缩。

(2)某些病毒能部分抑制 β 受体,还可使循环血中的嗜碱性细胞容易释放组胺和免疫活性

介质。

(3)病毒感染可刺激神经末梢受体,引起自主神经功能紊乱,副交感神经兴奋,支气管收缩。

(4)RSV 与抗 RSV 抗体复合物可引起白细胞释放花生四烯酸代谢产物,引起支气管平滑肌收缩。

病毒感染引起哮喘发作的原因可能是多方面的,一是引起炎症反应和气管高反应性,二是引起机体免疫功能紊乱伴 IgE 合成过多。因此当感染持续存在时,哮喘发作常难以控制。

(三)脱水及酸碱平衡失调

哮喘持续状态时,由于张口呼吸、出汗,以及茶碱类的利尿作用,体液大量丢失,患儿易脱水。脱水可致痰黏稠形成痰栓,阻塞小支气管,同时在脱水状态下,肾上腺素常呈无反应状态。肺通气障碍造成缺氧及高碳酸血症可致呼吸性酸中毒及代谢性酸中毒,均可使支气管扩张剂失效。因此,当哮喘发作合并脱水及酸中毒时,常常不易控制。

(四)呼吸道热量或(和)水分的丢失

急性哮喘初发阶段常呈过度通气状态,造成气道局部温度下降及失水,成为对呼吸道的持续刺激,引起支气管反应性收缩,使呼吸困难进一步加重。

(五)其他因素

如精神因素、合并心力衰竭、肾上腺皮质功能不全或长期应用皮质激素而耐药时,发作常不易控制而呈持续状态。

二、诊断要点

哮喘持续状态时,临床表现为严重呼吸困难,端坐呼吸,呼吸表浅,呼吸节律变慢,哮鸣音减低甚至消失,发绀,面色苍白,表情惊恐,大汗淋漓。当发作持续时间较长时,病儿可呈极度衰竭状态,紫绀严重,持续吸氧不能改善,肢端发冷,脉搏细速,咳嗽无力,不能说话,甚至昏迷。如不及时治疗或治疗不当,则可发生呼吸衰竭或因支气管持续痉挛、痰栓阻塞窒息死亡。

病儿出现上述表现,并且经合理应用拟交感神经药及茶碱类药物治疗 12~24 小时仍不缓解,再结合以往反复发作史及过敏史,排除其他可造成呼吸困难的疾病,如毛细支气管炎、喘息性支气管炎、气管异物等,即可做出哮喘持续状态的诊断。

三、病情判断

虽然近年来对哮喘的治疗有了一系列改进,但病死率并没有下降,在某些国家反而有所上升。原因可能在于对哮喘持续状态患者的严重性认识不足,对哮喘病儿的监测不够,没有对病儿的病情做出明确判断或没有给予进一步的治疗,没有充分重视发作间期的预防,以及哮喘急性发作时支气管扩张剂及皮质激素用量不足。重症哮喘持续状态可发生呼吸衰竭、心力衰竭、严重水电解质及酸碱平衡紊乱,易窒息而导致死亡。哮喘持续状态预后不佳,应予以充分重视。

四、治疗

(一)吸氧

氧气吸入可改善低氧血症,防止并纠正代谢性酸中毒。一般以 4~5 L/min 流量为宜,氧浓度以 40 ％为宜,相当于氧流量 6～8 L/min,使 PaO_2 保持在 9.3～12.0 kPa（70～90 mmHg）,如用面罩将雾化吸入剂与氧气同时吸入,效果更为理想。

（二）纠正脱水及酸碱平衡失调

脱水及酸中毒常常是哮喘持续难以控制的重要原因,因此补液及纠正酸中毒是控制哮喘的有效方法。补液量可根据年龄及失水程度计算。开始以 1/3～1/2 张含钠液体,最初 2 小时内给 5～10 mL/(kg·h),以后用 1/4～1/3 张含钠液维持,有尿后补钾。呼吸性酸中毒应该靠加强通气来改善,轻度代谢性酸中毒可通过给氧及补液纠正,只有在明显的代谢性酸中毒时才使用碱性液。计算公式为碱性液用量（mmol）= 0.15×体重（kg）×（−BE）（碱缺乏）,稀释至等张碳酸氢钠为 1.4 ％,乳酸钠为 1.87 ％,三羟甲基氨基甲烷（THAM）为 3.6 ％。当应用碳酸氢钠来纠正代谢性酸中毒时,机体内必将产生大量碳酸,加重了呼吸性酸中毒,因此加强通气才是防止和治疗酸中毒的根本措施。从此考虑,碱性液应先选用乳酸钠及 THAM,可避免体内产生大量的碳酸。

（三）支气管扩张剂的应用

1.β 受体激动剂

β 受体激动剂通过直接兴奋支气管平滑肌上的 β 受体而使支气管扩张。可雾化吸入,也可全身用药。

(1)沙丁胺醇（舒喘灵）溶液雾化吸入。舒喘灵几乎为纯 $β_2$ 受体激动剂,对心血管不良反应小,雾化吸入为治疗急性哮喘的首选方法,常用的气雾剂因微粒不够细,不易进入气道深处而效果不满意。可将 0.5 ％舒喘灵溶液根据年龄按表 10-2 剂量加入超声雾化器,面罩吸入。

表 10-2　不同年龄患者吸入舒喘灵雾化浓度的配制

年龄/岁	0.5 ％舒喘灵/mL	蒸馏水/mL
1～4	0.25	1.75
5～8	0.50	1.50
9～12	0.75	1.25

如病情严重,开始时每隔 1～2 小时吸入 1 次,并注意心率和呼吸情况的监护,好转后 6～8 小时吸入 1 次。亦可用氨哮素雾化吸入,4 mg/100 mL,每次吸入 10～15 mL,一般每日 2～3 次。

(2)舒喘灵静脉注射。应用本药雾化吸入及静脉滴注氨茶碱无效时,可考虑静脉注射舒喘灵。学龄儿剂量为每次 5 μg/kg,病情严重时,亦可将舒喘灵 2 mg 加入 10 ％葡萄糖溶液 250 mL 中静脉滴注,速度为 8 μg/min（1 mL/min）,静脉滴注 20～30 分钟。严密观察病情,注意心率变化,若病情好转应减慢滴速。6 小时后可重复用药,学龄前儿童舒喘灵剂量应减半。

(3)异丙肾上腺素。经用茶碱类、皮质激素及其他支气管扩张剂无效时,可考虑异丙肾上腺素静脉滴注。将本药 0.5 mg 加入 10 ％葡萄糖溶液 100 mL 中,最初以每分钟 0.1 μg/kg 的速度缓慢滴注,在心电和血气监护下,可每 10～15 分钟增加 0.1 μg/(kg·min),直至 PaO_2 及通气功能改善,或心率为 180～200 次/分时停用。症状好转后可维持用药 24 小时。

(4)抗胆碱药。异丙托溴铵(爱喘乐)与 β_2 受体激动剂联合吸入,可增加后者的疗效,该药主要通过降低迷走神经张力而舒张支气管,哮喘持续状态时与舒喘灵溶液混合一起吸入,不大于 2 岁者,1 次 125 μg(0.5 mL);2 岁以上者,1 次 250 μg(1 mL),其他用法同舒喘灵。

(5)硫酸镁。主要通过干扰支气管平滑肌细胞内钙内流来起到松弛气道平滑肌的作用,在用上述药物效果不佳时,往往能收到较好疗效。其用法为 0.025 g/kg(25 % 硫酸镁 0.1 mL/kg)加入 10 % 葡萄糖溶液 30 mL,30 分钟内静脉滴注,每日 1~2 次。给药期间应注意呼吸、血压变化,如有过量表现,可用 10 % 葡萄糖酸钙拮抗。

(6)特布他林(博利康尼)。每片 2.5 mg,儿童每次 1/4~1/2 片,每日 2 次,亦有人用作雾化吸入治疗,对喘息患者有一定疗效。

2.茶碱

茶碱类扩张支气管平滑肌的作用机制尚未完全明了,过去普遍认为是通过抑制磷酸二酯酶,减少 cAMP 的水解,使细胞内 cAMP 浓度升高,而产生平滑肌松弛作用。近来研究表明,茶碱的作用是多方面的:支气管平滑肌上存在腺苷受体,腺苷受体兴奋可使平滑肌收缩,茶碱类可与腺苷竞争支气管平滑肌上的腺苷受体,使支气管扩张;茶碱还可抑制变态反应中介质的释放并增加 cAMP 与 cAMP 结合蛋白的亲和力,使 cAMP 作用加强;还可刺激肾上腺髓质释放肾上腺素及去甲肾上腺素。茶碱的最适治疗血药浓度为 10~20 μg/mL,血药浓度超过 20 μg/mL 时,将随着血药浓度的增加出现各种不良反应。茶碱的有效血药浓度范围窄,因此有条件时,最好做血药浓度监测。哮喘持续状态时,氨茶碱负荷量为 4 岁以下 6 mg/kg,5~10 岁 5.5 mg/kg,10 岁以上 4.5 mg/kg,稀释后在 20 分钟内缓慢静脉注入。如 6 小时内已用过茶碱类药物,应酌情减量(如用 1/3~1/2),然后再以维持量持续静脉点滴,速度为 1~9 岁 1 mg/(kg·h),9 岁以上 0.8 mg/(kg·h)。因茶碱清除率个体差异大,最好有血药浓度监测,以调整剂量,使血药浓度维持在 10~20 μg/mL。

3.其他支气管扩张药

(1)普鲁卡因。曾有报道应用普鲁卡因静脉滴注进行治疗,有效率为 100 %。其作用机制尚不明确,可能是通过提高腺苷酸环化酶的活性使细胞内 cAMP 浓度升高或是直接对平滑肌起抑制作用。剂量为 1 次 3~5 mg/kg,最大剂量不超过 10 mg/kg,加入 10 % 葡萄糖溶液 50~100 mL 静脉滴注,每天 1 次,严重者 6 小时后可重复 1 次。

(2)维生素 K_1。作用机制不明,试验证明有解除平滑肌痉挛的作用。剂量为 2 岁以内 1 次 2~4 mg,2 岁以上 1 次 5~10 mg,肌内注射,每日 2~3 次。

(四)肾上腺皮质激素

肾上腺皮质激素无论对慢性哮喘还是哮喘急性发作都有很好的疗效。皮质激素可能通过以下几种途径发挥作用。①通过抗炎及抗过敏作用,降低毛细血管通透性,减轻水肿,稳定溶酶体膜和肥大细胞膜,防止释出水解酶及肥大细胞脱颗粒。②增加 β 肾上腺素能受体的活性。在哮喘持续状态时应早期大剂量应用本药,可选用氢化可的松 1 次 4~8 mg/kg 或甲泼尼龙 1 次 1~2 mg/kg 静脉滴注,每 6 小时 1 次,病情缓解后改口服泼尼松 1~2 mg/(kg·d),症状控制后力争在 1 周内停药,对慢性哮喘尽量在 2 月内停药或逐渐用皮质激素吸入剂替代。

(五)机械通气

机械通气的指征为:①持续严重的呼吸困难;②呼吸音降低到几乎听不到哮鸣音及呼吸音;③过度通气和呼吸肌疲劳而使胸廓运动受阻;④意识障碍,烦躁或抑制甚至昏迷;⑤吸入 40 ％氧后发绀仍无改善;⑥$PaCO_2 \geqslant 8.6$ kPa(65 mmHg)。有学者建议有 3 项或 3 项以上上述指征时用机械呼吸。呼吸器以定容型为好。

机械通气时应注意以下几点。①潮气量应较一般标准偏大而频率偏慢。②改变常规应用的吸/呼时比 1∶1.5 为 1∶2 或 1∶3,以保证有较长的呼气时间。③可并用肌肉松弛剂,同时应用支气管扩张剂雾化吸入并经常吸出呼吸道黏液以降低气道的高阻力。有学者报道采用持续气道正压(CPAP)治疗急性哮喘,当 CPAP 为 0.52 ± 0.27 kPa(M±SD)(5.3±2.8 cmH$_2$O)时,患者感觉最为舒适。吸气时间(T$_1$)减少8.65 ％($P<0.01$),T$_1$ 缩短反映了吸气肌工作负荷减少,从而改善了气体交换。急性哮喘应用低至中度的 CPAP 可改善气促症状。

(六)祛痰剂

祛痰剂可清除呼吸道痰液,改善通气,防止发生痰栓阻塞,常用祛痰药有以下几种。

1.乙酰半胱氨酸(痰易净)

其可使痰液中黏蛋白的二硫键断裂,黏蛋白分解,痰液黏稠度下降,易于咳出。常用 10 ％溶液 1～3 mL 雾化吸入,每天 2～3 次。

2.溴己新(必嗽平)

其可使痰液中黏多糖纤维分解和断裂,以降低痰液黏稠度,使之易于咳出,剂量为 1 次 0.2～0.3 mg,3～4 次/天,口服;或用 0.1 ％溶液 2 mL 雾化吸入,每日 1～2 次。

3.糜蛋白酶

其可使痰液内蛋白分解黏度降低易于咳出,1 次 5 mg,肌内注射,1～2 次/天;或 1 次5 mg 加生理盐水10 mL 雾化吸入,1～2 次/天。

(七)镇静剂

一般不主张应用镇静剂。病儿烦躁不安时可用水合氯醛,在有呼吸监护的情况下可用地西泮,其他镇静剂应禁用。

(八)强心剂

有心力衰竭时可给予洋地黄强心治疗。

(九)抗生素

合并细菌感染时应选用有效抗生素。

(十)中医中药

对重度发作的哮喘持续状态可用人参 3～10 g,蛤蚧 1 对煎服,每日 1/2 剂,连服 1～2 天,症状缓解后改用上药研粉,每日服 2～5 g。针刺鱼际、关元、气海、足三里、大椎等穴位可解除支气管平滑肌痉挛,降低气道阻力,对改善肺功能有一定疗效。

(十一)呼吸衰竭的治疗

哮喘是否发生呼吸衰竭,可根据动脉血气分析加以判断。急性哮喘时血气改变见表10-3。

表 10-3　哮喘持续状态的血气判断

气道阻塞	PaO₂	PaCO₂	pH
程度	（正常为 12.0～13.3 kPa）	4.7～6.0 kPa	7.35～7.45
↑	正常	↓	＞7.45,呼吸性碱中毒
↑↑	↓	↓↓	＞7.45,呼吸性碱中毒
↑↑↑	↓↓	正常	正常
↑↑↑	↓↓↓	↑↑↑	＜7.35,呼吸性酸中毒

注：↑表示加重或增高；↓表示降低。

如无条件做血气分析,亦可参考伍德（Wood）等提出的哮喘临床评分法做出诊断,见表 10-4。

表 10-4　Wood 哮喘临床评分法

观察项目	0 分	1 分	2 分
PaO₂(kPa)	9.33～13.3（吸入空气时）	≤9.33（吸入空气时）	≤9.33（吸 40 ％氧时）
发绀	无	有	有
吸入性呼吸音	正常	变化不等	减低→消失
辅助呼吸肌的使用	无	中等	最大
吸气性喘鸣	无	中等	显著
脑功能	正常	抑制或烦躁	昏迷

当得分不低于 5 分时,提示将要发生呼吸衰竭;当得分不低于 7 分或 PaCO₂≥8.6 kPa（64.5 mmHg）时,则为呼吸衰竭的指征。

（十二）缓解期的治疗

为了进一步减轻症状和预防再次严重发作,长期应用皮质激素及维持茶碱有效血浓度的作用是肯定的,但其不良反应及茶碱类药物较短的半衰期使其临床应用受到限制。应避免接触变应原,并给予脱敏治疗;避免或减少呼吸道感染;应用中医中药治疗;等等。

1.丙酸培氯松气雾剂（BDA）

人工合成的皮质激素,局部作用异常强大而全身作用轻微。有人认为其较监测血浓度的氨茶碱疗法更有效、更安全。由于用药后 7～10 天才能发挥作用,故仅适用于缓解期的治疗。对长期应用大量皮质激素或对其产生依赖的病儿,吸入本药可减少皮质激素的用量乃至停用。吸入本药的主要不良反应为口及咽部真菌感染,同时辅用酮康唑气雾剂可阻止真菌生长。

2.免疫疗法

其机制尚不清楚,可能与下列因素有关：①小剂量抗原进入机体后使体内产生相应的抗体（主要为 IgG）,从而减少或阻断了抗原与 IgE 结合的机会;②使 IgE 生成受抑制;③使释放介质的细胞反应性减低。应用方法为选择引起临床症状且皮试呈阳性反应,又无法避免的变应原,按浓度逐渐递增的方法分 10 次经皮下注入体内,每周 1～2 次,直至不引起明显的局部和全身反应的最大浓度,然后维持此剂量并逐渐延长用药间隔至 4 周,这样再继续用药3～5 年,待哮喘症状消失后即可停用。

还有人报道用人脾转移因子 1 mL 或猪脾转移因子 4 mL 皮下注射,每周 1 次,共 9～12 次,有效率为 78 %～98 %。

3.中医中药治疗

补肾或健脾对预防儿童哮喘有重要作用,脾虚时可采用参苓白术散或六君子汤,肾虚者可给予六味地黄丸或附桂八味丸等。亦可用黄芪浸出液双侧足三里穴位注射疗法,有人观察其有效率为86.4 %。

4.长效支气管扩张药

(1)斑布特罗:据报道每日晚 6～7 时按0.27 mg/kg服用一次本药,可明显减少白天及夜间的喘息症状。此药为间羟舒喘宁的双二甲基氨基甲酸酯,吸收后经肝脏水解和氧化为间羟喘舒宁,通过内源性慢释放,可维持持久而稳定的血浓度。

(2)茶碱控释片:此药口服后在肠道内缓慢释放出茶碱,可维持较长时间的有效血浓度,用法为16 mg/(kg·d),分 2 次口服。

第四节　重症肺炎

肺炎是常见的儿童疾病之一,也是导致婴幼儿死亡的主要疾病。重症肺炎除了有严重的呼吸功能障碍以外,缺氧、病原毒素或坏死组织释放及全身性炎症反应还会导致其他脏器的结构和功能异常。临床上除了严重的呼吸困难,还伴有呼吸衰竭、心力衰竭、中毒性肠麻痹、中毒性脑病、休克及弥漫性血管内凝血等多脏器多系统功能障碍,以及全身中毒症状,属于儿科危重疾病,应积极处理。

一、临床表现

(一)一般临床表现

多起病急,骤起高热,但新生儿、重度营养不良患儿可以不发热,甚至体温不升。此外,还可有精神萎靡、面色苍白、纳差等表现。

(二)呼吸系统的临床表现

1.气促与呼吸困难

患儿有明显的气促和呼吸困难,呼吸频率加快,并可伴有鼻煽、三凹征、唇周发绀等表现。不同年龄段有不同表现。①新生儿与小婴儿突出表现为点头状呼吸、呻吟、口吐白沫和呼吸暂停。②婴幼儿易出现气促、呼吸困难,这与肺代偿功能差、气道较为狭窄有关,不能完全反映肺实质的炎症程度;但大龄儿童如出现明显的气促与呼吸困难,除非为哮喘样发作,否则提示有广泛的肺部病变或严重的并发症。肺部体征依感染的病原类型、病变性质和部位不同有所差别,可以有局限性吸气末细湿啰音;如有肺大片实变或不张,局部叩诊呈浊音、语颤增强、呼吸音减弱或出现支气管呼吸音,但由于小婴儿哭吵、不配合、潮气量小等原因,有时很难发现,需要仔细、反复检查。

2.呼吸衰竭

呼吸衰竭是广泛肺泡病变或严重的气道阻塞,不能进行有效的气体交换,吸入氧气和呼出二氧化碳能力不能满足机体代谢需要,从而引起机体各脏器的一系列生理功能和代谢紊乱。呼吸困难持续恶化,出现呼吸节律紊乱,严重时可出现呼吸暂停,并伴有嗜睡或躁动等精神症状。根据发病机制及临床表现,可以把呼吸衰竭分为两种类型。

(1)以呼吸道梗阻为主。这类患儿肺部病变不一定很严重,分泌物、黏膜炎性肿胀造成小气道广泛阻塞,气道阻塞的不均一性引起通气血流比例失调。缺氧明显的同时合并有较重的二氧化碳潴留,易伴发脑组织水肿,比较早出现中枢性呼吸功能异常,如呼吸节律改变或暂停,多见于小婴儿。血气改变属于 Ⅱ 型呼吸衰竭:$PaO_2 \leqslant 6.67$ kPa(50 mmHg),$PaCO_2 \geqslant 6.67$ kPa(50 mmHg)。

(2)以肺实质病变为主。肺内广泛实质病变,影响肺的弥散功能,缺氧症状比二氧化碳潴留明显,有时缺氧引起的每分钟通气量增加,反而导致二氧化碳分压降低。血气改变符合 Ⅰ 型呼吸衰竭:$PaO_2 \leqslant 6.67$ kPa(50 mmHg),$PaCO_2 < 6.67$ kPa(50 mmHg)。

3.呼吸窘迫综合征(acute respiratory distress syndrome,ARDS)

ARDS 又称成人型呼吸窘迫综合征,重症肺炎是 ARDS 发生的主要原因之一。肺部感染时,肺泡萎陷、肺透明膜及肺微血栓形成,导致肺弥散功能障碍和通气血流比例失调。表现出进行性呼吸困难,难以纠正的低氧血症,肺部胸片显示磨玻璃样改变,甚至白肺样改变。血气分析呈持续性低氧血症,$PaO_2 \leqslant 6.67$ kPa(50 mmHg),$(A-a)DO_2 > 26.7$ kPa(200 mmHg),$PaO_2/FiO_2 \leqslant 26.7$ kPa(200 mmHg)。

4.肺炎并发症

常见肺炎并发症为肺大泡、脓胸和脓气胸。多见于肺部葡萄球菌感染,感染与炎症破坏毛细支气管上皮组织,造成不完全性阻塞和气体呼出障碍,产生肺大泡;肺大泡破裂入胸腔,导致脓胸与脓气胸。肺炎患儿在治疗观察期间如果出现呼吸困难加重,应考虑到出现并发症的可能,可做体检及胸部 X 射线检查。

(三)肺外脏器的临床表现

1.循环系统

循环系统的临床表现常为心肌炎和急性充血性心力衰竭。缺氧、病原毒素可引起心肌炎;而缺氧引起的肺小动脉收缩、肺动脉高压则是引起急性充血性心力衰竭的主要因素,尤其见于有心脏疾患的患儿(如先天性心脏病)。急性充血性心力衰竭主要表现为以下几点。①呼吸困难突然加重,呼吸频率超过 60 次/分,而不能以肺炎或其他原因解释。②心率突然加快,160~180 次/分,不能以发热、呼吸困难等原因解释;部分患儿可出现心音低钝或奔马律。③肝脏进行性增大,排除肺气肿引起的膈肌下移所致,在大龄儿童中可见颈静脉怒张。④骤发极度烦躁不安、面色发灰、紫绀加重。⑤少尿或无尿,颜面眼睑或双下肢浮肿。

2.神经系统

缺氧、二氧化碳潴留、毒素和各种炎症因子作用于脑组织与细胞,脑血管痉挛、脑组织与细胞水肿,颅内压增高,可引起精神萎靡、嗜睡或烦躁不安,严重者有中毒性脑病表现,如昏睡或昏迷、抽搐、一过性失语、视力障碍,甚至呼吸不规则、瞳孔对光反射迟钝或消失。患儿可有脑膜刺激症状、前囟隆起、眼底视神经乳头水肿,脑脊液检查除了压力和蛋白增高外,其他均正常。

3.消化系统

低氧血症、病原毒素,以及应激反应导致胃肠道血液供应减少,易使胃肠黏膜受损。轻者表现为胃肠道功能紊乱、纳差、呕吐、腹泻及轻度腹胀、肠鸣音减弱;重者可有中毒性肠麻痹,多在呼吸衰竭没有及时纠正并出现心力衰竭和休克的基础上,腹胀进行性加重、呕吐咖啡样物、肠鸣音消失。由于膈肌上抬,影响呼吸运动,可进一步加重呼吸困难。

4.休克及弥漫性血管内凝血

细菌感染特别是革兰氏阴性菌感染,一些细菌毒素,全身性炎症反应及缺氧,等等,导致微循环功能障碍。在原发肺部疾病恶化的基础上,表现为四肢冰凉、皮肤花纹、脉搏细速、血压降低、尿量减少,眼底动脉痉挛、静脉迂曲扩张;如未经及时处理可引起弥漫性血管内凝血,皮肤黏膜出现瘀点瘀斑,以及便血呕血等消化道出血。终末期可出现肺出血。血小板进行性下降、外周血涂片有大量破碎的红细胞、异型红细胞超过 2 %、凝血酶原时间延长、纤维蛋白原含量下降、3P 试验和血 D-二聚体阳性。

二、辅助检查

(一)外周血象

细菌性肺炎时可以出现白细胞总数增加,中性粒细胞比例增高,并有核左移现象。对有弥漫性血管内凝血倾向或临床表现的患儿,应反复随访血象。血小板进行性降低,应注意弥漫性血管内凝血的可能性。

(二)血气分析

可以了解呼吸功能状态,判断呼吸衰竭的类型,用以指导临床治疗及疗效判断。此外,患儿出现难治性代谢性酸中毒,应考虑早期休克的可能性。

(三)X 射线检查

可以了解肺部病变的程度与性质,一些病原引起的肺炎具有特殊的影像学特征。如肺大泡、脓胸、脓气胸及肺脓肿是金黄色葡萄球菌的影像学特点;大叶性肺炎多由肺炎链球菌感染所致;支原体肺炎可表现出游走性云雾状浸润影;病毒性肺炎更多表现出小斑片状渗出影或融合影,以及肺气肿表现。如果患儿病情突然加重,应及时摄片以排除并发症出现的可能性,如肺大泡、脓胸、脓气胸及纵隔气肿等。

(四)C 反应蛋白和前降钙素原的测定

两者血清水平升高,提示细菌感染。血清水平的动态观察有助于了解疾病的发展与治疗效果。

(五)病原学检查

细菌检查可以做鼻咽部分泌物、气道分泌物(插管患儿)、胸腔穿刺液革兰氏染色涂片和细菌培养,以及血培养检查。

1.涂片

发现形态和染色单一的病原,以及白细胞中较多的病原菌,对治疗有一定的指导价值。肺炎链球菌为呈镰刀状成串排列的双球菌,金黄色葡萄球菌为成簇分布的革兰氏阳性球菌,流感嗜血杆菌为革兰氏阴性球杆菌,肺炎克雷伯杆菌或肠杆菌为革兰氏阴性杆菌。

2.细菌培养

有 25 %～50 %的获得性肺炎痰培养阳性;有菌血症的患儿,痰培养阳性率为 40 %～60 %。血液、胸腔积液或肺泡灌洗液中分离出的病原菌具有高度特异性,但住院肺炎患儿的血培养阳性率仅为 5 %～20 %,伴有胸腔积液的肺炎只占住院肺炎患儿的 15 %。病毒学检查可用鼻咽部灌洗液病毒分离或免疫荧光检查,或双份血清病毒抗体检查;非典型病原可用鼻咽部灌洗液抗原(免疫荧光或酶联免疫法)或 DNA(PCR 方法)测定,或双份血清非典型病原抗体测定。

三、诊断与鉴别诊断

肺炎患儿,如同时合并有全身中毒症状、呼吸衰竭及肺外各脏器功能异常,可以诊断为重症肺炎。临床上应排除其他疾病引起的肺部炎性改变,以及治疗肺炎时药物对各脏器的不良反应。同时为了及时有效地进行临床治疗,应根据患儿的临床特点、初步实验室检查需要进行肺炎的病原学诊断。

(一)金黄色葡萄球菌肺炎

本病为支气管肺组织的化脓性炎症,多见于婴幼儿。本病起病急,进展快,有弛张高热或稽留热,以及精神萎靡、面色苍白等全身中毒症状,皮肤常见猩红热样或荨麻疹样皮疹。肺部体征出现较早,易发生循环、神经及消化系统功能障碍;并发症以肺大泡、气胸、脓气胸及肺脓肿比较常见。外周血白细胞数明显增高($>15\times10^9/L$),以中性粒细胞增高为主,可见中毒颗粒;部分患儿外周血白细胞数偏低($<5\times10^9/L$),提示预后不良。进一步痰液、胸腔液及血液细菌培养可以明确诊断。

(二)肺炎双球菌肺炎

重症患儿多为大叶性或节段性肺炎,大龄儿童常见,起病急,突发高热、寒战、胸痛,以及咳嗽、气急,少数患儿咳铁锈色痰,胸部体检有肺实变体征。胸部 X 射线检查显示大叶性或节段性实变阴影。

(三)支原体肺炎

支原体肺炎由肺炎支原体引起,重症患儿多见于 5 岁以上儿童,以高热及刺激性剧咳为主要表现。但肺炎支原体与人体某些组织存在部分共同抗原,感染后可引起相应组织的自身抗体,导致多系统的免疫损害,如溶血性贫血、血小板减少、格林-巴利综合征及肝脏、肾脏的损害。胸部 X 射线显示节段性实变阴影或游走性淡片状渗出影,可伴有少量胸膜渗出,外周血白细胞数及分类均正常,冷凝集试验阳性有助于诊断,但确诊需要双份血清特异性抗体或胸腔积液特异性抗体检查,以及鼻咽部分泌物、胸腔积液支原体抗原或 DNA 检查。

(四)腺病毒肺炎

多由 3、7 两型腺病毒引起,其次为 11、21 型腺病毒。为支气管肺实质出血坏死改变,支气管上皮广泛坏死、管腔闭塞及肺实质严重炎性改变,往往有明显的中毒症状及喘憋表现。多见于 6 个月到 2 岁的儿童,骤起时稽留高热、剧咳,伴有明显的感染中毒症状,如面色苍白、精神萎靡、嗜睡、剧烈咳嗽伴喘憋、气急、发绀。易并发中毒性心肌炎和心力衰竭,但肺部体征出现较晚,发热 3～5 天出现肺部湿啰音,胸部 X 射线较早显示片状或大片状阴影,密度不均,可有胸膜反应。外周血白细胞数降低,鼻咽分泌物病毒分离或抗原测定,以及双份血清特异性抗体检查有助于病原学诊断。

(五)呼吸道合胞病毒性肺炎

由呼吸道合胞病毒引起,炎症主要波及毛细支气管,导致不同程度的小气道阻塞,引起弥漫性肺气肿及部分肺不张,肺部渗出性改变较轻。多见于6个月以下患儿,早产儿、支气管肺发育不良、先天性心脏病患儿病情重。中毒症状轻,但有明显喘憋及呼气性呼吸困难,双肺广泛哮鸣音,喘息缓解后可闻较多湿啰音。胸片显示高度肺气肿及少许斑片状渗出影。外周血白细胞数降低,鼻咽分泌物病毒分离或抗原测定,以及双份血清特异性抗体检查有助于病原学诊断。

(六)革兰氏阴性杆菌肺炎

常见大肠埃希菌、肺炎克雷伯杆菌、铜绿假单胞菌等,多见于新生儿、婴儿,以及气管插管或切开、大量使用抗生素的患儿,起病较缓,但细菌耐药性强,治疗不当会导致疾病进行性恶化。

四、处理措施

(一)呼吸支持与护理

近年来,由于广泛肺实质病变的重症肺炎患儿已经减少,而低龄儿童因呼吸道阻塞、呼吸肌疲劳引起的通气功能障碍逐渐增多,因此及时有效的呼吸支持和护理尤为重要。

1.保持呼吸道通畅

气道分泌物黏稠、黏膜水肿及支气管痉挛导致气道梗阻,分泌物排泄不通畅,会加重呼吸肌疲劳,促进呼吸衰竭的发生与发展。应尽可能避免气道分泌物的干结,促进分泌物的排泄,缓解气道黏膜肿胀与痉挛,维护气道有效的功能状态。

(1)保持环境合适的温度(室温20 ℃)与湿度(相对湿度50 %～60 %)。

(2)保证液体摄入,液体的摄入量应考虑当时的脱水情况,是否存在心功能异常、发热等因素,过多的液体摄入会加重心脏的负担,并促进肺水肿的发生,反而会加重病情。一般重症肺炎患儿的静脉液体按每天60～80 mL/kg给予。

(3)给予超声雾化或祛痰药物,反复拍背吸痰,以及体位引流,能够减少痰液黏稠度,促进痰液排出。

(4)对喘憋、肺气肿比较明显的患儿可以吸入支气管扩张药物,解除气道痉挛和黏膜水肿。

2.氧疗

重症肺炎患儿应给氧,以减缓呼吸肌疲劳,减轻心脏负荷及肺动脉高压。可以鼻导管给氧,氧流量0.75～1.5 L/min,维持动脉血氧分压在8.0～12.0 kPa(60～90 mmHg)或血氧饱和度在92 %以上;缺氧明显的可以面罩或头罩给氧,若出现呼吸衰竭或病情进行性恶化可考虑机械通气。

3.气管插管与机械通气

明显呼吸肌疲劳、呼吸衰减进行性加重的患儿,可及时给予气管插管与机械通气,以去除呼吸肌疲劳、分泌物堵塞造成的通气功能障碍,同时也可以改善气体的肺内分布,减少通气血流比例失调,促进气体的弥散,缓解机体的缺氧和二氧化碳潴留。

（二）抗感染治疗

重症肺炎细菌感染多见，应积极尽早抗感染治疗。根据患儿的年龄、临床表现和胸部 X 射线特点，结合本地区病原流行病学资料、是否有基础疾病、社区抑或院内感染，立即进行经验性药物选择；同时进行必要的病原学检查，根据治疗效果、病原学检查结果和药物敏感试验调整药物。

（三）血管活性药物的应用

重症肺炎对机体的影响除了缺氧和二氧化碳潴留外，病原毒素及炎症因子造成的局部或全身微循环障碍，是肺炎并发中毒性脑病、中毒性肠麻痹、休克及 DIC 的重要因素，因此积极改善机体的微循环状态是治疗重症肺炎的重要环节。常用的药物包括多巴胺、酚妥拉明和山莨菪碱。

（四）糖皮质激素的应用

对于全身炎症反应强烈，中毒症状明显，伴有严重喘憋、中毒性脑病、休克的患儿，应使用糖皮质激素抑制炎症反应，改善机体各脏器的功能状态，减轻全身中毒症状。可以选用甲泼尼龙、地塞米松和氢化可的松。

（五）对症处理

1.急性充血性心力衰竭

（1）强心。强心药首选地高辛，口服饱和量为小于 2 岁者 $0.04\sim0.06$ mg/kg，大于 2 岁者 $0.03\sim0.04$ mg/kg；多选择静脉给药，剂量为 3/4 口服量。首剂为 1/2 饱和量，以后每 6～8 小时 1 次，每次给1/4饱和量。维持量为 1/5 饱和量，每日分 2 次给药，于洋地黄化后 12 小时给予。

（2）扩管。可选用酚妥拉明、多巴胺及血管紧张素转换酶抑制剂（卡托普利、依那普利）。

（3）利尿。可以减少充血性心力衰竭导致的水钠潴留，减轻心脏的负荷量。对洋地黄药物治疗效果不满意或伴有明显水肿的患儿，宜加用快速强效利尿药，如呋塞米或依他尼酸。

（4）镇静。应注意休息，尽可能避免患儿哭吵，以降低耗氧量；必要时可适当使用镇静药，如苯巴比妥、异丙嗪、水合氯醛等。

2.中毒性肠麻痹

应禁食、胃肠减压，加用多巴胺、山莨菪碱或酚妥拉明，改善肠道循环和功能。

3.中毒性脑病

用甘露醇或甘油果糖减轻颅内压，减少液体量每日 30～60 mL/kg。必要时可以加用利尿药物。

第十一章　循环系统疾病

第一节　小儿心肌梗死

小儿心肌梗死(myocardial infarction，MI)由斯特赖克(Stryker)于1946年首先描述。近年来,小儿MI实际发病率及检出率均较前显著增加,已成为小儿猝死的重要病种之一。从出生后第一天至青少年期,健康儿或有基础疾病者,均可发生MI。有资料表明,未经手术的先天性心脏病患儿尸检证实近75%有MI的证据,无先天性心脏病小儿尸检发现冠状动脉病变为主要死因者占总数的2%以上。

一、病因

病因与年龄相关。

(一)新生儿期

先天性心脏病,特别是冠状动脉起源异常是此期致MI最重要的因素。冠状动脉起源异常发生率为1%～2%,多数患儿无临床表现。利普塞特(Lipsett)等分析7 857例重要冠状动脉异常(ACAS)死亡小儿后指出,最常见的ACAS为冠状动脉异位源于主动脉(43%)与冠状动脉左前降支发自肺主动脉(ALCAPA,Bland-White-Garland综合征)(40%),ALCAPA小儿常在出生后第1年内发生充血性心力衰竭,多于出生后14年内死亡。ACAS死亡病例中45%为猝死,部分存活至青少年期者遗留陈旧性MI,全部病例均有前外侧壁近端的铊201(TL-201)灌注异常。右冠状动脉异常以先天性瘘管多见。

次常见原因有肺动脉闭锁而室间隔完整、永存动脉干、大动脉转位及修复等;少见原因如心内膜弹力纤维增生症、冠状动脉中层钙质沉着。日本1970—1995年全国105 755例川崎病患儿中1%～2%猝死,猝死主要原因为MI,尸检证明为冠状动脉血栓性脉管炎和动脉瘤破裂,年龄≤30日龄者6例,最小发病日龄为20天。

(二)一岁至青春期前

川崎病很可能是此期MI的最重要病因,亚裔小儿更易罹患。发病的第7天起即可检出冠状动脉异常扩张,其中的15%～25%患儿发展为冠状动脉瘤,近70%小儿的动脉瘤在1～2年消退。MI发生率为1.9%,通常发生于患病后第一年(72.8%),其中39.5%发生在患病后3个月内。63%于休息或睡眠时发病,14%于玩耍、活动、走路时发病。22%的患者在第一次MI期间死亡。发病10天内大剂量免疫球蛋白联合阿司匹林治疗较单用阿司匹林使冠状动脉病变发生率由20%降至4%,10%的个体对该方案无效应。日本全国范围的调查发现,本病复发率约3%,12.2%的复发者伴心脏并发症,以男性、首次发病有心脏并发症者为主,但复发者无一例为MI。

其他非外科病因常见有:心肌病、心肌炎(含风湿性心肌炎)、胶原血管性疾病(特别是系统性红斑狼疮、高安病、结节性动脉炎);次常见者包括肾病综合征、隐伏的恶性肿瘤(尤其是淋巴瘤纵隔放疗后)、败血症、威廉(William)综合征(主动脉瓣上狭窄)、感染性心内膜炎、同型半胱氨酸血症,以及甲型血友病以凝血酶原复合物浓缩剂或Ⅷ因子抑制物旁路活性(FEIBA)治疗者、特发性心内膜下 MI。某些非常罕见的病因有遗传性疾病,如早老症、弹性纤维假黄瘤、黏多糖病、法布里(Fabry)病、尿黑尿酸症、赫勒氏(Hurler)综合征、糖原累积病Ⅱ型及冠状动脉肌纤维发育不良、主动脉瓣乳头肌弹性纤维瘤继发 MI、衣原体肺炎、幽门螺杆菌感染,有报道一名 11 岁西班牙裔男童因痉挛性喉炎(croup)吸入消旋肾上腺素 20 分钟后发生 MI。

部分手术或创伤后导致 MI 的原因包括在体外循环时冠状动脉灌注不良、心脏移植并发症如排异、钝性胸部创伤。曾有报告一接受骨髓移植的 7 岁小儿发生曲菌性全心炎,其冠状动脉见曲菌栓塞而继发急性大面积 MI。

(三)青少年

青少年 MI 的病因除下列三点外与儿童类似:①川崎病在该年龄组发病较少;②应考虑有无吸食可卡因或嗅吸胶水的可能;③冠状动脉粥样硬化致小儿 MI 仍有争议,但已知纯合子型家族性高胆固醇血症(发病率为 1/100 万)、家族性混合性高脂血症、低仅脂蛋白血症、高载脂 B 脂蛋白血症者,其冠状动脉病变早发,并在 20 岁前即可发生 MI。对青少年(平均 16 岁)杂合子型高胆固醇血症(发病率 1/500)患者以 TL-201 扫描提示 22 %的病例伴 MI。某些烟雾病患儿也可发生 MI。

二、临床表现

常见症状如哭闹、难以哺喂、呼吸困难、呕吐、绞痛、易激惹、休克等。4 岁以下患儿17 %、4 岁以上患儿83 %主诉有胸痛、胸部压榨感。研究发现小儿胸痛部位及放射较疼痛性质对心绞痛诊断有帮助,因为小儿往往将疼痛描述为锐痛,且对此复述时有出入。疼痛放射至左肩者则更可能属心源性。摩擦音、颈静脉扩张被认为是有高度特异性的体征,而发绀、大汗、灌注不良、心动过速、啰音、焦虑等提示 MI 的敏感程度尚难确定。MI 小儿常伴发心律失常,可有上腹痛、腹部压痛、晕厥及易疲劳等不同的表现形式。由于移植后的心脏已失去神经支配,故缺血不表现为胸痛,而表现为咳嗽、充血性心力衰竭、心律失常或猝死。

三、辅助检查

(一)心电图(ECG)检查

小儿 MI 的 ECG 表现与成人并无大异,但正常变异时的 T 波改变、先天性心脏病者的 ECG 可类似于 MI。小儿 MI 的 ECG 诊断指标:①除 aVR 外任一导联,尤其是Ⅰ、aVL、V_5、V_6 导联,ST 段改变>2 mV,ST 在任一导联抬高,其对应导联 ST 段压低;②异常 Q 波;③异常 T 波倒置;④室性心律失常,特别是室性心动过速;⑤QTc>0.48 秒;⑥心肌肥厚可能提示先天性心脏病,且是 MI 的一个危险因子。

川崎病小儿 MI 的 Q 波振幅和持续时间(≥0.04 秒)对诊断的特异性为 97 %~100 %,Q波振幅单项指标有 86 %的特异性,Q 波间期因 MI 发生部位不同,其灵敏度及特异性有差异,如下壁者较低,前壁则可高达 88 %。但要与非缺血的病理状态时的 Q 波改变相鉴别,如"容量负荷过重"所致左室肥厚者的 V_5~V_6 导联、所致右室肥厚者的 V_1~V_2 导联均可有宽大 Q波。婴幼儿Ⅰ、aVL 或 V_5~V_7 任一导联出现宽大 Q 波均提示左冠状动脉的起源异常,其他 Q 波>0.12 秒者尚需考虑心肌炎、心肌纤维化、肥厚型心肌病、假肥大型进行性(Duchenne)肌营养不良性心肌病、心内膜弹力纤维增生症,尤其是特发性主动脉下闭锁等。

ST 段除 avR 导联抬高＞2 mV 应考虑急性 MI,小儿急性 MI,ST 段与 T 波前肢形成弓背向上抬高 ST 段压低通常特异性较低,但出现与对应导联呈近乎 180°相反方向"镜像"关系时对确定梗死部位有重要意义,强烈提示 MI。后壁心梗可无 ST 段抬高,而仅有 V4R～V2 导联的 ST 段压低。

Ⅱ、Ⅲ、aVF 倒置对下壁心梗诊断有很高的特异性和敏感性,如在同时见深的 Q 波,伴或不伴 T 波倒置,亦能提示 MI。

小儿 MI 室性心律失常较成人并发症的发生更为常见,以室性心动过速、心室颤动为主,死亡率为 80 %。

应用信号平均心电图后电位技术评价小儿心肌缺血及 MI,应用 VCM-3000 系统,用一频带为 40～300 Hz 的滤波器,将 200 次电位叠加、平均与记录,检查经 TI-201 心脏扫描证实的有无心肌缺血及 MI 的滤波后 QRS 间期(f-QRSd,ms)、滤波后均方根电压(RMS,μV)和 QRS 终末 40 μV 以下低振幅的间期(LAS,ms),按体表面积(BSA,m²)分成 4 组。发现当 BSA＜0.3 m² 时,如 f-QRSd＞95 ms,RMS＜30 μV,LAS＞25 ms;当 BSA 为 0.3～0.5 m² 时,f-QRSd＞110 ms,RMS＜251 μV,LAS＞30 ms;当 BSA 为 0.5～1.2 m² 时,f-QRSd＞115 ms,RMS＜20 μV,LAS＞30 ms;当 BSA≥1.2 m² 时,f-QRSd＞125 ms,RMS＜20 μV,LAs＞30 ms,均可认为是阳性后电位。其阳性率在无冠脉损害组为 0,在缺血组为56.3 %,在陈旧性 MI 组为 69.2 %,特异性及灵敏度远高于以成人标准用于小儿者,且重复性为 100 %。对难以行心血管造影检查的婴幼儿患者,其不失为替代方法之一。

(二)实验室检查

1.心肌酶谱(CK-MB、SGOT、LDH)

CK-MB 在评估 MI 时,有一定参考价值。有报道 CK-MM3/MM1 异构体在 MI 胸痛发作时即升高,2～6 小时达峰值,且易于检测。

2.心肌钙蛋白Ⅰ及 T

两者均有显著升高,以前者更特异、更灵敏(两者均近乎 100 %)、窗口期更长。

(三)器械检查

(1)TL-201 闪烁照相或 TL-201 单光子发射体层成像(SPECT)即使在小婴儿身上,亦能提示心脏某部位的灌注或摄取缺欠、心肌坏死,且可鉴别充血性心肌病的病因。若为 AL-CAPA 所致,则有灌注异常;若为其他因素所致,则灌注正常或造影剂不规则广泛分布。

(2)电影磁共振通过快速连续放映,可了解心脏及瓣膜的活动情况。MRI 亦可做出 MI 诊断。

(3)二维/三维心脏超声借以了解心室壁的运动情况及是否存在室壁瘤、二尖瓣反流。仔细观察也可发现冠状动脉的异常和乳头肌梗死。

(4)心血管造影能提示冠状动脉有无栓塞、闭锁、扩张及冠状动脉瘤和心脏的情况,儿科患者,尤其是婴幼儿应用有一定的局限性。

四、诊断与鉴别诊断

目前尚无小儿 MI 统一的诊断标准,根据文献,宜从以下方面考虑本病的诊断。①病史:有无提示 MI 的基础疾病,如既往有心力衰竭样表现,有胸部创伤及创伤后 ECG 表现,免疫紊乱及是否服用肾上腺皮质激素或免疫抑制剂,是否接受过雄激素治疗,有无相关手术史(如房室分流术后引流管闭塞致颅内压增高),有无毒蜘蛛(如黑寡妇蜘蛛或棕色寡妇蜘蛛)叮咬史。②家族史:有无心血管病危险因素(脂蛋白异常、高血压、肥胖、Ⅰ级亲属心绞痛、MI 病史等)。③症状、体征。④相关检查:ECG、心肌酶谱、心肌钙蛋白、心脏超声、TL-201 及心血管造影。

符合①~③者可拟诊,结合④中至少 2 项阳性可确诊,注意排除假性 MI。

屡有报告病毒性心肌炎临床、ECG,甚至 TL-201 结果与 MI 近似而误诊为 MI。但前者胸痛较轻,心血管造影无异常。其他假性 MI 有肥厚性心肌病、杜氏(Duchenne)型肌营养不良等。

五、治疗

因对小儿治疗的研究不多,故治疗多模仿成人,包括静脉补液及多巴酚丁胺、保证心输出量、给氧、纠正电解质紊乱、缓解疼痛、溶栓(华法林、链激酶),及时处理呼吸衰竭、心律失常、心源性休克、充血性心力衰竭等并发症。有人对 15 例川崎病并发巨大冠状动脉血管瘤患儿,以尿激酶 8 000~10 000 U/kg 行冠脉内插管溶栓治疗,10 分钟给药完毕,结果 3 例完全溶栓、5 例部分溶栓,最快者给药完毕即部分溶栓。15 例中 4 例再栓,随访 2~8 年(平均 3.3 年)无一例再发 MI 及死亡。应禁食以保护缺血肠管。治疗中尚应探寻小儿的病因以便进行针对性治疗。

六、预后

小儿 MI 后康复的概率大于成人,预后与心肌损伤及治疗措施、治疗效果有关。小儿 MI 尚难确定与基础心脏疾病类型的关系。约翰斯鲁德(Johnsrude)对 96 例心脏病伴发 MI 的存活者平均随访 4.9 年,无一例表现为严重的复发性室性心律失常及猝死。塞勒玛杰(Celermajer)对 1979—1989 年的资料研究发现,17 例中有 8 例死于诊断后的 3 天~3 年(占总死亡率的 47 %)。其余 9 例 MI 后存活儿即使左室射血分数仅 21 %~66 %,仍能较好耐受运动,其中一例需长期服药,但无猝死病例。24 小时后 9 例中有 7 例正常,有 1 例轻微异常。

再梗死的死亡率很高,加藤对 152 例 MI 存活者观察发现,24 例再发 MI,再发死亡 15 例(死亡率62.5 %),再发后存活的 9 例中又有 6 例第三次发 MI,仅 1 例幸存(死亡率83.3 %),提示预防再梗死是 MI 后长期存活的关键。治疗与小儿 MI 相关的基础疾病可更有效地预防 MI。

第二节　高血压急诊

小儿血压超过该年龄组平均血压的 2 个标准差以上,即在安静情况下,若动脉血压高于以下限值并确定无人为因素所致,应视为高血压(表 11-1)。

表 11-1　各年龄组血压正常值

年龄组	正常值/mmHg	限值/mmHg
新生儿	80/50(10.7/6.7 kPa)	100/60(13.4/8 kPa)
婴儿	90/60(12.1/8 kPa)	110/70(14.7/9.4 kPa)
≤8 岁	90~100/60~70(12.1~13.4/8~9.4 kPa)	120/70(16.1/10.2 kPa)
>8 岁	100~110/70~80(13.4~14.7/9.4~10.2 kPa)	130/90(17.4/12.1 kPa)

　　小儿高血压主要为继发性,肾脏实质病变最常见。其中尤以各种类型的急慢性肾小球、肾炎多见,其次为慢性肾盂肾炎、肾脏血管性疾病。此外,皮质醇增多症、嗜铬细胞瘤、神经母细胞瘤及肾动脉狭窄等亦是小儿高血压常见的病因。高血压急诊指血压(特别是舒张压)急速升高引起的心、脑、肾等器官严重功能障碍甚至衰竭,又称高血压危象。高血压危象发生的决定因素与血压升高的程度、速度及是否存在并发症有关,而与高血压的病因无关。危象多发生于急进性高血压和血压控制不好的慢性高血压患儿。如既往血压正常者出现高血压危象往往提示有急性肾小球肾炎,而且血压无须上升太高水平即可发生。如高血压合并急性左心衰竭、颅内出血时即使血压只有中度升高,也会严重威胁患儿生命。

　　高血压急症处理原则如下。

　　(1)处理高血压急症时,治疗措施应先于复杂的诊断检查。

　　(2)对高血压脑病、高血压合并急性左心衰竭等高血压危象应快速降压,旨在立即解除过高血压对靶器官的进行性损害。恶性高血压等长期严重高血压者需维持比正常略高的血压,方可保证靶器官最低限度的血流灌注,过快过度地降低血压可导致心、脑、肾及视网膜的血流急剧减少而发生失明、昏迷、抽搐、心绞痛或肾小管坏死等严重持久的并发症。故对这类疾病患儿降压幅度及速度均应适度。

　　(3)高血压危象系因全身细小动脉发生暂时性强烈痉挛引起血压急骤升高所致。因此,血管扩张剂如钙拮抗剂、血管紧张素转换酶抑制剂及α受体和β受体抑制剂的临床应用,是治疗的重点。这些药物不仅给药方便(含化或口服)、起效迅速,而且在降压同时还可改善心、肾的血流灌注,尤其是降压作用的强度随血压下降而减弱,无过度降低血压之虑。

　　(4)高血压危象常用药物及高血压危象药物的选择参考见表11-2和表11-3。

表 11-2　高血压危象常用药物

药物	剂量及用法	起效时间	持续时间	不良反应	相对禁忌
硝苯地平 (NF)	0.3~0.5 mg/kg	含化 5 分钟,口服 30 分钟	6~8 小时	心动过速,颜面潮红	
卡托普利 (CP)	1~2 mg/(kg·d)	口服 30 分钟	4~6 小时	皮疹、发热高血钾症	肾动脉狭窄
拉贝洛尔 (LB)	20~80 mg 加入糖水中 2 mg/min 静脉滴注(成人剂量)	5~10 分钟			充血性心力衰竭、哮喘、心动过速、AVB 二度以上
硝普钠(NP)	1 μg/(kg·min)开始静脉滴注,无效可渐增至 8 μg/(kg·min)	即时	停后 2 分钟	恶心,精神症状,肌肉痉挛	高血压脑病
二氮嗪 (diazoxide)	每次 5 mg/kg,如静脉注射无效,30 分钟后可重复	1~2 分钟	4~24 小时	高血糖、呕吐	
肼屈嗪(HD)	每次 0.1~0.2 mg/kg,静脉注射或肌内注射	10 分钟	2~6 小时	心动过速,恶心,呕吐	充血性心力衰竭、夹层主动脉瘤

表 11-3　高血压急症药物选择

高血压危象	药物选择	高血压危象	药物选择
高血压脑病	NF、CP、LB、diazoxide、NP	急性左心衰竭	NP、CP、NF
脑出血	LB、CP、NF	急进性高血压	CP、NF、HD
蛛网膜下隙出血	NF、LB、CP、diazoxide	嗜铬细胞瘤	PM(酚妥拉明)、LB

儿童期高血压急症的主要表现为:①高血压脑病;②颅内出血;③高血压合并急性左心衰竭;④嗜铬细胞瘤危象;等等。现分述如下。

一、高血压脑病

高血压脑病为一种综合征,其特征为血压突然升高,伴有急性神经系统症状。虽任何原因引起的高血压均可发生本病,但最常见为急性肾炎。

(一)病理生理

血压急速升高可引起脑血管过度自动调节反应,发生弥漫性小动脉痉挛、缺血,继而出现小动脉缺血缺氧性扩张、渗出和继发性脑水肿。这是高血压脑病病因中最重要的因素。

(二)临床表现

临床表现为头痛,并可伴有恶心、呕吐,出现精神错乱、定向障碍、谵妄、痴呆,亦可出现烦躁不安、肌肉阵挛性颤动、反复惊厥甚至呈癫痫持续状态;也可发生一过性偏瘫,意识障碍如嗜睡、昏迷;严重者可因颅内压明显增高发生脑疝。眼底检查可见视网膜动脉痉挛或视网膜出血。脑脊液压力可正常亦可增高,蛋白含量增加。

本症应与蛛网膜下隙出血、脑肿瘤、癫痫大发作等疾病相鉴别。蛛网膜下隙出血常有脑膜刺激症状,脑脊液为血性而无严重高血压。脑肿瘤、癫痫大发作亦无显著的血压升高及眼底出血。临床确诊高血压脑病最简单的办法是给予降压药治疗后病情迅速好转。

(三)急症处理

一旦确诊高血压脑病,应迅速将血压降至安全范围,即130/90 mmHg(17.4/12.1 kPa),降压治疗应在严密的观察下进行。

1.降压治疗

常用的静脉注射药物如下。①拉贝洛尔,是目前唯一能同时阻滞 α 和 β 肾上腺素受体的药物,不影响心输出量及脑血流量。因此,即使合并心脑肾严重病变亦可取得满意疗效。本品因独具 α 和 β 受体阻滞作用,故可有效地治疗中毒性甲亢和嗜铬细胞瘤所致的高血压危象。②二氮嗪,因该药可引起水钠潴留,可与呋塞米并用,增强降压作用。又因本品溶液呈碱性,注射时勿溢到血管外。③硝普钠,亦颇为有效,但对高血压脑病不作为首选。该药降压作用迅速,维持时间短,应根据血压水平调节滴注速度。使用时应避光并新鲜配制,溶解后使用时间不宜超过 6 小时,连续使用不要超过 3 天,以免硫氰酸盐中毒。

常用的口服或含化药物如下。①硝苯地平,通过阻断细胞膜钙离子通道,减少钙内流,从而松弛血管平滑肌使血压下降。神清合作患儿可舌下含化,意识障碍或不合作者可将药片碾碎加水 0.5～1 mL 制成混悬剂抽入注射器中缓慢注入舌下。②卡托普利,为血管紧张素转换酶抑制剂,对高肾素恶性高血压和肾血管性高血压降压作用特别明显,对非高肾素性高血压亦有降压作用。

2.保持呼吸道通畅,镇静,制止抽搐

可用苯巴比妥钠(8～10 mg/kg,肌内注射,必要时 6 小时后可重复)、地西泮(0.3～0.5 mg/kg,肌内注射或静脉缓注,注射速度<3 mg/min,必要时 30 分钟后可重复)等止痉药物,但需注意呼吸。

3.降低颅内压

可选用 20 ％甘露醇(每次 1 g/kg,每 4 小时或 6 小时一次)、呋塞米(每次 1 mg/kg),以及 25 ％血清清蛋白(每次 20 mL,每日 1～2 次)等,减轻脑水肿。

二、颅内出血

(一)临床表现及诊断

蛛网膜下隙出血起病突然,伴有严重头痛、恶心、呕吐及不同程度意识障碍。若出血量不大,意识可在几分钟到几小时恢复,但最后仍可逐渐昏睡或谵妄。若出血严重,可以很快出现颅内压增高的表现,有时可出现全身抽搐。颈项强直是很常见的体征,甚至是唯一的体征,伴有脑膜刺激征。眼底检查可发现新鲜出血灶。腰椎穿刺脑脊液呈均匀血性,但发病后立即腰穿可不会发现红细胞,要等数小时后红细胞才到达腰部的蛛网膜下隙。之后 1～3 天可由于无菌性脑膜炎而发热,白细胞增高似与蛛网膜下隙出血的严重程度呈平行关系,因此,不要将诊断引向感染性疾病。CT 脑扫描检查常无改变。

脑实质出血起病时常伴头痛、呕吐,昏迷较为常见,腰椎穿刺脑脊液压力增高,血性者占 80 ％以上。除此之外,可由出血部位不同伴有如下不同的神经系统症状。①壳核-内囊出血。典型者出现"三偏征",即出血对侧肢体瘫痪和中枢性面瘫,出血对侧偏身感觉障碍,出血对侧的偏盲。②桥脑出血。初期表现为交叉性瘫痪,即出血侧面瘫和对侧上、下肢瘫痪,头眼转向出血侧。后迅速波及两侧,出现双侧面瘫和四肢瘫痪,头、眼位置恢复正中,双侧瞳孔呈针尖大小,双侧锥体束征阳性。早期出现呼吸困难且不规则,常迅速进入深昏迷,多于 48 小时内死亡。③脑室出血。表现为剧烈的呕吐,迅速进入深昏迷,瞳孔缩小,体温升高,可呈去大脑强直,双侧锥体束征阳性。四肢软瘫,腱反射常引不出。④小脑出血。临床变化多样,但步态不稳是最常见的症状。常出现眼震颤和肢体共济失调症状。

颅内出血可因颅内压增高而发生心动过缓,呼吸不规则,严重者可发生脑疝。多数颅内出血的患儿心电图可出现巨大倒置 T 波,Q-T 间期延长。血常规可见白细胞升高。尿常规可见蛋白、红细胞和管型,血中尿素氮亦可见升高。在诊断中必须注意,颅内出血本身可引起急性高血压,即使患儿以前并无高血压史。此外,尚需与癫痫发作、高血压脑病,以及代谢障碍所致昏迷区别。

(二)急症处理

1.一般治疗

绝对卧床,头部降温,保持气道通畅,必要时做气管内插管。

2.控制高血压

对于高血压性颅内出血的患儿,应及时控制高血压。但由于颅内出血常伴颅内压增高,因此,给予降压药物时应避免短时间内血压下降速度过快和幅度过大,否则脑灌注压将受到明显影响。一般低压不宜低于出血前水平。舒张压较低,脉压差过大者不宜用降压药物。降压药物的选择以硝苯地平、卡托普利和拉贝洛尔较为合适。

3.减轻脑水肿

脑出血后多伴脑水肿并逐渐加重,严重者可引起脑疝。故降低颅内压,控制脑水肿是颅内出血急性期处理的重要环节。疑有继续出血者可先采用人工控制性过度通气、静脉注射呋塞米等措施降低颅内压,也可给予渗透性脱水剂如 20 %甘露醇(1 g/kg,每 4～6 小时 1 次)及 25 %的血清清蛋白(每次 20 mL,每日1～2 次)。短程大剂量激素有助于减轻脑水肿,但对高血压不利,更不宜长期使用。治疗中应注意水电解质平衡。

4.止血药和凝血药

止血药对脑出血的疗效尚有争议,但对蛛网膜下隙出血,氨甲苯酸(对羧基苄胺)及氨基己酸能控制纤维蛋白溶酶原的形成,有一定疗效,在急性期可短时间使用。

5.手术清除血肿

经检查颅内有占位性病灶者,条件允许时可手术清除血肿,尤其对小脑出血、大脑半球出血疗效较好。

三、高血压合并急性左心衰竭

(一)临床表现及诊断

儿童期血压急剧升高时,常造成心脏后负荷急剧升高。当血压升高超过左心所能代偿的限度时,就会出现左心衰竭及急性肺水肿。急性左心衰竭时,动脉血压,尤其是舒张压显著升高,左室舒张末期压力、肺静脉压、肺毛细血管压和肺小动脉楔压均升高,并与肺淤血的严重度呈正相关。当肺小动脉楔压超过30 mmHg(4 kPa)时,血浆自肺毛细血管大量渗入肺泡,引起急性肺水肿。急性肺水肿是左心衰竭最重要的表现形式,患儿往往面色苍白、口唇青紫、皮肤湿冷多汗、烦躁、极度呼吸困难,咳大量白色或粉红色泡沫痰,大多被迫采取前倾坐位,双肺听诊可闻及大量水泡音和哮鸣音,心尖区特别在左侧卧位和心率较快时常可闻及心室舒张期奔马律等。在诊断中应注意的是,即使无高血压危象的患儿,急性肺水肿本身可伴有收缩压及舒张压升高,但升高幅度不会太大,且肺水肿一旦控制,血压便自行下降。而急性左心衰竭肺水肿患儿眼底检查如有出血或渗出,可以考虑并有高血压危象存在。

(二)急症处理

1.体位

患儿取前倾坐位,双腿下垂(休克时排除),四肢结扎止血带,止血带压力以低于动脉压又能阻碍静脉回流为度,相当于收缩压及舒张压之间,每 15 分钟轮流将一肢体的止血带放松。该体位亦可使痰较易咳出。

2.吗啡

吗啡可减轻左心衰竭时交感系统兴奋引起的小静脉和小动脉收缩,降低前、后负荷。对烦躁不安、高度气急的急性肺水肿患儿吗啡是首选药物,可皮下注射盐酸吗啡 $0.1\sim0.2$ mg/kg,但休克、昏迷及呼吸衰竭者忌用。

3.给氧

单纯缺氧而无 CO_2 潴留时,应给予较高浓度氧吸入,活瓣型面罩的供氧效果比鼻导管法好,提供的吸入氧气浓度(FiO_2)可为 $0.3\sim0.6$。肺水肿时肺部空气与水分混合,形成泡沫,妨碍换气。可使氧通过含有乙醇的雾化器,口罩给氧者乙醇浓度为 $30\%\sim40\%$,鼻导管给氧者乙醇浓度为70 %,一次不宜超过 20 分钟,但乙醇的去泡沫作用较弱且有刺激性。近年来有报道用二甲硅油消泡气雾剂治疗,效果良好。应用时将瓶倒转,在距离患儿口腔 $8\sim10$ cm 处,于吸气时对准咽喉或鼻孔喷雾 $20\sim40$ 次。一般 5 分钟内生效,最大作用在 $15\sim30$ 分钟,必要时可重复使用。如低氧血症明显又伴 CO_2 潴留,应使用间歇正压呼吸配合氧疗。间歇正压呼吸改善急性肺水肿的原理,可能是由于它增加肺泡压与肺组织间隙压,降低右心房充盈压与胸腔内血容量,增加肺泡通气量,有利于清除支气管分泌物,减轻呼吸肌工作,减少组织氧耗量。

4.利尿剂

宜选用速效强效利尿剂,可静脉注射呋塞米(每次 $1\sim2$ mg/kg)或依他尼酸钠(1 mg/kg,20 mL 液体稀释后静脉注射),必要时 2 小时后重复。对肺水肿的治疗首先由于呋塞米等药物有直接扩张静脉作用,增加静脉容量,使静脉血自肺部向周围分布,从而降低肺静脉压力,这一重要特点在给药 5 分钟内即出现,其后才发挥利尿作用,减少静脉容量,缓解肺淤血。

5.洋地黄及其他正性肌力药物

对急性左心衰竭患儿几乎都有指征应用洋地黄。应采用作用迅速的强心剂如毛花苷 C 静脉注射,一次性注入洋地黄化量的 1/2,余 1/2 分为 2 次,每隔 $4\sim6$ 小时一次。如需维持疗效,可于 24 小时后口服地高辛维持。如仍需继续静脉给药,每 6 小时注射 1 次 1/4 洋地黄化量。毒毛花苷 K 一次静脉注射 $0.007\sim0.01$ mg/kg,如需静脉维持给药,可 $8\sim12$ 小时重复一次。使用中应注意监护,以防洋地黄中毒。

多巴酚丁胺为较新、作用较强、不良反应较小的正性肌力药物,用法为静脉点滴 $5\sim10$ μg/(kg·min)。

6.降压治疗

应采用快速降压药物使血压速降至正常水平以减轻左室负荷。硝普钠为一种强力短效血管扩张剂,直接使动脉和静脉平滑肌松弛,降低周围血管阻力和使静脉贮血。因此,硝普钠不仅降压迅速,还能降低左室前、后负荷,改善心脏功能,为高血压危象并急性左心衰竭较理想的首选药物。一般从 1 μg/(kg·min)开始静脉滴注,在监测血压的条件下,无效时每 $3\sim5$ 分钟调整速度渐增至 8 μg/(kg·min)。此外,也可选用硝苯地平或卡托普利,但忌用拉贝洛尔和肼屈嗪,因拉贝洛尔对心肌有负性肌力作用,而后者可反射性增快心率和心输出量,加重心肌损害。

四、嗜铬细胞瘤危象

本病由肾上腺髓质、交感神经节等部位的嗜铬组织肿瘤间断或持续产生并释放大量儿茶酚胺,引起阵发或持续性高血压。

(一)临床表现及诊断

临床表现为阵发性血压升高,以收缩压升高为著,可在200 mmHg(26.8 kPa)以上,舒张压相应增高。有搏动性头痛、面色苍白、大汗、心动过速、抽搐、手足发凉。有时恶心呕吐,视物模糊,甚至发生急性肺水肿、心律失常或脑血管意外。可发生暂时性高血糖和糖尿。发作可持续数分钟至一天,甚至一天以上,一天数次或数日一次。

持续性血压升高者怕热多汗,心动过速,基础代谢高而非"甲亢"。一般降压治疗无效,用β-受体阻滞剂后,血压反可上升呈高血压危象。持久的高血压使心脏肥大,尤以左室肥厚明显,引致高血压性心脏病及充血性心力衰竭。

皮肤或结合膜毛细血管扩张,腹部可能有肿块。疑诊者可做苄胺唑啉或称酚妥拉明试验,即经静脉迅速注射此药 3～5 mg(一般用 0.1 mg/kg)之后 3～5 分钟,使血压下降35/25 mmHg(4.6/3.7 kPa)并持续 3～5 分钟则呈阳性。由于此项试验假阳性容易发生,故试验前要停用镇静药48 小时,停用降压药物最少 2 周。近年来主要依赖尿化学检查如尿中儿茶酚胺、尿香草基杏仁酸(VMA)、尿中 3-甲氧基肾上腺素测定。应用 B 型超声扫描及 CT 对嗜铬细胞瘤的定位,特别是对肾上腺外嗜铬细胞瘤有很大帮助,是一种无创诊断方法。此外,腹膜后充气造影及静脉肾盂造影对较大肿瘤仍有一定价值,但有引起高血压危象的危险。

(二)急症处理

先静脉注射酚妥拉明(每次 0.1 mg/kg)以控制血压,必要时可重复。待血压降至140/90 mmHg(18.8/12.1 kPa)时,找出一个使血压正常或接近正常的维持量静脉滴注,稳定后改口服酚妥拉明(苯氧苄胺),儿童维持量一般可为 30～40 mg/d。该药适于长期使用。心动过速者在用酚妥拉明后加用普萘洛尔,剂量为 1 mg/(kg·d),分 3 次口服,但普萘洛尔绝不可单独使用。待临床情况改善后再考虑手术治疗。

第三节　小儿肺动脉高压

肺动脉高压(pulmonary arterial hypertention,PAH)是一组以肺动脉压和肺血管阻力升高伴进行性右心衰竭为主要特征的综合征。正常肺动脉压力为 2.0～4.0 kPa/0.7～1.3 kPa(15～30 mmHg/5～10 mmHg),平均动脉压(MAP)为 1.3～2.7 kPa(10～20 mmHg)。静息时 MAP>3.3 kPa(25 mmHg)或运动时 MAP>4.0 kPa(30 mmHg)即可诊断 PAH。10 余年前,原发性肺动脉高压被认定是不治之症。近几年来,对 PAH 的基础理论和临床研究进展很快,医学治疗手段取得重大突破,使 PAH 患者的生存率和生活质量有了明显的提高。

一、病因和发病机制

按照世界卫生组织(WHO)2003 年新的病因分类方法,可将 PAH 分为五大类(表 11-4)。小儿 PAH 以特(原)发性 PAH,左向右分流先天性心脏病(先心病)继发 PAH 及新生儿持续性肺动脉高压较多见。

PAH 的发病机制迄今尚未完全阐明,血管收缩、血管重构(remodeling)和原位血栓形成是 PAH 发生发展的重要病理生理基础。目前认为多种因素参与了 PAH 的发病机制。

表 11-4　WHO肺动脉高压分类

1.肺动脉高压(PAH)	3.与肺疾患和(或)低氧血症有关的肺动脉高压
1.1 特发性肺动脉高压(IPAH)	3.1 慢性阻塞性肺疾病(COPD)
1.2 家族性肺动脉高压(FPAH)	3.2 肺间质病
1.3 相关性肺动脉高压(APAH)	3.3 睡眠呼吸暂停综合征
a.结缔组织性血管疾病	3.4 肺泡低通气量疾病
b.左向右分流先心病	3.5 慢性高原性疾病
c.门静脉高压	3.6 新生儿肺疾病
d.人类免疫缺陷病毒(HIV)感染	3.7 肺泡-毛细血管发育不良
e.药物和毒物:食欲抑制剂及其他	3.8 其他
f.其他:甲状腺疾病,糖原累积病,脑苷脂沉积病,遗传性出血性毛细血管扩张病,血红蛋白病,骨髓增生性疾病,脾切除	4.慢性血栓/栓塞性疾病导致的肺动脉高压
1.4 新生儿持续性肺动脉高压(NPPH)	4.1 近端肺动脉血栓性阻塞
1.5 肺静脉闭塞性疾病	4.2 远端肺动脉血栓性阻塞
2.伴左心疾病的肺动脉高压	a.肺栓塞(栓子、肿瘤、寄生物)
2.1 左房或左室疾病	b.原位血栓形成
2.2 左心瓣膜病	5.其他(如结节病)

(一)低氧

急、慢性低氧均可引起 PAH,但其确切机制尚不明了。急性低氧可使体循环血管扩张而使肺血管收缩。急性低氧后,血管收缩物质上调,肺动脉低氧敏感性钾通道活性增加,导致平滑肌细胞膜去极化,胞浆内钙离子水平增加,从而导致肺血管收缩。慢性低氧可直接干预细胞的生长,可导致血管平滑肌细胞迁移和增殖,抑制内皮细胞生长,从而发生血管重构。

(二)内皮功能障碍

血管内皮在维持正常肺血管张力及肺循环病理状态(如先心病 PAH)的发展中起关键作用。由内皮细胞释放的前列腺素类和一氧化氮(NO)是血管扩张的重要介质。这种扩血管作用被几种缩血管物质如内皮素-1(ET-1)、血栓素,以及细胞色素 P450 途径的产物所对抗(图11-1)。当内皮受损时,可导致血管反应性及平滑肌增殖的改变,从而引起 PAH 病理状态的发生。

(三)血管活性物质及离子通道的改变

参与 PAH 形成的血管活性物质主要包括两大类:一类是收缩血管/促进血管平滑肌细胞增殖的因子,如内皮素(ET)、5-羟色胺(5-HT)、前列腺素 $F_{2\alpha}$、血管内皮生长因子(VEGF)、血小板衍生性生长因子(PDGF)等;另一类是舒张血管/抑制血管平滑肌细胞增殖的因子,如前列环素(PGI_2)、心钠素、肾上腺髓质素(ADM)及气体信号分子 NO、CO 等。这些活性物质的产生、分泌平衡失调是 PAH 发生的重要机制,也是当前多种药物的作用靶点。

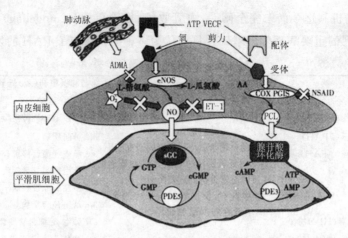

图 11-1 肺动脉内皮细胞依赖性扩血管的机制

注：内皮性 NO 合酶（eNOS）和环氧合酶（COX）受生理性激动剂 ATP 和血管内皮生长因子（VEGF）的刺激，并受氧和剪力应激的直接刺激。NO 和前列环素（PGI$_2$）弥散到平滑肌，在该处分别激活可溶性鸟苷酸环化酶（sGC）和腺苷酸环化酶，使 cGMP 和 cAMP 浓度增加，这些环核苷酸使平滑肌松弛。特异性磷酸酯酶（PDE）使环核苷酸降解。精氨酸类似物，不对称性二甲基精氨酸（ADMA），超氧阴离子自由基（O$_2^-$）和内皮素（ET-1）减少 NO 的释放并使血管收缩。AA：花生四烯酸；NSAID：非甾体类抗炎药物；PGIS：前列环素合成酶

1.PGI$_2$

PGI$_2$ 通过 cAMP 依赖途径，发挥扩张血管、抑制平滑肌细胞增殖和血小板聚集的作用。PAH 患者花生四烯酸代谢失衡，中小肺动脉 PGI$_2$ 合成酶表达减少，从而促使 PAH 的形成。

2.ET

内皮素家族由三种密切相关的肽类，即 ET-1、ET-2 和 ET-3 组成。ET-1 是在心血管系统中产生的主要异构体，ET-2 主要在肾和肠内生成，而 ET-3 主要发现于中枢神经系统内。目前对 ET-1 的了解最多，而 ET-2 和 ET-3 的作用，除在胚胎发育中的作用外，尚不清楚。ET 的作用主要由 ET$_A$ 和 ET$_B$ 两种受体介导，可引起血管收缩和平滑肌细胞增殖。研究发现，PAH 患者血浆 ET-1 水平明显升高。

3.气体信号分子

内源性 NO 和 CO 在 PAH 的形成中有重要的调节作用。在内皮细胞中，L-精氨酸在 NO 合酶（NOS）的作用下生成 NO，NO 从肺血管内皮细胞释放后，迅速弥散进入血管平滑肌细胞，激活可溶性鸟苷酸环化酶（sGC），该酶催化三磷酸鸟苷（GTP），产生环磷鸟苷（cGMP）。cGMP 增多可激活 cGMP 依赖性蛋白激酶，抑制钙离子从肌浆网释放和细胞外钙离子内流，细胞内游离钙离子浓度降低，肌球蛋白轻链膜磷酸化，从而使肺血管平滑肌松弛。此外，大量研究证实，NO 及其供体对肺血管的重构有明显抑制作用。在病理情况下，内源性 NO 生成减少，将促使 PAH 的形成。

CO 是继 NO 之后发现的又一种气体信号分子，具有与 NO 类似的生物学效应，能够调节机体多种生理和病理状态。近年来研究还提示，内源性 CO 通过自分泌和旁分泌作用在肺循环局部抑制肺血管平滑肌细胞增殖，从而抑制肺血管的重构，但对其是否参与高肺血流所致的

PAH 和肺血管重构的形成,尚有争论。

硫化氢(H₂S)是体内含硫氨基酸代谢产物,过去一直被认为是一种有毒的气体,但近年来发现它具有重要的生物学功能,推测可能是 NO 和 CO 之外机体的第三种气体信号分子。H₂S 具有与 NO 和 CO 相似但不同的生物学效应。新近的研究发现,在大鼠低氧性 PAH 时,机体内源性 H₂S 体系下调,补充 H₂S 对低氧诱导的 PAH 和肺血管重构有明显的缓解作用,提示内源性 H₂S 体系的下调是 PAH 及肺血管重构的重要机制之一。

4.5-HT

在临床 PAH 患者中,血小板和血浆中的 5-HT 均明显升高。研究发现,5-HT 可引起人类肺动脉平滑肌细胞的增殖和肥厚,也有加强促有丝分裂的作用。5-HT 还可与 PDGF、EGF和 FGF(成纤维细胞生长因子)等生长因子协同刺激细胞的增殖,比单独一种因素刺激的效果要强许多。在 5-HT 诱导的细胞增殖中,似乎是5-HT转运体(5-HTT)而不是细胞表面的受体起了关键作用。使用基因敲除技术去掉5-HTT后的小鼠,在缺氧合肺血管的中层肥厚程度、血管重构的速度均明显弱于对照组,也进一步证实了5-HTT的作用。

5.ADM

ADM 具有扩张血管、降低血压和利尿排钠、抑制血管平滑肌细胞迁移增殖等多种生物学作用。低氧 PAH 大鼠肺组织 ADM 及其受体表达上调,血浆 ADM 含量增高。持续给予低氧大鼠 ADM 能缓解肺血管重构和 PAH 的形成,提示 ADM 有望成为治疗 PAH 的新型药物。

6.钾通道

通过电压门控的钾离子通道进入细胞的钾离子电流,可抑制这些钾离子通道引起的细胞膜去极化,调节肺动脉平滑肌细胞的静息电位,并增加细胞内钙离子浓度。现已证实,细胞内钙离子浓度不仅能影响细胞的收缩,而且可直接干预细胞的增殖状态。原发性 PAH 患者细胞内基本的钙离子水平,以及静息电位要显著高于正常细胞对照组和继发性 PAH 细胞对照组,因为这些细胞的钾离子通道表达降低,功能损害导致钾离子流减少,且细胞内钙离子对钾通道阻断所反应的水平也相应下降。此外,钾通道对缺氧也很敏感,缺氧后钾通道的表达和活性均明显下降,随后的去极化导致电压依赖性钙通道的开放,细胞内钙水平增加,细胞内信号传导途径被启动,促进血管收缩和增殖,并抑制细胞的凋亡。

(四)遗传学基础

大多数家族性 PAH 病例,以及高达 20 %的散发性 IPAH 儿童患者与骨形成蛋白受体-2(BMPR-2)基因突变有关。当前已知超过 50 个功能丧失性突变发生在 BMPR-2 基因。BMPR-2 是与调节细胞生长和分化的有关蛋白质和受体转移生长因子(TGF-β)超家族中的一员。骨形成蛋白(BMP)是许多细胞包括血管内皮细胞和平滑肌细胞释放的配体。这些配体与 BMPR-1 和 BMPR-2 结合导致称之为 Smad 的下游信号分子的激活。BMP-Smad 信号使血管平滑肌的增殖增加,凋亡减少。相反,BMP-Smad 信号使内皮细胞的凋亡增加以维持内皮对蛋白质屏障和脂质屏障的完整性,这有助于保存具有薄壁低阻力的肺动脉。信号瀑布中BMPR-2 的丧失有可能导致内皮损伤,使蛋白质漏入基质并引起血管平滑肌细胞的肥大(图11-2)。

除 BMPR-2 突变外,在 IPAH 中已确定另外几种与维持血管张力有关的信号分子基因表达有突变,这些包括 5-HTT、类激活素激酶-1(ALK-1)和内皮糖蛋白(endoglin),血管电压门控的钾通道和 eNOS,从而进一步支持 TGF-B 信号转导在 IPAH 发病中可能起重要作用。

由于临床 PAH 仅出现于有潜在 BMPR-2 突变可能的一小部分疾病基因携带者家庭内(10 %～20 %),因此,BMPR-2 突变是致病所必需的,但还不是独立的发病因素。因而有人提出"第二次打击"学说,即 BMPR-2 突变的存在是前提(患者对该症易感的遗传素质),在有其他基因和基因产物等各种内在刺激和(或)病毒感染、细菌感染、慢性低氧,以及服用食欲抑制剂(如右旋芬氟拉明)等外在刺激的再次打击下,诱致 PAH 的发生。

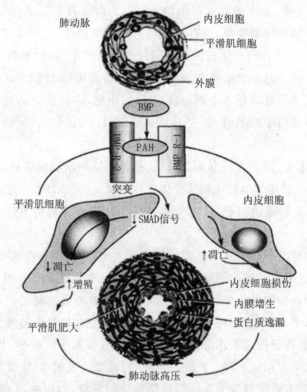

图 11-2　基因突变使骨形成蛋白受体-2(BMPR-2)信号丧失引起的肺动脉高压的机制

注:骨形成蛋白(BMP)与膜受体 BMPR-1 和 BMPR-2 结合可激活 Smad 信号。正常时,该信号抑制平滑肌细胞的生长并保持内皮完整。该信号的丧失导致不能控制的平滑肌细胞增殖和内皮细胞损伤,从而使蛋白质漏入基质并进一步刺激平滑肌细胞的生长。BMPR-2 突变等位基因的外显率低,并需要信号系统或环境因素中另一种突变才能启动损伤和肺动脉高压

二、病理生理

PAH 的病因多种多样,但肺血管的重构是其基本特征。所谓肺血管重构是指肺动脉在受到各种损伤或缺氧等刺激之后,血管壁组织结构及其功能发生病理改变过程,包括内皮损伤、增殖,平滑肌细胞增殖,从而导致血管中层增厚、胶原蛋白过度沉积、小血管闭塞等。此过程一般起始于外周阻力血管,随着整个肺循环阻力持续上升到一定阶段,近端的大血管-主肺动脉壁等也开始发生重构。肺血管的重构包括:①正常无平滑肌的小肺动脉肌化;②肌型肺动脉进一步肌化;③新生内膜的形成;④丛样病变的形成。所谓丛样病变是严重 PAH 血管的一种重

要表现形式,是肺动脉内皮细胞的无序增生,最后在小肺动脉管腔内形成一些实际没有血流通过的很多微小的无效血管。从血管的切面病理来看,即呈"丛样病变"。这种丛样病变最常发生于直径为 $200\sim400~\mu m$ 的小血管内。不同原因的 PAH 丛样病变有些细微的差别,如 IPAH 患者丛样病变所发生的血管内径要比分流性先心病患者的小。此外,有研究发现 IPAH 患者丛样病变的内皮细胞增殖是单克隆增生,而先心病患者 PAH 丛样病变的内皮细胞增殖呈多克隆样,这也是两种 PAH 重要的差别之一。

PAH 的病理生理过程可从图 11-3 略以证明。

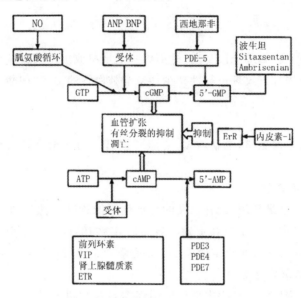

图 11-3　PAH 病理生理及与治疗的关系

注:ANP——心房利钠肽;cAMP——环磷腺苷;ATP——三磷酸腺苷;BNP——脑利钠肽;

GTP——三磷酸鸟苷;cGMP——环磷鸟苷;NO——一氧化氮;PDE——磷酸二酯酶;

ETR——内皮素受体;VIP——血管活性肠多肽

三、临床表现

(一)症状

儿童 PAH 的症状与成人不同。婴儿常表现为低心输出量、食欲缺乏、发育不良、出汗、呼吸急促、心动过速和易激惹。此外,婴儿和年长儿由于卵圆孔未闭导致右向左分流,出现劳累后发绀。无明显卵圆孔未闭分流的患儿常表现为用力后晕厥。儿童期之后,其症状与成人相同,最常见的症状为劳累后呼吸困难,有时有胸痛。右心衰竭常见于 10 岁以上有长期严重 PAH 的患儿,年幼儿罕见。所有年龄段的儿童均可有恶心、呕吐,这反映了心输出量的下降。胸痛可能是右心室缺血所致。

(二)体征

除原发病的征象外,可出现与 PAH 和右心衰竭有关的体征(表 11-5)。

表 11-5　PAH 的主要体征

与 PAH 有关的体征	右心衰竭体征
P2 亢进并分裂	外周静脉淤血

续表

与 PAH 有关的体征	右心衰竭体征
右心室肥大	右心房压力高
"a"波增强	右心室第三、第四心音
"v"波增强	三尖瓣反流
舒张期杂音(肺动脉瓣反流)	肺动脉瓣区喷射性收缩期杂音
全收缩期杂音(三尖瓣反流)	

四、诊断

(一)X 射线胸片

胸片可见右心室增大,肺动脉段突出,外周肺野的情况取决于肺血流量。肺血管阻力增加导致肺血流量减少,外周肺野纹理进行性减少。末端肺血管的稀疏"截断"现象在成人中常见,而儿童罕见。

(二)心电图

可出现右心室、右心房肥厚,电轴右偏,心肌劳损,R_{V1} 明显增高,P 波高尖,P-R 间期正常或稍延长。

(三)多普勒超声心动图

多普勒超声心动图是最常用、最有意义的无创性影像诊断方法。超声心动图在寻找儿童先天性或获得性心脏病中的作用极其重要。典型的儿童 PAH 超声心动图表现与成人相似:右心室、右心房扩大,左心室大小正常或缩小。多普勒可估计肺动脉压力,常用的方法有三种。

1.测量三尖瓣反流血流速度

PAH 者常伴三尖瓣反流。在心尖部位应用连续多普勒超声可测到三尖瓣反流的最高流速,根据公式计算肺动脉收缩压(PAP):$PAP=4V^2 \times 1.23$(V 为三尖瓣反流的最高流速)。

2.测量肺动脉瓣反流速度

大部分先天性心脏病及几乎所有合并 PAH 的患儿伴肺动脉瓣反流。测量舒张末期的反流速度可估计肺动脉舒张末期压力。根据舒张末期血流速度(V)可算得肺动脉与右心室的舒张期压差,然后按回归方程 $4V^2=0.61PADP-2.0$ 直接计算肺动脉舒张压(PADP)。

3.右室收缩时间间期估测肺动脉压力

用超声多普勒血流频谱测量右室射血前期(RPEP)、右室射血时间(RVET)和加速时间(AT),计算出 RPER/RVET、RPEP/AT 的比值,进行估算肺动脉平均压(PAMP)及肺动脉收缩压(PASP)。估测公式为 $PASP=5.5 \times RPEP/AT-0.8$,$PAMP=43.2 \times RPEP/AT-4.6$,当 RPER/RVET>0.3 时,提示 PAH。

(四)放射性核素显像

经心血池显像,通过测定右心室射血分数(RVET)等估测肺动脉压力,此指标与肺动脉压力呈负相关。若 RVET≤40 %,则认为有 PAH 的存在。此外,还可通过心肌灌注显像、肺显像方法估测肺动脉压力。

(五)磁共振显像(MRI)

MRI 能清晰地显示心脏和大血管的结构并可进行功能和代谢分析。通过主肺动脉内径及右心室壁厚度,以及大血管内信号强度的时相变化可估测肺动脉压力。

(六)右心导管术

右心导管术是测定肺动脉压力最可靠的方法,可直接测定肺动脉的压力,同时还可进行药物急性扩血管试验以评价肺血管的反应性并指导药物治疗。

采用血管扩张剂进行急性扩血管试验的常用药物有:①静脉用依前列醇(PGI_2),剂量为$2\sim12$ ng/(kg·min),半衰期$2\sim3$分钟;②吸入NO,剂量为$(10\sim80)\times10^{-6}$,半衰期$15\sim30$秒;③静脉用腺苷,剂量为$50\sim200$ ng/(kg·min),半衰期$5\sim10$秒。急性药物试验的阳性标准尚无统一意见,可接受的最低反应为PAMP降低$15\%\sim20\%$或较前下降1.3 kPa(10 mmHg),心输出量不变或略有增加。试验阳性者往往能通过长期口服钙离子通道阻滞剂取得满意疗效,而试验阴性者治疗无效且有害。

(七)肺活检

通过上述检查诊断困难者,对先天性心脏病患者术中行肺活检有助于对其预后的判断。重度PAH不仅手术治疗的并发症和死亡率增高,而且也是决定手术远期疗效的主要因素。然而常规肺活检并不能完全代表肺小血管病理改变的真实情况,这是由于肺血管病变在各个肺野分布不均匀,且所获得的组织范围有限。

诊断PAH后可按WHO的建议对PAH进行功能性分级(表11-6)。

表 11-6　WHO肺动脉高压功能性分级

分类	症状
Ⅰ级	患者有PAH,日常活动不受限。日常活动不会引起呼吸困难或疲劳、胸痛、晕厥
Ⅱ级	患者有PAH,日常活动轻微受限,休息后可缓解。日常活动可能会引起呼吸困难或疲劳、胸痛、晕厥
Ⅲ级	患者有PAH,日常活动明显受限,休息后可缓解。轻微日常活动就会引起呼吸困难或疲劳、胸痛、晕厥
Ⅳ级	患者有PAH,日常活动完全受限,并有右心功能不全,甚至休息时也会引起呼吸困难或疲劳。任何日常活动均引起不适

五、治疗

(一)病因治疗

许多小儿PAH属继发性,积极去除病因可从根本上解决PAH,如早期关闭大的左向右分流、去除左心病变等。有些单纯畸形,如室间隔缺损、动脉导管未闭者在早期即可发生严重的PAH,推测这些患儿在遗传学上有易于发生PAH的倾向,但其确切机制尚不清楚。建议在1岁以内行修补术以防止不可逆肺血管病变(艾森曼格综合征)的发生。1岁以内手术通常可使肺血管阻力降至正常。2岁以后手术肺血管阻力也会下降,但不能降到正常水平。

(二)一般治疗

1.吸氧

慢性肺实质性疾病引起的PAH,低流量供氧可改善动脉低氧血症,减轻PAH。而大多数艾森曼格综合征或原发性PAH患儿并无肺泡缺氧,因此氧疗的益处不大,但对某些睡眠中动脉血氧过低的PAH患儿,夜间吸氧可能有益,且可减慢艾森曼格综合征患儿红细胞增多症的进展。有严重右心衰竭及静息低氧血症的PAH患儿,应给予持续吸氧治疗。

2.强心药和利尿剂

联合使用强心苷和利尿剂可减轻心脏前后负荷,增加心输出量。但目前认为强心药用于治疗 PAH 是否确有疗效尚不清楚,且与钙离子通道阻滞剂联用时有可能抵消后者的扩血管作用。利尿剂用于右心衰竭时,虽能减少已增加的血容量和肝淤血,但严重 PAH 时,右室功能主要依赖前负荷,因此需注意避免过多的利尿,因为这可导致血容量降低,心输出量减少,另外还可干扰其他药物(如血管扩张剂)的治疗效果。

3.抗凝

抗凝剂主要用于 IPAH 患儿,因其有微血栓形成的机制,亦可用于右心功能不全或长期静脉药物治疗者。常用药物为华法林,其最佳剂量尚未明确,一般可给予华法林至 INR 为 1.2～2.0 国际标准化单位。对特别好动的患儿,如初学走路的儿童,INR 应控制在 1.5 国际标准化单位以下。

(三)钙通道阻断剂(CCB)

使用 CCB 前应做急性药物扩血管试验,该试验阳性的轻中度 PAH 患者可长期口服钙通道阻滞剂以改善症状和血流动力学,提高生存率。相反,如该试验为阴性,使用 CCB 是危险的,可出现显著的体循环血管扩张和低血压,而不是肺血管扩张。常用 CCB 为硝苯地平[心率较慢者,可舌下含服 2.5～10 mg/(kg·d),吸收迅速]。心率较快者可用地尔硫䓬。

(四)前列腺素类药物前列环素(PGI_2)和前列腺素 E_1(PGE_1)

两者是血管内皮细胞花生四烯酸的代谢产物,与前列腺素受体结合后,激活腺苷酸环化酶,增加细胞内 cAMP 浓度,从而发挥扩血管作用。

1.PGE_1

静脉剂量为 20 ng/(kg·min),最大剂量可用到 100 ng/(kg·min),每天滴注 5～6 小时,7～10 天为一疗程。雾化剂量为每次 15～35 μg/kg。

2.依前列醇(epoprostenol)

依前列醇为人工合成的 PGI_2,是最早应用于临床的 PGI_2 静脉制剂,早在 20 世纪 80 年代就开始用于治疗 PAH,长期应用对急性药物试验阴性者也有效果。该药半衰期短(2～5 分钟),且 pH 较高(10.2～10.8),故需建立一个中心静脉通路持续静脉泵入。初始剂量为 2～4 ng/(kg·min),在此基础上以 1～2 ng/(kg·min)逐渐加量直到临床症状明显改善或出现明显不良反应。突然停药可致部分患儿 PAH 反弹,使症状恶化甚至导致死亡。主要不良反应包括面部潮红、恶心、厌食、头痛、下颌痛、腹泻、腿痛、静脉注射部位的相关感染和血栓形成等。

依前列醇用药的特殊要求与昂贵价格(长期大剂量注射使用每年费用约 10 万美元)限制了其临床应用。因此近年来已研制出一系列前列环素衍生物,代表性的药物包括以下几种。①曲罗尼尔(treprostinil)又称为 Uniprot(UT-18),商品名为 Remidulin。对血流动力学的影响与依前列醇相似,半衰期可达 4 小时,主要给药途径是皮下注射,也可静脉给药,其参考剂量为 1.25 ng/(kg·min)。皮下注射可在局部出现疼痛和红斑,儿童应用尤其受到限制。②伊诺前列素(iloprost)是一种化学性质稳定的 PGI_2 类似物,半衰期为 20～30 分钟,可作为依前列醇的替代品。给药途径包括静脉、雾化吸入及口服。静脉剂量为 0.5～5.5 ng/(kg·min);雾化剂量为每次 20 ng/mL,每次吸入 5～7 分钟。缺点是作用时间短,每天必须吸入 6～12 次。不良反应有咳嗽、皮肤潮红、下颌痛等。③贝前列素(beraprost)是一种化学性质稳定的

口服 PGI_2 类似物,半衰期为 $30\sim40$ 分钟,初始参考剂量为 $1\ \mu g/(kg\cdot d)$,每日 $3\sim4$ 次,逐渐增至 $2\ \mu g/(kg\cdot d)$ 或最大耐受量。一般用于病情较轻的 PAH 患儿。主要不良反应包括面部潮红、头痛、颌骨疼痛、腹泻和心悸等。

(五)NO 及其前体和供体

吸入 NO 通过鸟苷酸环化酶(cGMP)途径使肺血管扩张,还可扩张通气较好部位的肺血管,促使血液氧合,改善通气/灌注比值。NO 是一种自由基,在体内半衰期极短,仅 $3\sim6$ 秒,在血管内很快失活,产生局部的肺血管效应。因此可选择性扩张肺血管,降低肺动脉压,而对体循环无明显影响,其效果与 PGI_2 相仿。常用吸入剂量为 $20\sim40$ ppm(1 ppm$=10^{-6}$)。

由于吸入 NO 在氧合过程中具有高反应性和不稳定性,操作较复杂需气管插管和借助呼吸机,专用监控设备昂贵,且有一定不良反应,故其临床广泛应用受到限制。近几年来已研究出一些 NO 的供体或前体来代替 NO 治疗 PAH。目前较常用的有以下几种。①硝酸甘油:将该药浓度稀释为 1 mg/mL,每次 10 分钟雾化吸入,每日 1 次,共 3 周。②硝普钠:将该药 $5\sim25$ mg 溶于 2 mL 0.9% 氯化钠溶液中,吸入呼吸机环路的吸气支,流速 2 L/min,每次 20 分钟,也可不经呼吸机直接雾化吸入。③左旋精氨酸:NO 合成的前体,可以口服或静脉注射,但其治疗 PAH 的作用还需进一步大规模、双盲对照的临床研究。

(六)内皮素受体阻滞剂(ERA)

波生坦(bosentan)是一种能口服的非选择性 ERA,具有 ET_A 和 ET_B 双重拮抗作用。已证实该药能有效降低肺动脉压力和肺血管阻力,增加运动耐受性,在 2001 年,已核准用于治疗心功能 NYHAⅢ和早期Ⅳ级的 PAH 患者。成人用量为每次 62.5 mg,每天 2 次,4 周后改为每次 125 mg,每日 2 次。小儿剂量尚未确定,罗森茨维格(Rosenzweig)等用波生坦长期口服治疗小儿 PAH,体重 $10\sim20$ kg 者,剂量为 31.25 mg;体重 $24\sim40$ kg 者,剂量为 62.5 mg;体重 >40 kg 者,剂量为 125 mg,每天 2 次,结果发现波生坦可降低肺动脉压力和肺血管阻力,使PAH 患者 $1\sim2$ 年的生存率达 98%,且对心功能Ⅰ/Ⅱ级者(WHO 标准)较心功能Ⅲ/Ⅳ级者更显著降低 PAH 恶化的发生率。波生坦的不良反应主要是肝功能损害,用药期间需每月复查肝功能一次。此外,选择性 ET_A 受体阻滞剂如西他塞坦(sitaxsentan)和安立生坦(ambrisentan)治疗 PAH 的研究正在进行Ⅲ期临床试验。

(七)磷酸二酯酶(PDE)抑制剂

西地那非是特异性 PDE_5 抑制剂,通过抑制 cGMP 降解使细胞内 cGMP 水平增高,引起血管平滑肌松弛,肺血管扩张。此外还可增强和延长 NO、PGI_2 及其类似物的扩血管作用。2002 年以来,大量非随机对照研究已证实西地那非对各种原因所致的 PAH 均有效,儿童中也有不少应用该治疗 PAH 的报道。西地那非剂量为 $0.25\sim2$ mg/kg,口服,每 6 小时 1 次,最高血药浓度可维持 $60\sim120$ 分钟,主要经肝内细胞色素 $P_{450}3A4$ 异构酶代谢并转化为有活性的代谢产物,半衰期 4 小时。不良反应有头痛、脸红、消化不良、视觉障碍等。

米力农是 PDE_3 抑制剂,通过抑制 cAMP 的降解使细胞内 cAMP 水平升高,使血管扩张。该药常用于左向右分流先心病并 PAH 的围术期处理,剂量为 $0.5\sim0.75\ \mu g/(kg\cdot min)$,静脉泵入,共 $5\sim7$ 天。不良反应可有头痛、失眠、肌无力、室性心律失常加重等。

（八）血管紧张素转换酶抑制剂（ACEI）

ACEI 类药物通过抑制血管紧张素 I 转换为血管紧张素 II，使血管扩张，同时可抑制缓激肽的降解，进一步促使血管松弛，并可抑制交感神经末梢释放去甲肾上腺素，故可用于治疗 PAH。常用药物为卡托普利（captopril），剂量为 $0.5 \sim 2$ mg/(kg·d)，口服。但该类药物治疗左向右分流先心病并 PAH 时应谨慎使用。对肺血管阻力无明显增高而又伴心力衰竭时，应用 ACEI 最合适。对仅有 PAH 而无心力衰竭者不宜使用，因此时肺循环阻力高，但体循环阻力不高，ACEI 不仅不能减少左向右分流和改善血流动力学，而且可能会使病情恶化。当左向右分流先心病发展到梗阻性 PAH 阶段，则更不宜使用 ACEI，此时 ACEI 会导致右向左分流，血氧饱和度降低而加重缺氧。

（九）药物的联合应用

当单独一种上述药物治疗无效时，可考虑 2 种或 2 种以上药物联合应用。迄今只有少数前瞻性试验探讨了不同作用类型的药物联合应用治疗 PAH。现有可联用的方法 4 种，即 ERA 和前列腺素类，ERA 和 PDE_5 抑制剂，PDE_5 抑制剂和前列腺素类，以及以上 3 种药物同时使用。

（十）新的治疗药物及展望

除上述药物的联合应用外，目前还有一些动物试验及初步临床研究结果提示未来的治疗方法。

1.抗氧化剂

越来越多的研究证明，反应性氧族在 PAH 的形成中参与了肺血管收缩和重构。超氧阴离子自由基（O_2^-）是肺血管压力负荷增加时，肺动脉产生的一种氧自由基，它在超氧化物歧化酶（SOD）作用下转变为过氧化氢，或在 NO 作用下转变成氧化亚硝酸盐。这两种物质在血管内弥散，引起平滑肌细胞增生肥大和血管重构，最终导致 PAH。重组人超氧化物歧化酶（rh-SOD）可减轻实验性胎粪吸入性肺损伤的程度。新生儿持续性 PAH 的动物实验也已证明气管中应用 rhSOD（$2.5 \sim 10$ mg/kg）后能显著降低肺动脉压力和改善氧合。

2.弹性蛋白酶抑制剂

研究提示，弹性蛋白酶抑制剂活性增强可能在肺血管疾病的病理生理机制中起重要作用，野百合碱诱发的小鼠重度肺血管病变可被逆转。这一研究支持了弹性蛋白酶和肺血管疾病间的因果联系。弹性蛋白酶的抑制引起基质金属蛋白酶活性下降，黏蛋白-C 下调，β_3-整合素和 EGF 受体解离。这些研究结果提示即使在重度肺血管疾病阶段，给予弹性蛋白酶抑制剂治疗，肺血管病变仍有可能完全逆转。

3.辛伐他汀（simvastatin）

辛伐他汀为一种有效的降脂药物，有研究表明，该药可阻断 Rho 激酶介导的一系列细胞内信号通路，最终抑制平滑肌细胞的增殖、迁移，而发挥对 PAH 的治疗作用。目前有关辛伐他汀治疗 PAH 的大样本、随机对照研究正在进行中。

4.内皮祖细胞（endothelia progenitor cell，EPC）

EPC 是一种起源于骨髓原始细胞，类似于胚胎期的成血管细胞，在一定条件下可定向分化为成熟的内皮细胞。研究表明 EPC 在体内可募集、归巢到血管损伤区，促进血管损伤后内皮的修复，减少内皮的增生。

5.血管活性肠肽(VIP)

VIP能抑制血小板活性和血管平滑肌细胞的增殖,可作为肺血管扩张剂。研究证明,吸入VIP可改善原发性PAH患者的血流动力学。

6.选择性5-HT重吸收抑制剂

如氟西汀(fluoxetine)对PAH有保护作用,目前正在进行PAH治疗的临床试验。

7.基因疗法

在小鼠PAH模型中,静脉滴注载有血管内皮生长因子或eNOS基因的同源平滑肌细胞的基因疗法可逆转PAH,且已证明使用新的信号分子——免死蛋白(survivin)以选择性减少平滑肌细胞凋亡的基因疗法可逆转小鼠已建立的PAH。

以上这些研究结果目前尚不能用于人类PAH的治疗,但提示将来进一步的策略有可能纠正血管重构并降低肺动脉压力,为治疗PAH开辟了新的思路。

(十一)心房间隔造口术(atrial septostomy,AS)

PAH患者的生存主要受右心室功能的影响,复发性晕厥或严重右心衰竭的患儿预后很差。一些实验和临床观察提示,房间隔缺损在严重PAH中可能是有益的,有卵圆孔未闭的PAH患者比无心内分流者活得更长。采取刀片球囊心房间隔造口术(BBAS)或最近报道的逐级球囊扩张心房间隔造口术(BDAS),人为地在房间隔处造口,允许血液右向左分流,虽以体循环动脉氧饱和度降低为代价,但可增加体循环输出量,提高体循环的氧转运。尽管手术本身存在风险,但对于选择后的严重PAH病例,AS仍可能是一种有用的替代疗法。AS的指征为:①尽管给予最大限度的药物治疗,包括口服钙通道阻滞剂或持续静脉注射依前列醇,仍然反复发生晕厥或右心室衰竭;②作为保持患者到移植的干预措施;③没有其他选择时。

(十二)肺或心肺移植

对长期扩血管疗法无效,以及继续有症状或右心衰竭的患者可做肺或心肺移植术,以改善PAH患者的生活质量和生存率。心肺联合移植可用于原发性PAH、心脏瓣膜病所致的PAH、复杂性心脏畸形导致的艾森曼格综合征和复杂性肺动脉闭锁的患者。单纯肺移植可应用于肺部疾病导致的PAH而心脏正常的患者。国际心肺移植协会(ISHLT)公布,肺移植的生存率1年为70%,5年为50%。

第四节　小儿心力衰竭

心力衰竭(HF)简称"心衰",是临床上的一个综合征,指心肌收缩或舒张功能下降,导致心输出量绝对或相对不足而不能满足机体组织代谢需要的病理状态,是各种心脏病的严重阶段,也是儿童时期危重症之一。各个年龄均可发生,以1岁内发病率最高。

一、诊断步骤

(一)病史采集要点

1.病史

先天性心脏病、心肌炎、心肌病、风湿性心脏病、感染性心内膜炎、川崎病、严重心律失常、心脏手术后、甲状腺功能亢进、急性肾炎等常是心衰的病因。心衰往往有诱发因素,应注意了解有无以下常见诱因:①感染;②过度劳累或情绪激动;③贫血;④心律失常;⑤摄入钠过多;⑥停用洋地黄过早或洋地黄过量。

2.主要临床表现

依年龄、病因、起病缓急而有所不同。新生儿表现不典型,应注意有无嗜睡、淡漠或烦哭、吃奶费力、呕吐、呼吸浅速、呼吸困难、哭声弱、面色灰白、皮肤冷湿。婴儿起病常较急,发展迅速,可突然出现烦躁哭闹、呼吸急促费力、发绀、肢端冷,起病稍缓者喂养困难,吸乳费劲气促、体重不增、多汗、哭声变弱或声嘶。年长儿与成人相似,乏力、体力活动能力减退、头晕、心慌、气促、呼吸困难、端坐呼吸、食欲不振、长期咳嗽、体重短期内增加、少尿、下肢水肿、发绀等。

3.基础病的症状

(二)体格检查要点

1.一般表现

慢性心衰患儿生长发育迟缓,体格瘦小、疲乏、面色苍白。病儿烦躁、多汗、哭声低弱。

2.心血管体征

心界增大,心率增快,婴儿 160 次/分以上、学龄儿童100 次/分以上,心音减弱,呈奔马律,心前区可闻 2/6 级收缩期杂音。血压偏低、脉搏细弱、奇脉、皮肤花纹、四肢冷、口唇及肢端发绀。

3.其他系统

呼吸急促、浅表,三凹征,端坐呼吸,叹息,肺部喘鸣音、湿性啰音,颈静脉充盈或怒张,肝脏肿大、边缘较钝,双下肢水肿,重者有胸腔、腹腔积液。

4.原发病的体征

(三)门诊资料分析

1.血常规

可有贫血改变。

2.尿常规

可有轻度蛋白尿和镜下血尿。

3.血心肌酶谱

可升高,提示心肌缺血征象。

4.心电图

除原发性心脏病心电图改变外,心力衰竭无特异性改变,可有左右心室肥厚和 ST-T 改变,心电图改变不能表明有心衰,但对心律失常及心肌缺血引起的心衰有诊断及指导治疗意义。

5.X 射线胸片

心尖搏动减弱,心影多增大,心胸比例增大,1 岁内超过 0.55,1 岁后超过 0.5。可见肺淤血或肺水肿、胸腔积液表现。

(四)进一步检查项目

1.补充门诊未做的项目

如心肌肌钙蛋白、肝肾功能、电解质生化。

2.超声心动图

超声可估量心腔的大小和左室射血分数(EF)。心衰者射血分数降低,左室短轴缩短率(FS)下降,左室每搏量减少,心排血指数减低,心室内径增大。超声心动图对心衰的病因诊断有重要作用,如诊断先心病的结构,彩超可显示心内分流、瓣膜反流及狭窄,还可估量狭窄前后的压差,体、肺循环的流量比及心输出量等。

3.血气分析

心衰时不同血流动力学改变可有相应的血气及 pH 变化。容量负荷增加,肺静脉充血,影响肺内通气,氧分压降低;心输出量绝对或相对不足,组织灌注不足致组织代谢异常,易导致血氧降低、代谢性酸中毒及电解质紊乱。血气分析可反映病情的严重程度。

4.血压、体温、呼吸、心率和经皮血氧饱和度监测

5.中心静脉压

其与右室舒张末压一致,正常值为 $588\sim1\ 177$ Pa($6\sim12$ cmH$_2$O),增高则提示右心衰竭或补液过多、过快。低于 588 Pa(6 cmH$_2$O)说明血容量不足。

6.肺毛细血管楔嵌压(肺楔压)

正常值为 $588\sim1\ 177$ Pa($6\sim12$ cmH$_2$O),反映左心房压,左心房压一般反映左室舒张末压。肺楔压主要反映心脏前负荷,压力增高提示左心衰竭。高于 1 961 Pa(20 cmH$_2$O)示轻至中度肺淤血;高于 2 452 Pa(25 cmH$_2$O)为重度;高于 2 942 Pa(30 cmH$_2$O)提示肺水肿。

7.记录 24 小时出入量

避免液体入量过多,加重心脏负担。

二、诊断对策

(一)诊断要点

1.具备以下四项,考虑心力衰竭

(1)呼吸急促:婴儿 60 次/分以上;幼儿 50 次/分以上;儿童 40 次/分以上。

(2)心动过速:婴儿 140 次/分以上;幼儿 140 次/分以上;儿童 120 次/分以上。

(3)心脏扩大:体检、X 射线、胸片或超声心动图证实。

(4)烦躁、哺喂困难、体重增加、尿少、水肿、多汗、青紫、呛咳、阵发性呼吸困难(2 项以上)。

2.具备上述 4 项加以下 1 项或上述 2 项加以下 2 项即可确诊心力衰竭

(1)肝大:婴幼儿在肋下不小于 3 cm,儿童不小于 1 cm,有进行性肝大或伴有触痛者更有意义。

(2)肺水肿。

(3)奔马律。

(4)周围循环障碍。

3.心功能评级

Ⅰ级:仅有心脏病的体征(如杂音),但体力活动不受限制。

Ⅱ级:一般体力活动无症状,但较重的劳动后可引起疲乏、心悸及呼吸急促。

Ⅲ级:能耐受较轻的体力活动,短程平路尚能健步而行,但步行时间稍长、快步或常速登三楼时,发生呼吸急促、心悸等。

Ⅳ级:体力活动能力完全丧失,休息时仍有心力衰竭的症状和体征,如呼吸困难、水肿和肝大等,活动时症状加剧。

对婴儿心功能评价按以下标准来分级。

0级:无心衰表现。

Ⅰ级:轻度心衰。其指征为每次哺乳量少于 105 mL,或哺乳时间需 30 分钟以上,呼吸困难,心率超过 150 次/分,可有奔马律,肝脏肿大肋下 2 cm。

Ⅱ级:中度心衰。指征为每次哺乳量少于 90 mL,或哺乳时间需 40 分钟以上,呼吸超过 60 次/分,呼吸形式异常,心率超过 160 次/分,肝大肋下 2～3 cm,有奔马律。

Ⅲ级:重度心衰。指征为每次哺乳量少于 75 mL,或哺乳时间需 40 分钟以上,呼吸超过 60 次/分,呼吸形式异常,心率超过 170 次/分,肝大肋下 3 cm 以上,有奔马律,并有末梢灌注不良。

(二)鉴别诊断要点

婴儿心力衰竭应与毛细支气管炎、支气管肺炎相鉴别。后两病有感染史,表现为发热、咳嗽咳痰、气促气喘症状,肺部满布湿性啰音、胸片表现肺部有片状阴影,血象有炎症改变支持肺部炎症改变。吸氧后发绀可以减轻或消失,血氧分压升高,氧饱和度正常;抗感染治疗有效。但病情严重时可出现心力衰竭,可进行心脏超声检查,按心力衰竭治疗。

(三)临床类型

1.按起病急缓

可分为急性心力衰竭和慢性心力衰竭。

2.按受累部位

可分为左心衰竭、右心衰竭及全心衰竭。

3.按心输出量

可分为高输出量心衰和低输出量心衰。

4.按心脏收缩或舒张功能

可分为收缩功能衰竭和舒张功能衰竭。

三、治疗对策

(一)治疗原则

治疗原则主要有:①消除病因及诱因;②减轻心脏负荷,改善心脏功能,改善血流动力学;③保护衰竭心脏;④对症治疗。

(二)治疗计划

1.一般治疗

保证患儿休息,防止躁动,必要时用镇静剂。严重心衰患儿常不能平卧,年长儿可取半坐位,年小婴儿可抱起,使下肢下垂,减少静脉回流。供给湿化氧,并做好护理工作,避免便秘及排便用力。婴儿吸吮费力,宜少量多次喂奶。给予营养丰富、易于消化的食品。急性心力衰竭或严重浮肿者,应限制入量及食盐,每日入液量为 1 200 mL/m² 或 50～60 mL/kg。

2.洋地黄类药物

迄今为止,洋地黄类仍是儿科临床上广泛使用的强心药物,其作用于心肌细胞上的

Na^+-K^+-ATP酶抑制其活性,使细胞内Na^+浓度升高,细胞内Ca^{2+}升高,增强心肌收缩。强心苷通过正性肌力作用、负性传导作用及负性心率作用而起效应,以往强调洋地黄对心肌的正性肌力作用,近年认识到它对神经内分泌和压力感受器的影响。心衰时,洋地黄能改善压力感受器的敏感性和功能,亦可直接抑制过度的神经内分泌活性,降低去甲肾上腺素的分泌,降低血浆肾素活性,减少血管紧张素Ⅱ的量,等等。洋地黄的治疗量与正性肌力作用呈线性关系,小剂量小作用,大剂量大作用。

(1)洋地黄制剂的剂量及用法。①地高辛:有口服和静脉制剂。口服负荷量早产儿为0.02 mg/kg,足月儿为0.02~0.03 mg/kg,婴儿及儿童为0.025~0.04 mg/kg;维持量为1/5~1/4负荷量,分2次,每12小时一次。②毛花苷C仅有静脉剂型。负荷量小于2岁为0.03~0.04 mg/kg,2岁以上者为0.02~0.03 mg/kg。

急性心衰常用快速洋地黄类制剂,常用毛花苷C 0.02~0.03 mg/kg(2岁以上),先给半量,余下半量分2次给予(间隔4~6小时),第二天开始用地高辛维持量。慢性心衰可直接用慢饱和法强心治疗,即每天口服地高辛维持量(1/4饱和量),分2次口服,经5~7天达到稳定的血浓度。必须注意洋地黄的不良反应,密切观察临床表现并定期查心电图和/或地高辛浓度。用药前应了解患儿2周内洋地黄使用的情况,用药时根据具体情况使用合理剂量,并注意个体化。

(2)洋地黄中毒的治疗。应立即停药,测定患儿血清地高辛、钾、镁浓度及肾功能,建立静脉输液并监测心电图。若中毒较轻,血清钾正常,一般在停药后12~24小时中毒症状消失。若中毒较重,可采取以下方案:①静脉滴注氯化钾,以每小时0.3~0.5 mmol/kg的速度缓慢滴注,浓度不超过0.3%,总量不超过2 mmol/kg;有Ⅱ度以上房室传导阻滞者禁用;②苯妥英钠(大仑丁)1~2 mg/kg,缓慢注射(>20分钟)。

3.利尿剂

利尿剂可改善心力衰竭的临床症状,是心衰治疗的重要措施之一。利尿剂主要作用于肾小管不同部位,阻止钠和水的再吸收而产生利尿作用,可减轻水肿,减少血容量,降低回心血量;降低左室充盈压,减轻心脏前负荷。使用利尿剂应根据病情轻重、利尿剂的作用机制及效应力,合理选择或联合应用。急性、重症心衰可静脉用袢利尿剂如呋塞米(速尿),利尿作用强大、迅速。慢性心衰可用噻嗪类利尿剂如氢氯噻嗪(HCT),对改善症状有益。需注意利尿后可能发生电解质失衡,尤其是低钾血症,一般联合保钾利尿剂如螺内酯、氨苯蝶啶等口服,必要时补充钾剂并调整利尿药物的种类和剂量。①呋塞米(速尿):静脉注射每次1~2 mg/kg,口服每次1~2 mg/kg,每天2~3次。②氢氯噻嗪:口服每次1~2 mg/kg,每天2~3次。③螺内酯(安体舒通):口服每次1~2 mg/kg,每天2~3次。

4.血管紧张素转换酶抑制剂(ACEI)类药物

ACEI类药物具有阻断肾素-血管紧张素系统及抑制缓激肽分解的作用,从而逆转心肌重构及减轻心脏前后负担,改善心功能,是治疗慢性心力衰竭的基本用药。①卡托普利(开搏通):1~6 mg/(kg·d),分2~3次;从小剂量开始,根据情况调整剂量,一般隔3~5天加量,逐渐增加至合适剂量。②贝那普利:长效制剂,初始剂量0.1 mg/kg,每日1次口服,每周递增1次,每次增加0.1 mg/kg,最大耐受量0.3 mg/(kg·d)。③依那普利:长效制剂,初始剂量

0.05 mg/(kg·d)，每日 1 次口服，根据病儿情况增量，最大耐受量 0.1 mg/(kg·d)。

5.血管紧张素Ⅱ受体拮抗剂

可以阻断来自不同途径的血管紧张素Ⅱ（AngⅡ）作用，用于患者对 ACEI 不耐受或效果不佳者，常用氯沙坦、缬沙坦，口服有效，高选择性。

6.血管扩张药物

通过扩张静脉容量血管和动脉阻力血管，减轻心室前后负荷，提高心输出量，并使室壁应力下降，心肌耗氧减少而心功能改善。

（1）硝普钠。剂量为每分钟 0.2 μg/kg，以 5 ％葡萄糖稀释后静脉点滴，隔 5 分钟，可每分钟增加 0.1～0.2 μg/kg，直到获得疗效或血压有所降低。最大剂量每分钟3～5 μg/kg。如血压过低则立即停药，并给新福林 0.1 mg/kg。

（2）硝酸甘油。增加一氧化氮的产生和输送，主要对静脉血管有扩张作用，作用较硝普钠弱，但对肺静脉作用明显。常用剂量 0.25～10 μg/(kg·min)。

（3）酚妥拉明。α₁ 受体阻滞剂，在组织内产生一氧化氮，使动静脉血管扩张，以扩张小动脉为主，减轻心脏前后负荷，常与多巴胺类药物合用。常用剂量 2～10 μg/(kg·min)，用 5 ％葡萄糖稀释后静脉点滴。

7.非洋地黄类正性肌力药物

（1）β 受体激动剂。洋地黄药物治疗效果不好时，可用肾上腺素能受体（β 受体）激动剂，如多巴胺及多巴酚丁胺。多巴胺和多巴酚丁胺可增加心肌收缩力，扩张血管。常常是多巴胺和多巴酚丁胺各7.5 μg/(kg·min)联合应用，取得较好效果，一般主张短期内使用。常用于低输出量性急性心衰及心脏手术后低心输出量综合征。①多巴胺：常用剂量 5～10 μg/(kg·min)。②多巴酚丁胺：2～5 μg/(kg·min)。

（2）磷酸二酯酶抑制剂。通过抑制磷酸二酯酶，减少细胞内 cAMP 降解，增加钙浓度，加强心肌收缩力，同时扩张外周血管，减轻心室前后负荷。①氨力农：静脉注射，首剂负荷量为0.5 mg/kg，继以 3～10 μg/(kg·min)输入。②米力农：静脉注射，首剂负荷量50 μg/kg，继以0.25～1 μg/(kg·min)输入。

8.β 受体阻滞剂

经镇静、洋地黄、利尿、血管扩张药物治疗后，症状改善不明显，可用 β 受体阻滞剂。β 受体阻滞剂可以阻断交感神经系统过度激活，减少心肌耗氧，改善心脏舒张功能，可使 β 受体密度上调，恢复心脏对 β 受体激动剂的敏感性，并可抑制心肌肥厚及细胞凋亡和氧化应激反应，改善心肌细胞生物学特性，从而增强心脏功能，是治疗慢性心衰的重要药物。①倍他洛克：初始量为 0.5 mg/(kg·d)，分 2 次口服，根据情况调整剂量，最大耐受量 3 mg/(kg·d)，持续至少 6 个月，直至心脏缩小接近正常。②普萘洛尔：1～4 mg/(kg·d)，分 2～3 次用。③卡维地洛：非选择性 β 受体阻滞剂，并有 α 受体阻滞作用，故兼有扩血管作用，可降低肺楔压，初始剂量为0.1 g/(kg·d)，分 2 次口服，每周递增 1 次，每次增加0.1 mg/(kg·d)，最大耐受量为0.3～0.8 mg/(kg·d)，分 2 次口服。

9.抗心律失常药物

心衰时常伴有心律失常，如室性早搏、室性心动过速等，应抗心律失常治疗，抗心律失常药多有负性肌力作用,可加重心衰。一般认为胺碘酮较安全有效,但用量宜小。

10.护心药物

(1)1,6-二磷酸果糖(FDP):可调节葡萄糖代谢,促进磷酸果糖激酶活性,刺激无氧糖酵解,增加心肌组织磷酸肌酸及 ATP 含量;改善心肌细胞线粒体能量代谢;稳定细胞膜和溶酶体膜,保持其完整性;通过抑制中性粒细胞氧自由基生成,减轻心衰所致的组织损伤。静脉滴注 FDP 用量为每次 $100\sim250$ mg/kg,1 天$1\sim2$ 次,静脉注射速度为 10 mL/min,$7\sim10$ 天为一疗程。

(2)肌酸磷酸钠:一种高效供能物质,外源性肌酸磷酸钠可维持心肌细胞的磷酸水平,稳定细胞膜,保护心肌细胞免受氧自由基的过氧化损害。婴幼儿 1 g/d,年长儿 2 g/d。

(3)中成药:如参麦注射液或黄芪注射液,每日 $10\sim20$ mL 加入葡萄糖溶液中滴注。

(4)辅酶 Q_{10}(CoQ$_{10}$):能增强线粒体功能,改善心肌的能量代谢,改善心肌的收缩力。口服剂量为1 mg/(kg·d),大多数患者在 3 个月内显效。

(5)能量合剂:ATP 20 mg+维生素 C $100\sim200$ mg/(kg·d),加入葡萄糖溶液中滴注。

(6)其他:γ 脑钠肽等。

11.肾上腺皮质激素

用于急性重症心衰,可改善心肌代谢,降低周围血管张力,降低毛细血管通透性,解除支气管痉挛,改善通气。常用静脉滴注地塞米松,每次 $0.3\sim1$ mg/kg,短期使用。

12.病因治疗

手术根治先天性心脏病,抗生素控制感染性心内膜炎,纠正贫血,抗心律失常治疗,治疗甲状腺功能亢进、心肌炎、心肌病、风湿性心脏病等,并注意去除诱因。

13.心脏移植

心脏移植是心衰终末期的治疗方法。对各种心脏病所致心衰,药物不能控制时,均可做心脏移植,改善生命质量,延长生命。近年来小儿心脏移植的治疗效果显著提高,5 年存活率超过 80%,10 年存活率超过 60%。供体来源困难、排斥反应及费用昂贵是其重要缺点。

(三)治疗方案的选择

(1)所有心衰病儿都要做病因治疗及对症治疗。

(2)急性心衰的治疗重点是循环重建和挽救生命,慢性心衰还应包括提高运动耐量,改善生活质量。

(3)心脏移植是心衰终末期的治疗方法。

第十二章　泌尿系统疾病

第一节　急性肾小球肾炎

急性肾小球肾炎(acute glomerulonephritis，AGN)简称急性肾炎，是儿科常见的一种与感染有关的急性免疫反应性肾小球疾病。其临床主要表现为急性起病，水肿、少尿、血尿和不同程度蛋白尿，高血压或肾功能不全，病程多在1年内。

在我国本病是一种常见的儿科疾患，占小儿泌尿系统疾病的首位。多见于儿童及青少年，2岁以内者少见，男女患病人数比为2：1。发病以秋冬季节较多。绝大多数预后良好，少部分可能迁延。

一、病因与发病机制

本病绝大多数由链球菌感染后引起，故又称急性链球菌感染后肾炎(APSGN)。其他细菌、病毒、原虫或肺炎支原体等也可导致急性肾炎，但较少见。故本节主要介绍 APSGN。

目前已明确本病的发生与A组β溶血性链球菌中的致肾炎菌株感染有关。所有致肾炎菌株均有共同的致肾炎抗原性，包括菌壁上的M蛋白内链球菌素、肾炎菌株协同蛋白(NSAP)。

其主要发病机制为抗原抗体免疫复合物引起肾小球毛细血管炎症病变，有循环免疫复合物致病学说、原位免疫复合物致病学说和某些链球菌通过神经氨酸酶的作用或其产物如某些菌株产生的唾液酸酶，与机体的 IgG 结合，改变了 IgG 的化学组成或其免疫原性，产生自身抗体和免疫复合物而致病的学说。

上述链球菌有关抗原诱发的免疫复合物或链球菌的菌体外毒素激活补体系统，在肾小球局部造成免疫病理损伤，引起炎性过程。APSGN 的发病机制见图12-1。

二、病理

主要病理特点为急性、弥漫性、渗出性、增殖性肾小球肾炎。光镜下可见肾小球体积增大、毛细血管内皮细胞和系膜细胞增生肿胀，基质增生。急性期有多型核白细胞浸润，毛细血管腔狭窄甚至闭锁、塌陷。部分患儿可见上皮细胞节段性增生所形成的新月体，使肾小囊腔受阻。肾小管病变较轻，呈上皮细胞变性，间质水肿及炎症细胞浸润。电镜检查可见电子致密物呈驼峰状在上皮细胞下沉积，为本病的特征。免疫荧光检查在急性期可见粗颗粒状的 IgG、C_3 沿肾小球毛细血管襻和(或)系膜区沉积，有时也可见到 IgM 和 IgA 沉积。

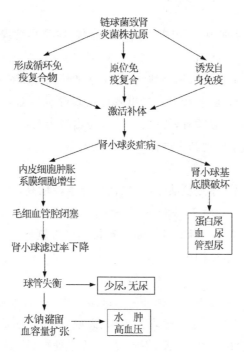

图 12-1 急性链球菌感染后肾炎的发病机制

三、临床表现

急性肾炎临床表现轻重悬殊,轻者仅表现为无症状性镜下血尿,重者可呈急进性过程,短期内出现肾功能不全。

(一)前驱感染

90 %病例有前驱感染史,以呼吸道及皮肤感染为主。在前驱感染后经 1~3 周无症状的间歇期而急性起病。间歇期长短与前驱感染部位有关,咽炎引起者间歇期 6~12 天,平均 10 天,多有发热、颈部淋巴结大及咽部渗出。皮肤感染者间歇期 14~28 天,平均 20 天。

(二)典型表现

起病时可有低热、乏力、头痛、头晕、恶心呕吐、食欲减退、腹痛及鼻出血等症状,体检在咽部、皮肤等处发现前驱感染未彻底治愈的残迹。典型表现如下。

1.水肿少尿

70 %的病例病初表现为晨起颜面及眼睑水肿,重者 2~3 天遍及全身。水肿多呈非凹陷性。水肿同时伴尿量减少。

2.血尿

50 %~70 %患儿有肉眼血尿,酸性尿呈烟灰水样或茶褐色,中性或弱碱性尿呈鲜红色或洗肉水样,1~2 周后转为镜下血尿。镜下血尿可持续 1~3 个月,少数可持续半年或更久。同时常伴有不同程度的蛋白尿,一般尿蛋白定量<3 g/d,有 20 %病例可达肾病水平。

3.高血压

30 %~80 %的病例有高血压,一般呈轻中度增高,为 $16.0 \sim 20.0/10.7 \sim 14.7$ kPa($120 \sim 150/80 \sim 110$ mmHg),1~2 周后随尿量增多血压恢复正常。

（三）严重表现

少数病例在疾病早期(2 周内)可出现下列严重症状,应及早发现,及时治疗。

1.严重循环充血

多发生在起病 1 周内,主要由水钠潴留,血容量增加使循环负荷过重所致。轻者仅表现为气急、心率增快,肺部出现少许湿啰音等。严重者可出现呼吸困难,端坐呼吸,颈静脉怒张,频咳、吐粉红色泡沫痰,两肺满布湿啰音,心脏扩大,甚至出现奔马律,肝大压痛,水肿加剧。如不及时抢救,可在数小时内迅速出现肺水肿而危及患儿生命。

2.高血压脑病

在疾病早期,脑血管痉挛,导致脑缺血缺氧、血管渗透性增高,发生脑水肿。近年亦有人认为是由脑血管扩张所致。血压(尤其是舒张压)急剧升高,$>18.7/12.0 \text{ kPa}(140/90 \text{ mmHg})$,伴视力障碍、惊厥或昏迷三项之一者即可诊断。年长儿可诉剧烈头痛、呕吐、复视或一过性失明。高血压控制后上述症状迅速消失。

3.急性肾功能不全

急性肾功能不全多由肾小球内皮细胞和系膜细胞增生,肾小球毛细血管腔变窄甚至堵塞,肾小球血流量减少,滤过率降低所致。表现为少尿、无尿等症状,引起暂时性氮质血症、电解质紊乱和代谢性酸中毒。一般持续 3~5 天,不超过 10 天迅速好转。

若持续数周仍不恢复,则预后严重,病理上可能有大量新月体形成。

四、辅助检查

（一）尿液检查

尿蛋白可在+至+++,且与血尿的程度平行,尿镜检除多少不等的红细胞外,可见透明、颗粒或红细胞管型,疾病早期可见较多白细胞及上皮细胞,并非感染。尿常规一般 4~8 周恢复正常,12 小时尿细胞计数 4~8 个月恢复正常。急性期尿比重多增高。

（二）血常规检查

常有轻、中度贫血,与血容量增多、血液稀释有关,待利尿消肿后即可恢复正常。白细胞轻度升高或正常。血沉增快,一般 2~3 个月恢复正常。

（三）肾功能及血生化检查

血尿素氮和肌酐一般正常,明显少尿时可升高。肾小管功能正常。持续少尿、无尿者,血肌酐升高,内生肌酐清除率降低,尿浓缩功能受损。早期还可有轻度稀释性低钠血症,少数出现高血钾及代谢性酸中毒。

（四）抗链球菌溶血素 O(ASO)抗体测定

50 %~80 %的患儿 ASO 升高,通常于链球菌感染 2~3 周开始升高,3~5 周达高峰,50 %于 3~6 个月恢复正常,75 %于 1 年内恢复正常。判断结果时应注意:①早期应用抗生素治疗者可影响阳性率;②某些致肾炎菌株可能不产生溶血素 O;③脓皮病患者 ASO 常不增高。

（五）血清补体测定

80 %~90 %的急性期患儿血清补体 C_3 下降,6~8 周恢复正常。若超过 8 周补体持续降低,应考虑为膜增殖性肾小球肾炎。血清补体下降程度与急性肾炎病情轻重无明显相关性,但对急性肾炎的鉴别诊断有重要意义。

（六）肾活组织病理检查

急性肾炎出现以下情况时,考虑肾活检:①持续性肉眼血尿在 3 个月以上者;②持续性蛋白尿和血尿在 6 个月以上者;③发展为肾病综合征者;④肾功能持续减退者。

五、诊断和鉴别诊断

典型病例诊断不难:①起病前 1～3 周有链球菌前驱感染史;②临床表现有水肿、少尿、血尿、高血压;③尿检有蛋白、红细胞和管型;④急性期血清 C_3 下降,伴或不伴有 ASO 升高。但应注意与下列疾病鉴别。

（一）其他病原体感染后引起的肾炎

多种病原体感染可引起急性肾炎,如细菌(葡萄球菌、肺炎球菌等)、病毒(乙肝病毒、流感病毒、EB 病毒、水痘病毒和腮腺炎病毒等)、支原体、原虫等。可从原发感染灶及各自的临床特点进行鉴别。如病毒性肾炎,一般前驱期短,为 3～5 天,临床症状轻,无明显水肿及高血压,以血尿为主,补体 C_3 不降低,ASO 不升高。

（二）IgA 肾病

以血尿为主要症状,表现为反复发作性肉眼血尿,常在上呼吸道感染后 1～2 天出现血尿,多无水肿、高血压,血清 C_3 正常,确诊依靠肾活检。

（三）慢性肾炎急性发作

患儿多有贫血、生长发育落后等体征。前驱感染期甚短或不明显,肾功能持续异常,尿比重低且固定可与急性肾炎鉴别。尿液改变以蛋白增多为主。

（四）特发性肾病综合征

具有肾病综合征表现的急性肾炎需与特发性肾病综合征鉴别。若患儿呈急性起病,有明确的链球菌感染证据,血清 C_3 降低,肾活检病理为毛细血管内增生性肾炎,有助于急性肾炎的诊断。

（五）其他

本病还应与急进性肾炎或其他系统性疾病引起的肾炎,如紫癜性肾炎、系统性红斑狼疮性肾炎、乙肝病毒相关性肾炎等鉴别。

六、治疗

本病为自限性疾病,无特异治疗,主要是对症处理,清除残留感染病灶,纠正水电解质紊乱,防止急性期并发症,保护肾功能,以待自然恢复。重点是把好防治少尿和高血压两关。

（一）严格休息

急性期(起病 2 周内)绝对卧床休息,水肿消退、血压正常、肉眼血尿消失,即可下床做轻微活动或室外散步。血沉正常可上学,但 3 个月内应避免重体力活动。待 12 小时尿沉渣细胞绝对计数正常后方可恢复体力活动。

（二）合理饮食

有水肿及高血压者应限盐,食盐限制在 1～2 g/d。对有严重少尿、循环充血者,每日水分摄入一般以不显性失水加尿量计算。有氮质血症者应限蛋白摄入量,可给予优质动物蛋白 0.5 g/(kg·d)。供给高糖饮食以满足小儿热量需要。待尿量增加、水肿消退、血压正常、氮质血症消除后,应尽早恢复正常饮食,以保证小儿生长发育的需要。

（三）控制感染

应用抗生素的目的是彻底清除体内感染灶,对疾病本身无明显作用。疾病早期给予青霉素 10～14 天或据培养结果换用其他敏感抗生素,应注意勿选用对肾有损害的药物。

（四）对症治疗

1.利尿

经控制水盐入量仍水肿、少尿者可用噻嗪类利尿剂,如氢氯噻嗪 1～2 mg/(kg·d),分2～3 次口服。无效时可静脉注射强效的襻利尿剂,如每次呋塞米 1 mg/kg,每日 1～2 次,静脉注射剂量过大时可有一过性耳聋。

2.降压

凡经休息、利尿及限制水盐后血压仍高者,应给予降压药。首选硝苯地平,开始剂量为 0.25 mg/(kg·d),最大剂量为 1 mg/(kg·d),分 3 次口服。亦可用卡托普利等血管紧张素转换酶抑制剂,初始剂量为 0.3～0.5 mg/(kg·d),最大剂量为 5～6 mg/(kg·d),分 3 次口服,与硝苯地平交替使用降压效果更佳。严重病例用利舍平,首剂 0.07 mg/kg(每次最大量 2 mg)肌内注射,必要时间隔 12 小时重复一次,用 1～2 剂后改为 0.02～0.03 mg/(kg·d),分2～3次口服。

（五）严重循环充血的治疗

(1)严格限制水盐入量和应用强利尿剂呋塞米,促进液体排出,矫正水钠潴留,恢复正常血容量,而不在于应用洋地黄制剂。

(2)有肺水肿表现者,除一般对症治疗外,可加用硝普钠5～20 mg溶于 5 %葡萄糖溶液 100 mL 中,以1 μg/(kg·min)的速度静脉滴注,严密监测血压,随时调整药液的滴速,不宜超过8 μg/(kg·min),防止发生低血压。滴注时药液、针筒、输液管等需用黑纸覆盖,以免药物遇光分解。

(3)对难治病例可采用腹膜透析或血液透析治疗。

（六）高血压脑病的治疗

原则为选用降压效力强而迅速的药物。首选硝普钠,用法同上。通常用药后 1～5 分钟可使血压明显下降,抽搐立即停止,并同时静脉注射呋塞米每次 2 mg/kg。有惊厥者给予地西泮止痉,每次0.3 mg/kg,总量不超过 10 mg,缓慢静脉注射。如在静脉注射苯巴比妥钠后再静脉注射地西泮,应注意发生呼吸抑制可能。

（七）急性肾功能不全的治疗

(1)应严格限制液体入量,掌握"量出为入"的原则。每日液量=前一天尿量+不显性失水量+异常丢失液量-内生水量。不显性失水按 400 mL/(m²·d)、内生水量按 100 mL/(m²·d)计算。

(2)注意纠正水电解质酸碱平衡紊乱;积极利尿,供给足够热量,以减少组织蛋白质分解。

(3)必要时及早采取透析治疗。

七、预后与预防

急性肾炎预后好。95 %APSGN 病例能完全恢复,小于 5 %的病例可有持续尿异常,死亡率低于 1 %,目前的主要死因是急性肾衰竭。远期预后小儿比成人佳,一般认为 80 %～95 %

的患儿终将痊愈。

影响预后的因素可能有以下几种。①与病因有关,一般病毒所致者预后较好;②散发者较流行者预后差;③成人比儿童预后差,老年人更差;④急性期伴有重度蛋白尿且持续时间久,肾功能受累者预后差;⑤在组织形态学上呈系膜显著增生,40%以上肾小球有新月体形成者,"驼峰"不典型(如过大或融合)者预后差。最根本的是预防链球菌感染。平时应加强锻炼,注意皮肤清洁卫生,减少呼吸道及皮肤感染。一旦发生感染则应及早彻底治疗。感染后1~3周应注意反复查尿常规,以便及早发现异常,及时治疗。

第二节 急进性肾小球肾炎

急进性肾小球肾炎(rapidly progressive glomerulonephritis,RPGN)简称"急进性肾炎",系一种综合征,临床呈急性起病,以大量血尿和蛋白尿等肾炎综合征或肾病综合征为临床表现,病情迅速发展到少尿及肾衰竭,可在几个月内死亡。主要病理改变是以广泛的肾小球新月体形成为特点。

急进性肾炎可见于多种疾病:①继发于全身性疾病,如系统性红斑狼疮、肺出血肾炎综合征、结节性多动脉炎、过敏性紫癜、溶血性尿毒综合征等;②严重链球菌感染后肾炎或其他细菌感染所致者;③原发性急进性肾炎,只限于排除链球菌后肾炎及全身性疾病后才能诊断。发病机制尚不清楚,目前认为主要是由免疫性损害和凝血障碍两方面引起,免疫损害是关键,凝血障碍是病变持续发展和肾功能进行性减退的重要原因。

一、临床表现及诊断

(一)临床表现

(1)本病儿科常见于较大儿童及青春期,年龄最小者5岁,男多于女。

(2)病前2~3周可有疲乏、无力、发热、关节痛等症状。约一半患者有上呼吸道前驱感染。

(3)起病多与急性肾小球肾炎相似,一般多在起病后数天至2~3个月发生进行性肾功能不全。

(4)全身水肿,可出现各种水、电解质紊乱。

(5)少数病例也可具有肾病综合征特征。

(二)实验室检查

(1)尿比重低且恒定,大量蛋白尿、血尿、管型尿。血尿持续是本病重要特点。血红蛋白和红细胞数呈进行性下降,血小板可减少。

(2)肾功能检查有尿素氮上升,肌酐清除率明显降低,血肌酐明显升高。

(3)部分患者(约5%)血抗基膜抗体可阳性。血清免疫复合物可阳性。补体C3多正常,但由链球菌感染所致者可有一过性补体降低。冷球蛋白可阳性。血纤维蛋白原增高,凝血时间延长,血纤维蛋白裂解产物(FDP)增高。可出现低钠血症、高钾血症、高镁血症、低氯血症、低钙血症、高磷血症及代谢性酸中毒。血沉增快。

(4)约30%患者抗中性粒细胞胞浆抗体(ANCA)阳性。

(5)除血纤维蛋白原增高外,尿 FDP 可持续阳性。

(三)诊断与鉴别诊断

目前公认的急进性肾炎诊断标准是:①发病 3 个月内肾功能急剧恶化;②少尿或无尿;③肾实质受累,表现为大量蛋白尿和血尿;④既往无肾脏病史;⑤肾脏大小正常或轻度大;⑥病理改变为 50 %以上肾小球呈新月体病变,对诊断有困难者,应做肾活组织检查。

本病主要需与急性链球菌后肾炎及溶血性尿毒综合征鉴别。

二、治疗

急进性肾炎的治疗原则是保护残余肾功能,针对急性肾功能不全的病理生理改变及其并发症及时采取对症治疗的综合治疗,并根据急进性肾炎发病的可能机制采取免疫抑制和抗凝治疗。

(一)肾上腺皮质激素冲击疗法

甲基泼尼松龙(甲基强的松龙)15～30 mg/kg,溶于 5 %葡萄糖溶液 150～250 mL 中,在 2 小时内静脉滴入,每日 1 次,连续三日为 1 疗程。继以泼尼松 2 mg/(kg·d),隔日顿服,减量同肾病综合征。

(二)抗凝疗法

1.肝素

1 mg/(kg·d)静脉点滴,具体剂量可根据凝血时间或部分凝血活酶时间加以调整,使凝血时间保持在正常值的 2～3 倍或 20～30 分钟,部分凝血活酶时间比正常对照组高 1.5～3 倍。疗程 5～10 天。如病情好转可改用口服华法林 1～2 mg/d,持续 6 个月。肝素一般在无尿前应用效果较好。

2.双嘧达莫(潘生丁)

5～10 mg/(kg·d),分 3 次饭后服,6 个月为一疗程。

(三)血浆置换疗法

血浆置换疗法可降低血浆中免疫活性物质,清除损害之介质,即抗原抗体复合物,抗肾抗体、补体、纤维蛋白原及其他凝血因子等,以此阻止和减少免疫反应,中断或减轻病理变化。

(四)透析疗法

本病的临床突出症状为进行性肾衰竭,故主张早期进行透析治疗。一般可先做腹膜透析,不满意时可考虑做血透析。

(五)四联疗法

采用泼尼松 2 mg/(kg·d)、环磷酰胺 1.5～2.5 mg/(kg·d)或硫唑嘌呤 2 mg/(kg·d),肝素或华法林及双嘧达莫等联合治疗可取得一定疗效。

(六)肾移植

肾移植需等待至血中抗肾抗体阴转后才能进行,否则效果不好。一般需经透析治疗维持半年后再行肾移植。

第三节　溶血性尿毒综合征

一、概述

溶血性尿毒综合征(HUS)是以微血管溶血性贫血、血小板减少及急性肾衰竭(ARF)为主要特征的临床综合征,是小儿急性肾衰竭常见的病因之一,1/3 以上的 HUS 患儿可有神经系统受累的表现。本病几乎发生于世界各地,平均年龄小于 18 个月,无明显性别差异。本病发病急,病情重,病死率 5 %,大多有肾功能损害,部分患者可发展为慢性肾衰竭。

二、病因

(一)感染

目前比较明确的是产生螺旋细胞毒素(verocytotoxin)的大肠杆菌 O157、志贺痢疾杆菌 Ⅰ型、肺炎双球菌、伤寒杆菌、空肠弯曲菌、耶辛那菌、假结核菌属、假单胞菌属、类杆菌的感染,以及一些病毒如柯萨奇病毒、埃可病毒、流感病毒、EB 病毒及立克次体的感染。

(二)继发于某些免疫缺陷病

如无丙种球蛋白血症及先天性胸腺发育不全等。

(三)家族性

本病为常染色体隐性或显性遗传,发生于同一家族或同胞兄弟中,国内曾有同胞兄弟三人发病的报道。

(四)药物

药物如环孢素、丝裂霉素及避孕药等。

(五)其他

如合并于妊娠、器官移植、肾小球疾病及肿瘤患者。

三、发病机制

近年来的研究表明,本病发病主要是由于各种原因造成的内皮细胞损伤,其中尤以大肠杆菌及志贺痢疾杆菌Ⅰ型所产生的螺旋细胞毒素引起的内皮细胞损害为典型,其他如病毒及细菌产生的神经氨基酶、循环抗体及药物等也可引起内皮损伤,同时也与白细胞介导的炎症反应、血小板及凝血系统瀑布反应活化等多种因素有关。

四、病理改变

主要病变在肾脏,光镜下可见肾小球毛细血管壁增厚、管腔狭窄、血栓形成。免疫荧光镜检查可见肾小球毛细血管内及血管壁有纤维蛋白原、凝血Ⅷ因子及血小板膜抗原沉积。也可见 IgM 及 C_3 沉积。

五、临床表现

前驱症状多是消化道表现,表现为腹痛、腹泻、呕吐,少数前驱症状为呼吸道感染症状,表现为发热、咳嗽、流涕等。

前驱期后经过数小时即可急性起病,数小时内即有严重表现,包括溶血性贫血、急性肾衰竭及出血倾向等。最常见的主诉是黑便、呕血、无尿、少尿或血尿,查体可见贫血、皮肤黄染、出血点或出血瘀斑。

六、实验室检查

(一)血液系统改变

血红蛋白可降为 30～50 g/L,网织红细胞明显升高,血清胆红素升高。外周血中可见红细胞形态异常,表现为大小不等、嗜多染、三角形、芒刺状及红细胞碎片等。多数病例病初即有血小板减少。

(二)凝血因子检查

早期可有凝血酶原时间延长、纤维蛋白原降低、纤维蛋白降解产物升高及凝血Ⅱ、Ⅷ、Ⅸ及Ⅹ因子减少,但数天后即可恢复正常。

(三)尿常规

可有不同程度的血尿,严重溶血者可有血红蛋白尿。此外,尚有程度不等的蛋白尿、白细胞及管型。肾功能检查可见不同程度的代谢性酸中毒、高钾血症及氮质血症。

七、诊断及鉴别诊断

根据先驱症状及突然出现的溶血性贫血、血小板减少及急性肾衰竭三大特征,不难做出诊断,但应与其他原因引起的急性肾衰竭、肾小球肾炎、血小板减少及溶血性贫血等鉴别。

八、治疗

本病无特殊治疗方法。主要是早期诊断,早期治疗水及电解质紊乱,及早控制高血压,尽早进行腹膜透析及血液透析。

(一)急性肾衰竭的治疗

其治疗与一般急性肾衰竭相似。应强调严格控制入量,积极治疗高血压,适当给静脉高营养。

(二)透析的适应证

24 小时无尿;BUN 迅速升高;严重水负荷过重,如充血性心力衰竭及容量性高血压而对呋塞米无反应者;电解质及酸碱平衡紊乱对非透析疗法无反应者,如血钾超过 6 mmol/L。

(三)输血治疗

血红蛋白在 50 g/L 以下时,可输洗涤红细胞,1 次 2.5～5 mL/kg,2～4 小时缓慢输入。血小板减少引起明显出血时,可输血小板。

(四)抗凝治疗

1.肝素治疗

本病基本病理变化是局部血管内凝血,但本病有出血倾向,因此应慎用。

2.抗血小板凝聚药

阿司匹林是前列腺环氧化酶抑制剂,可同时抑制前列环素(PGI$_2$)及血栓素 A$_2$(TXA$_2$)的生成。为防止对 PGI$_2$ 的抑制,用量应小,1～3 mg/(kg·d)。潘生丁量宜大,5～10 mg/(kg·d)。

(五)并发症的治疗

急性期可出现充血性心力衰竭、高血压脑病、高钾血症、代谢性酸中毒等。慢性期可出现慢性肾功能不全、智力低下、肢体瘫痪、精神行为异常及癫痫发作等,需给予治疗。

第四节　肾病综合征

肾病综合征(nephrotic syndrome，NS)简称"肾病"，是由多种原因引起的肾小球滤过膜通透性增高，致使大量血浆蛋白质从尿中丢失，从而引起一系列病理、生理改变的一种临床综合征。其临床特征为大量蛋白尿、低清蛋白血症、高脂血症和不同程度的水肿。

本病是小儿常见的肾疾病，发病率仅次于急性肾炎。多见于学龄前儿童，3～5 岁为发病高峰。发病的男女比例为 3.7∶1。NS 按病因可分为原发性、继发性和先天性 3 种类型。原发性 NS 占小儿时期 NS 总数的 90 %以上，故本节主要介绍原发性 NS(PNS)。

一、病因及发病机制

病因及发病机制尚未完全阐明。近年来研究已证实，肾小球毛细血管壁结构或电荷变化可导致蛋白尿。微小病变时肾小球滤过膜阴离子大量丢失，静电屏障破坏，使大量带阴电荷的中分子血浆清蛋白滤出，形成高选择性蛋白尿。亦可因分子滤过屏障损伤，大中分子量的多种蛋白从尿中丢失，形成低选择性蛋白尿。非微小病变型则常见免疫球蛋白和(或)补体成分在肾内沉积，局部免疫病理过程损伤滤过膜正常屏障作用，形成蛋白尿。而微小病变型的肾小球则无以上沉积，其滤过膜静电屏障损伤可能与细胞免疫功能紊乱有关。患者外周血淋巴细胞培养上清液经尾静脉注射可使小鼠发生肾病的病理改变和大量蛋白尿，表明 T 淋巴细胞异常参与了本病的发病。

近年来研究发现 NS 的发病具有遗传基础。国内报道糖皮质激素敏感型患儿以HLA-DR7抗原频率高达 38 %，频复发患儿则与 HLA-DR9 相关。另外 NS 还有家族性表现，且绝大多数是同胞患病。流行病学调查发现，黑种人患 NS 时症状表现重，对激素反应差。提示 NS 发病与人种及环境有关。

二、病理生理

原发性肾损害使肾小球通透性增加引起蛋白尿，而低蛋白血症、高脂血症及水肿是继发的病理生理改变。其中大量蛋白尿是 NS 最主要的病理生理改变，也是导致本病其他三大特点的根本原因。

(一)低蛋白血症

低蛋白血症是 NS 病理生理改变的中心环节，对机体内环境(尤其是渗透压和血容量)的稳定及多种物质代谢产生多方面的影响。其主要原因是：①大量血浆蛋白从尿中丢失；②大部分从肾小球滤过的清蛋白被肾小管重吸收并分解成氨基酸；③另外一些因素，如肝清蛋白的合成和分解代谢率的改变，使血浆清蛋白失衡，也可形成低蛋白血症。

(二)高脂血症

高脂血症是 NS 的实验室特征，血浆胆固醇、甘油三酯、低密度脂蛋白(LDL)和极低密度脂蛋白(VLDL)均升高；血清高密度脂蛋白(HDL)正常。但高胆固醇血症和高甘油三酯血症的严重性与低蛋白血症和蛋白尿的严重性密切相关。大多数人认为高脂血症是由于低蛋白血症刺激肝合成各种蛋白质，其中也包括脂蛋白，因其分子量较大，不能从肾小球滤出，使之在血中蓄积而增高;还可能是由于肾病时脂蛋白酯酶活力下降,造成脂蛋白分解代谢障碍。持续高脂血症,脂质由肾小球滤出导致肾小球硬化和肾间质纤维化。

(三)水肿

水肿是 NS 的主要临床表现。其发生机制是复杂的,可能是多因素综合作用的结果,不同的患者、不同的病期机制不一。主要理论有:①低蛋白血症使血浆胶体渗透压下降,血浆中水分自血管渗入组织间隙直接造成局部水肿,当血浆清蛋白低于 25 g/L 时,液体在间质区滞留,低于 15 g/L 时,则有腹水或胸腔积液形成;②由于血浆胶体渗透压下降,体液转移使有效血液循环量减少,刺激容量和压力感受器,引起肾素、血管紧张素、醛固酮和抗利尿激素分泌增加,心钠素减少导致水钠潴留;③低血容量,交感神经兴奋性增高,近端肾小管吸收 Na^+ 增加;④某些肾内因子改变了肾小管管周体液平衡机制,使近曲小管吸收 Na^+ 增加。

(四)其他

(1)NS 患儿体液免疫功能下降与血清 IgG 和补体系统 B、D 因子从尿中大量丢失有关,亦与 T 淋巴细胞、B 淋巴细胞 IgG 合成转换有关。

(2)抗凝血酶Ⅲ丢失,Ⅳ、Ⅴ、Ⅶ因子及纤维蛋白原增多,使患儿处于高凝状态。

(3)钙结合蛋白降低,血清结合钙也降低;当 25-(OH)D3 结合蛋白同时丢失时,游离钙亦降低;另一些结合蛋白的降低可使结合型甲状腺素(T_3、T_4)及血清铁、铜及锌等微量元素下降,转铁蛋白减少可发生小细胞低色素性贫血。

PNS 主要病理改变在肾小球,大致有 5 种类型:微小病变、局灶性节段性肾小球硬化、膜性增生性肾小球肾炎、系膜增生性肾小球肾炎、膜性肾病。儿童 NS 最主要的病理变化是微小病变型:光镜下检查肾小球无明显变化或仅有轻微病变。电镜下可见肾小球脏层上皮细胞足突广泛融合变平。免疫荧光显微镜观察绝大多数未见到任何免疫球蛋白或补体成分在肾小球内沉积。有时在系膜区和肾小球血管极处有少量 IgM 沉积,并有 IgE 沉积的报告。除肾小球病变外,NS 也可有不同程度的肾小管和间质病变,如肾小管上皮变性、间质水肿、单核细胞浸润和纤维化等。

三、临床表现

一般起病隐匿,常无明显诱因。30 %有病毒或细菌感染病史。单纯性肾病较多见,约占68.4 %。发病年龄多见于 2～7 岁小儿,男多于女,二者之比约为 2∶1。主要表现为水肿,呈凹陷性。轻者表现为晨起眼睑水肿,重者全身水肿,常合并腹水、胸腔积液。男孩阴囊水肿可使皮肤变薄而透明,甚至有液体渗出。水肿同时伴有尿量减少,尿色变深。一般无明显血尿及高血压。

肾炎性肾病约占 31.6 %。发病者多为 7 岁以上小儿。水肿不如单纯性肾病明显,多伴有血尿、不同程度的高血压和氮质血症。此外,患儿长期从尿中丢失蛋白可引起蛋白营养不良,出现面色苍白、皮肤干燥、精神萎靡、倦怠无力等症状。

四、并发症

NS 治疗过程中可出现多种并发症,是导致病情加重或肾病复发的重要原因,应及早诊断,及时处理。

1.感染

感染是最常见的并发症。常见感染有呼吸道、皮肤、泌尿道和原发性腹膜炎等,尤以上呼吸道感染多见,占 50 % 以上。其中病毒感染常见,细菌感染以肺炎链球菌为主,结核杆菌感染亦应引起重视。另外,医院内感染不容忽视,以呼吸道和泌尿道感染最多见,致病菌以条件致病菌为主。

2.电解质紊乱和低血容量休克

常见的电解质紊乱有低钠、低钾和低钙血症。最常见的为低钠血症,患儿表现为厌食、乏力、嗜睡、血压下降甚至出现休克、抽搐等。可能与患儿不恰当长期禁盐、过多使用利尿剂及感染、呕吐及腹泻等因素有关。另外由于低蛋白血症,血浆胶体渗透压下降、显著水肿而常有血容量不足,尤其在各种诱因引起低钠血症时易出现低血容量性休克。

3.血栓形成

患肾病时血液高凝状态易致各种动、静脉血栓形成。以肾静脉血栓最常见,表现为突发腰痛、腹痛、肉眼血尿或血尿加重,少尿甚至发生肾衰竭。但临床以不同部位血栓形成的亚临床型更多见,包括下肢动脉或深静脉血栓、肺栓塞和脑栓塞等。

4.急性肾衰竭

5 % 的微小病变型肾病可并发急性肾衰竭。

5.肾小管功能障碍

除原有肾小球基础病变外,大量尿蛋白的重吸收,可导致肾小管(尤其是近曲小管)功能障碍,出现肾性糖尿或氨基酸尿,严重者呈 Fanconi 综合征。

五、辅助检查

(一)尿液分析

尿蛋白定性多为＋＋＋以上,24 小时尿蛋白定量≥50 mg/kg,尿蛋白/尿肌酐(mg/mg)＞3.5。单纯性肾病偶见少量红细胞,肾炎性肾病可见较多红细胞及透明管型、颗粒管型。

(二)血浆蛋白、胆固醇和肾功能测定

血浆总蛋白低于 50 g/L,清蛋白低于 30 g/L 可诊断为 NS 的低总蛋白血症和低清蛋白血症。血清蛋白电泳显示清蛋白和 γ 球蛋白明显降低,α_2 和 β 球蛋白明显增高,IgG 降低。血浆胆固醇和 LDL、VLDL 增高,HDL 多正常。血沉多在 100 mm/h 以上。单纯性肾病尿量极少时有暂时性 BUN、Cr 升高,肾炎性肾病时则有 BUN、Cr 升高,晚期可有肾小管功能损害。

(三)血清补体测定

单纯性肾病血清补体正常,肾炎性肾病补体多下降。

(四)经皮肾穿刺组织病理学检查

大多数 NS 患儿不需要进行诊断性肾活检。NS 肾活检指征:①对糖皮质激素治疗耐药或频繁复发者;②临床或实验室证据支持肾炎性肾病或继发性肾病综合征者。

六、诊断与鉴别诊断

依据中华医学会儿科学会肾病学组 2000 年 11 月再次修订的儿童肾小球疾病临床分类诊断标准:大量蛋白尿(尿蛋白＋＋＋至＋＋＋＋,1 周内 3 次 24 小时尿蛋白定量≥50 mg/kg);血浆清蛋白低于30 g/L;血浆胆固醇高于 5.7 mmol/L;不同程度水肿。上述四项中大量蛋白尿和

低清蛋白血症是必备条件。

凡具有以下 4 项之一或多项者属于肾炎性肾病:①2 周内分别进行 3 次以上离心尿检查,其 RBC≥10/HPF,并证实为肾小球源性血尿者;②反复或持续高血压,学龄儿童血压≥17.3/12.0 kPa(130/90 mmHg),学龄前儿童血压≥16.0/10.7 kPa(120/80 mmHg),并排除糖皮质激素等原因所致;③肾功能不全,并排除血容量不足等所致;④持续低补体血症。

PNS 还需与继发于全身性疾病的肾病综合征鉴别,如狼疮性肾炎、过敏性紫癜性肾炎、乙型肝炎病毒相关性肾炎、药源性肾炎等,均可伴有肾病样表现。有条件的医疗单位应开展肾活检以确定病理诊断。

七、治疗

本病病情迁延,易复发,要求家长和患儿树立信心,坚持系统而正规的治疗,同时应积极防治并发症。目前小儿 NS 的治疗是以糖皮质激素为主的综合治疗。

(一)一般治疗

1.休息

除高度水肿或严重高血压、并发感染外,一般不需要卧床休息。病情缓解后逐渐增加活动量。

2.饮食

显著水肿和高血压者应短期限制水钠摄入,病情缓解后不必继续限盐,活动期病例供盐 1~2 g/d。蛋白质摄入 1.5~2 g/(kg·d),以高生物价的优质蛋白如乳、鱼、蛋、牛肉等为宜。应用糖皮质激素期间每日应给予维生素 D 400 U 及适量钙剂。

3.防治感染

肾病患儿一旦发生感染应及时治疗,但不主张预防性应用抗生素。各种预防接种可导致肾病复发,故应推迟到完全缓解且停用激素 3 个月后进行。患儿应避免去人多的公共场所,更不宜与急性传染病患者接触。

4.利尿消肿

一般对激素敏感伴轻度水肿者,应用激素 7~14 天后多数可利尿消肿。但对激素耐药或使用激素之前,水肿较重伴尿少者可使用利尿剂,但需密切观察出入水量、体重变化及电解质紊乱。开始可用氢氯噻嗪 1~2 mg/(kg·d),每日 2~3 次。对顽固性水肿、一般利尿无效者,可用低分子右旋糖酐每次 5~10 mL/kg,加入多巴胺 10 mg,酚妥拉明 10 mg 静脉滴注,多巴胺滴速控制在 3~5 μg/(kg·min),滴毕静脉注射呋塞米每次 1~2 mg/kg。近年注意到反复输入血浆或清蛋白可影响肾病的缓解,对远期预后不利。只有当血浆清蛋白<15 g/L、一般利尿无效、高度水肿或伴低血容量者可给无盐清蛋白 0.5~1 g/kg 静脉滴注,滴后静脉注射呋塞米。

(二)糖皮质激素

临床实践证明,激素仍是目前诱导肾病缓解的首选药物。应用激素总原则:始量要足,减量要慢,维持要长。

1.初治病例诊断确定后尽早选用泼尼松治疗

(1)短程疗法。泼尼松 1.5~2 mg/(kg·d),最大量 60 mg/d,分 3 次服用,共 4 周。4 周

后不管效果如何，均改为 1.5 mg/kg 隔日晨顿服，共 4 周，全疗程共 8 周，然后骤然停药。短程疗法易复发，国内较少采用，欧美国家多用此法。

(2)中、长程疗法。国内大多采用此方案，用于各种类型的肾病综合征。先以泼尼松 2 mg/(kg·d)，最大量 60 mg/d，分次服用。若 4 周内尿蛋白转阴，则自转阴后至少巩固 2 周后方始减量，以后改为隔日 2 mg/kg 早餐后顿服，继用 4 周，以后每 2～4 周减总量 2.5～5 mg，直至停药。疗程必须达 6 个月(中程疗法)，开始治疗后 4 周尿蛋白未转阴者可继续服至尿蛋白阴转后 2 周，一般不超过 8 周。以后再改为隔日 2 mg/kg 早餐后顿服，继用 4 周，以后每 2～4 周减量一次，直至停药。疗程 9 个月(长程疗法)。

激素疗效判断：①激素敏感型，以泼尼松足量治疗≤8 周尿蛋白转阴者；②激素耐药型，以泼尼松足量治疗 8 周尿蛋白仍阳性者；③激素依赖型，对激素敏感，但减量或停药 2 周内复发，恢复用量或再次用药又缓解并重复 2～3 次者；④频复发，是指病程中半年内复发≥2 次，或 1 年内复发≥3 次。

2.频复发和激素依赖型肾病的治疗

(1)调整激素的剂量和疗程，激素治疗后或在减量过程中复发的病例，原则上再次恢复到初始治疗剂量或上一个疗效剂量。或改隔日疗法为每日疗法，或将激素减量的速度放慢，延长疗程。同时注意查找患儿有无感染或影响激素疗效的其他因素。

(2)更换激素制剂，对泼尼松疗效较差的病例，可换用其他制剂，如地塞米松、阿赛松、康宁克 A 等，亦可慎用甲泼尼龙冲击治疗。

(三)免疫抑制剂治疗

主要用于 NS 频繁复发、激素依赖、激素耐药或激素治疗出现严重不良反应者，在小剂量激素隔日使用的同时选用。最常用的药物为环磷酰胺(CTX)，剂量为 2～2.5 mg/(kg·d)，分 3 次口服，疗程 8～12 周，总量不超过 200 mg/kg。或用环磷酰胺冲击治疗，10～12 mg/(kg·d)加入 5 %葡萄糖盐水 100～200 mL 内静脉滴注 1～2 小时，连续 2 天为一疗程，每 2 周重复一疗程，累积量<150 mg/kg。CTX 近期不良反应有胃肠道反应、白细胞减少、脱发、肝功能损害、出血性膀胱炎等，少数可发生肺纤维化。远期不良反应是对性腺的损害。因此应根据病情需要小剂量、短疗程、间断用药，用药期间多饮水；每周查血象，白细胞<4.0×10 g/L时暂停用药，避免青春期前和青春期用药。

其他免疫抑制剂有苯丁酸氮芥、雷公藤多苷、环孢素 A 或霉酚酸酯等，可酌情选用。

(四)其他治疗

1.抗凝疗法

NS 往往存在高凝状态及纤溶障碍，易并发血栓形成，需用抗凝和溶栓治疗。

(1)肝素：1 mg/(kg·d)加入 10 %葡萄糖溶液 50～100 mL 中静脉滴注，每日一次，2～4 周为一疗程，亦可用低分子肝素，病情好转后改口服抗凝药物维持治疗。

(2)尿激酶：一般剂量 3 万～6 万 U/d 加入 10 %葡萄糖溶液 100～200 mL 中静脉滴注，1～2 周为一疗程，有直接激活纤溶酶溶解血栓的作用。

(3)口服抗凝药：双嘧达莫 5～10 mg/(kg·d)，分 3 次饭后服，6 个月为一疗程。

2.免疫调节剂

左旋咪唑 2.5 mg/kg,隔日用药,疗程 6 个月。一般作为激素的辅助治疗,特别是常伴感染、频复发或激素依赖的病例。不良反应有胃肠不适,流感样症状、皮疹、周围血中性粒细胞下降,停药后即可恢复。亦可用大剂量丙种球蛋白,用于激素耐药和血浆 IgG 过低者。国内多主张400 mg/(kg·d),共 5 天。

3.血管紧张素转换酶抑制剂(ACEI)治疗

该疗法对改善肾小球局部血流动力学,减少尿蛋白,延缓肾小球硬化有良好作用。尤其适用于伴有高血压的 NS。常用制剂有卡托普利、依那普利、福辛普利等。

八、预后

肾病综合征的预后转归与其病理变化和对糖皮质激素治疗反应密切相关。微小病变型预后最好,局灶节段性肾小球硬化预后最差。90 %～95 %的微小病变型患儿首次应用糖皮质激素有效。其中85 %可有复发,病后第 1 年比以后更常见。3～4 年未复发者,其后有95 %的概率不复发。微小病变型预后较好,但要注意严重感染和糖皮质激素的严重不良反应。局灶节段性肾小球硬化者对糖皮质激素敏感,可改善其预后。

第十三章　神经系统疾病

第一节　小儿癫痫

一、定义

癫痫是由多种病因引起的脑功能障碍综合征,是脑细胞群异常的超同步化放电引起的发作性的、突然的、暂时的脑功能紊乱,为小儿神经系统常见的疾病,发病率为 0.2 ％～0.3 ％。根据过度放电的神经元群的部位和传导范围的不同,其临床表现也不同。

二、病因

(一)特发性/原发性

根据目前的知识和技术找不到脑结构异常、代谢异常等任何获得性致病因素,病因与遗传因素有关。

(二)症状性/继发性

有明确的致病因素,如中枢神经系统畸形、外伤、感染、肿瘤、缺氧、中毒和代谢异常等。

(三)隐源性

高度怀疑为症状性,但根据目前的知识水平和诊断技术,尚未找到确切病因。

三、诊断

(一)临床表现

癫痫的临床表现可呈各种形式,最常见的是意识丧失或改变、全身性或局限性肌肉抽搐,也可有感觉异常、精神行为异常或自主神经功能紊乱等。癫痫的发作均有突然性、暂时性、反复性三个特点,至少发作两次以上。根据癫痫发作的临床特点,特别是有无意识丧失和同期脑电图的改变,将癫痫发作分为以下几类(参考国际抗癫痫联盟 1981 年及 2001 年分类)。

(1)部分性(局限性、局灶性)发作。神经元过度放电起源于脑的某一部位,可分为以下几种。①简单部分性发作:发作时不伴有意识丧失,包括运动性发作、感觉性发作、自主神经性发作等。②复杂部分性发作:发作时有意识障碍,可包含两种或两种以上简单部分性发作的内容,且常有自动症。③部分性发作继发全身性发作:简单或复杂部分性发作均可演变为全身性强直－阵挛性发作或强直性、阵挛性发作。

(2)全身性(广泛性、弥漫性)发作。发作起始即是两侧大脑半球同时放电,发作时伴有意识丧失,具体发作类型包括:强直—阵挛性发作(通常所说的大发作)、强直性发作、阵挛性发作、肌阵挛性发作、失神发作、失张力性发作、痉挛发作等。

(3)分类不明的各种发作。

(4)癫痫持续状态:一次惊厥持续 30 分钟以上,或连续多次发作、发作间期意识不恢复。

(二)辅助检查

1.常规检查

(1)脑电图:普通(清醒/睡眠)脑电图。

(2)影像学:头颅 CT、MRI。

(3)脑脊液:常规、生化、病原学检查。

2.进一步检查

(1)脑电图:剥夺睡眠脑电图、24 小时脑电图、视频脑电图、脑电图结合同步肌电图、颅内皮质电极脑电图等。

(2)影像学:头颅 MRS、SPECT、PET、DSA。

(3)其他检查:可以依据病情选择进行以下检查寻找病因,包括血电解质、血糖、肝肾功能、血氨、血乳酸、血及尿代谢筛查、酶学检查、基因检测等。

(三)癫痫诊断条件

先要确定是否为癫痫,判断发作属于哪一类型,是否符合某个癫痫综合征,然后查找原因。

四、鉴别诊断

癫痫需要与其他发作性事件相鉴别,主要包括以下几种。

(一)晕厥

晕厥是由一过性脑供血不足导致的短暂的意识丧失,发作时患儿由于肌张力丧失不能维持正常姿势而倒地,其病因包括心源性如心律失常、心功能不全,代谢性如低血糖、电解质紊乱,自主神经介导性如血管迷走性晕厥等。晕厥与癫痫的鉴别要点是:晕厥发生前常有久站、体位改变、环境拥挤闷热等诱因,在意识丧失前常有头晕、恶心、多汗等先兆,在晕厥发生数分钟后方可由脑供血不足而引起惊厥。可行心电图、直立倾斜试验等检查协诊。

(二)多发性抽动症

抽动指身体任何部位肌肉或肌群出现不自主、无目的的突发性重复收缩,多发性抽动主要表现为多种抽动动作和(或)不自主发声,部位与症状轻重有波动性,能受意志控制。行视频监测脑电图可以鉴别。

(三)屏气发作

屏气发作主要发生在婴幼儿,通常由愤怒、恐惧诱发,表现为剧烈哭闹后突然呼吸暂停、发绀、意识丧失,可有相应家族史。其与癫痫鉴别点在于本病患儿先出现屏气发作,青紫后出现肢体抽搐;而癫痫患儿先出现肢体抽搐,再出现青紫,在询问病史时应特别注意。屏气发作的患儿智力、体力发育均正常,围生期无脑损伤史。

(四)代谢紊乱

低血糖、低血钙等电解质紊乱亦可引起抽搐发作,尤其是婴儿,可通过血生化检查。

(五)癔症性抽搐

其多发生于青春期女性,发作前多有情绪波动等诱因,发作形式可多变,时间可较长,是突然发生的用生理解剖知识无法解释的现象。多在有他人在场时发生,发作时一般不会摔伤或出现尿便失禁,常常是症状重而体格检查无阳性发现,暗示及心理治疗有效。脑电图及各种检查均正常。

五、治疗

（一）常规治疗

（1）指导家长和患儿正确认识癫痫，合理安排生活，坚持长期规律治疗，定期随访。

（2）抗癫痫药物的使用原则。有过两次或两次以上无其他原因的惊厥或首次发作即为癫痫持续状态者，应开始抗癫痫治疗；按发作类型、癫痫综合征类型选药，见表 13-1；初治患者由单药开始，从小剂量逐渐增加至有效范围，需长期规律用药；除药物中毒及药物过敏时外，更换药物需逐渐过渡，避免自行减药、加药、突然停药；要注意个体差异，了解药物的药代动力学特点、剂量范围和毒副作用，有条件时应监测药物血浓度；多药合用时要观察药物相互作用及不良反应；停药过程要缓慢，一般于发作完全控制 3～4 年且脑电图复查正常后开始减药，1 年左右停完。

表 13-1　根据癫痫发作类型选择的抗癫痫药物

癫痫发作类型	抗癫痫药物
全身性强直-阵挛发作	丙戊酸，卡马西平，左乙拉西坦
失神发作	丙戊酸，拉莫三嗪，乙琥胺
肌阵挛发作	丙戊酸
痉挛发作	托吡酯
部分性发作	卡马西平，奥卡西平
继发全面性发作	丙戊酸
癫痫持续状态	地西泮 0.3～0.5 mg/kg 静脉推注，氯硝西泮 0.02～0.06 mg/kg 静脉推注

（二）治疗进展

（1）生酮饮食，是将身体的主要代谢能源从利用葡萄糖转化为利用脂肪的一种饮食疗法，可用于各种类型的癫痫，尤其是难治性癫痫可尝试使用。其治疗癫痫的机制尚不完全清楚，可能是其改变脑部能量代谢从而改变了脑的兴奋性。具体实施时，需在营养师的指导下，计算热量及脂肪、糖类、蛋白质的比例，并需监测血糖、尿酮体等指标。

（2）癫痫外科，手术治疗的主要适应证包括致痫区局限于一定部位、皮质发育不良、Rasmussen 脑炎、偏侧抽搐-偏瘫综合征等，术前需详细评估病灶/致痫区。主要手术类型有切除性手术、功能性手术（阻断癫痫传播通路）、特殊核团损毁和点刺激术等。

第二节　癫痫持续状态

癫痫持续状态（status epilepticus，SE）是指由各种原因引起的惊厥持续 30 分钟以上或频繁惊厥意识未完全恢复超过 30 分钟。而国际抗癫痫协会认为，反复频繁或持续的癫痫发作所导致固定而持续的癫痫状况即为癫痫持续状态。本病是儿科常见的急危重症，病死率甚高，需紧急诊断及处理。有人统计癫痫持续状态 85 % 发生在 5 岁以内，1 岁以内的发生率约占 1/3。

一、病因

(一)颅内感染

(1)各种细菌性脑膜炎、脑脓肿、颅内静脉窦炎、结核。

(2)各种病毒性脑炎、脑膜炎,传染后及预防接种后脑炎。

(3)各种脑寄生虫病。

(二)颅外感染

1.全身感染

败血症、高热惊厥、破伤风、猩红热、麻疹及伤寒等。

2.消化道感染

各种细菌性、病毒性肠炎。

3.呼吸道感染

各种上呼吸道感染及重症肺炎。

(三)颅内非感染疾病

(1)癫痫。

(2)脑外伤:颅骨骨折、脑挫裂伤等。

(3)脑血管病:颅内出血、脑血管炎、脑栓塞、高血压脑病。

(4)脑肿瘤,包括脑膜白血病。

(5)颅内畸形。

(6)中枢神经遗传、变性、脱髓鞘性疾病。

(四)颅外非感染性疾病

1.中毒

有毒动植物(如蛇毒、毒蕈、白果、马钱子),细菌性毒素(破伤风、肉毒杆菌、志贺菌及沙门菌),无机、有机毒物(金属铅、汞中毒、一氧化碳中毒),农药(有机磷),杀鼠药(磷化锌、安妥、敌鼠钠盐),以及药物中毒(异烟肼、氨茶碱、抗组胺药、樟脑、吩噻嗪类、戊四氮、士的宁等)。

2.缺氧、缺血

各种原因引起的呼吸衰竭、循环衰竭、窒息、休克、严重贫血等。

3.代谢性疾病

低血糖、低血钙、低血镁、低血钠、高血糖、高血钠、苯丙酮尿症、半乳糖血症、维生素缺乏和依赖(如维生素 B6)、脂质代谢病、肝性脑病、尿毒症晚期、核黄疸等。

4.其他

卟啉症、Reye 综合征、系统性红斑狼疮。另外最常见的原因是骤停抗癫痫药。

二、诊断要点

(一)病史

1.年龄

不同年龄组引起癫痫持续状态的病因不同。新生儿期以围生期窒息、颅内出血、低血糖、低钙血症为主;婴幼儿期则以高热惊厥、低钙血症、细菌性痢疾、化脓性脑膜炎、颅内畸形、癫痫、苯丙酮尿症等为主;学龄期常见病因有中毒、颅内感染、癫痫、颅脑外伤、肿瘤、肾性高血压脑病等。

2.发病季节

春天常见流行性脑脊髓膜炎,维生素 D 缺乏性手足搐搦症;夏季常见乙型脑炎、细菌性痢疾;秋季多见肠道病毒性脑炎;冬季多见肺炎、百日咳脑病;癫痫及中毒引起者终年可见。

3.出生史

难产可致新生儿窒息、颅内出血和感染,旧法接生的新生儿易患破伤风。

4.喂养史

人工喂养,晒太阳少,又未补充维生素 D 及钙剂,易引起维生素 D 缺乏性手足搐搦症;单纯羊乳或牛乳喂养易致低镁血症。

5.既往史

既往史如既往有无热性惊厥。惊厥反复发作且伴智力低下,可见于颅内感染、出血、外伤、缺氧等后遗症,以及先天性脑发育不全。癫痫可发生于各年龄组,注意有无抗癫痫药物不规则使用史及有无进食毒物或误服毒药史。

(二)症状

若持续状态伴发热,多为感染性疾病;无热多为癫痫、颅内肿瘤、脑血管病、畸形、代谢紊乱及中毒等;若伴头痛及喷射性呕吐,可为颅内感染及颅内占位性病变;腹泻时可引起水电解质紊乱。

(三)体征

1.全身性强直—阵挛性癫痫持续状态

其表现为一次或一系列的全身性强直—阵挛性抽搐,持续 30 分钟以上,发作间期意识不恢复。其常见原因为突然停用抗癫痫药或感染中毒及代谢紊乱。

2.全身性肌阵挛性癫痫持续状态

其表现为局限性或广泛性肌肉反复发作性抽动,可持续半小时至数天,一般不伴意识障碍,本型常并发脑变性疾病,中毒性、代谢性和缺氧性脑病。

3.全身性失神持续状态

其又称棘慢波性昏睡,特点为不同程度的意识障碍,表现为单纯的精神错乱、静止不动或缄默不语,但没有强直阵挛性或肌阵挛性发作。此型最常见于以往有失神小发作的病儿。

4.半身发作持续状态

其表现为身体一侧连续反复地出现强直—阵挛性抽搐,常伴意识障碍,颅内感染、脑血管病、代谢紊乱或缺氧是其发作原因,多见于婴幼儿,可留有偏瘫后遗症。

5.局限性运动性癫痫持续状态

其表现为身体某一部分或一侧的快速阵挛性抽搐,意识无障碍,皮质局部病变或代谢紊乱是其原因。

6.持续性部分性癫痫状态

本型特点是身体某个局部肌肉持续性不规则的阵挛性抽搐,意识存在。

7.复杂性部分性癫痫持续状态

其表现为精神错乱或反复发作的自动症。

根据抽搐发作形式,判断类型不难,但应在此基础上注意血压、体温等变化,有无皮疹、脱水、脑膜刺激征及病理反射等,以期获得病因诊断。而原发性癫痫往往缺乏病因,因与遗传有关,故又称遗传性癫痫,约占总发病的 70%,主要发病年龄在 5～15 岁。

(四)实验室及特殊检查

(1)根据病情可查血、尿、粪常规,血小板计数,测定血糖、钙、镁、钾、钠及肝功等。有白细胞增高,核左移示细菌感染或乙型脑炎;嗜酸粒细胞增高,应考虑脑寄生虫病;血片中发现大量嗜碱性点彩红细胞提示铅中毒;原始、幼稚细胞增多,提示中枢神经白血病。疑为脑型疟疾时应查找疟原虫;疑中毒性菌痢时可行冷盐水灌肠,洗出大便查常规;疑肾盂肾炎时应查尿常规;对第一次发作,特别是 2 岁以下小儿且伴发热者应常规查脑脊液;对怀疑颅内感染的年长儿亦应查脑脊液常规和检菌,必要时做脑脊液培养。

(2)头颅超声波和 CT 检查有助于发现颅内占位性病变及发现脑结构异常;脑电图对癫痫、颅内感染和颅内占位性病变的诊断都有帮助;胸部 X 射线检查可发现肺炎、结核病灶,对结核性脑膜炎的诊断不可缺少。

三、病情判断

在癫痫持续状态中,由热性惊厥引起者占小儿的 20%～30%;由癫痫本身引起者占 15%～30%;症状性占 40%～60%,多由急性疾病引起,其病死率及致残率较高。SE 预后还与原发病、持续时间、发作类型及病儿年龄有关。近年由于诊治的进步,SE 的病死率已从过去的 20%～30%下降到 5%～10%。原发病、呼吸功能不全、循环衰竭和用药不当均可成为病儿的死亡原因。一般来说,年龄越小,发生严重神经系统后遗症的可能性就越大,如新生儿预后严重。惊厥持续时间越长,预后越差。大发作持续状态在 10 小时以上常留有严重的神经系统后遗症,平均持续时间 13 小时可致死亡。实验证明,惊厥持续 20 分钟后大脑皮质氧分压降低,细胞色素酶减少,引起局部供氧不足;若持续 60 分钟以上,海马体、扁桃体、小脑、丘脑、杏仁核、大脑皮质中间层发生永久性细胞损害,并可出现继发性代谢障碍并发症,发生明显的乳酸性酸中毒、电解质紊乱、低血糖、颅内高压和自主神经功能紊乱,包括高热、大汗、脱水、腺体分泌增加、呼吸道梗阻、血压变化,终致休克。因肌肉极度抽搐,发生肌细胞溶解,肌球蛋白尿,并导致下肾单位肾变性,最终发生呼吸、循环及肾、脑功能衰竭而死亡,存活者可因惊厥性脑损害存留严重的后遗症。癫痫持续状态的预后还与发作类型有关,全身性强直—阵挛性癫痫持续状态病死率较高,而全身性失神持续状态及复杂性部分性癫痫持续状态预后较好,其他类型的发作预后不定,取决于原发病。

四、治疗

(一)一般处理

(1)病儿平卧床上,头取侧位,防止呕吐物吸入,解松衣领、裤带,减少一切不必要的刺激,要专人守护,防止舌咬伤和摔伤,保证呼吸道通畅及氧吸入。

(2)监测生命体征,观察心功能状态。

(3)简要采集病史及体格检查,并取血、尿、粪做必要的化验检查。

(二)初步治疗

(1)针刺人中、百会、合谷、涌泉、内关及印堂等穴位以解痉,以上穴位 1 次选 2～3 个。

(2)50％葡萄糖溶液 2 mL/kg 静脉注射,若无效可再给 10％葡萄糖酸钙 1～2 mL/kg(最大量 20 mL)稀释 1 倍后缓慢静脉注射以治疗可能存在的低钙血症。经以上处理仍未停止发作,新生儿可继续静脉注射维生素 B$_6$ 25～100 mg。

(3)伴有高热者应予头置冰袋、酒精擦浴(新生儿不宜应用)等物理方法降温,肌内注射退热药如赖氨匹林等。

(三)抗癫痫药物应用

1.地西泮

地西泮为首选药物,其作用机制是抑制癫痫灶活动扩散,抑制杏仁核、海马、丘脑的后放电阈值。

(1)静脉推注:剂量每次 0.25～0.5 mg/kg,速度 1 mg/min,不经稀释,可将浓度为 5 mg/mL 的地西泮直接静脉注射。为减轻对血管的刺激作用,可选择较大的血管注射。儿童用量不得超过10 mg,用药1 分钟后浓度即达高峰,约 20 分钟后浓度下降一半。一般 10～30 分钟后抽搐可复发,故 15～20 分钟后可重复应用。

(2)静脉滴注:可把地西泮 20 mg 加于 5％～10％葡萄糖溶液250 mL中,缓慢静脉滴注,以延长作用时间。

(3)直肠给药:静脉用药困难时可用此法。剂量为每次 0.5 mg/kg,地西泮溶液在直肠中能迅速吸收,5 分钟后出现抗癫痫效果,10～20 分钟达高峰,亦可用地西泮栓剂,但作用效果缓慢。肌内注射地西泮效果差,此时一般不主张采用。地西泮的不良反应较少,有嗜睡,偶有血压下降及呼吸抑制,另外地西泮能被塑料导管吸收,所以不要放到塑料注射器内。

2.苯巴比妥

苯巴比妥因其广谱、有效、低毒且价廉等,已成为临床应用广泛的抗癫痫药物之一,对大发作疗效较好。其机制为降低神经元的兴奋性,减轻兴奋性突触后电位,而不改变膜电位,并能阻止钾、钠离子穿透细胞膜,阻止神经元的去极化作用,从而提高了癫痫发作阈,并能抑制癫痫灶异常放电的扩散及保护脑组织免受损害。通常,地西泮能使 80％～90％的癫痫持续状态停止发作,但作用时间较短,用药后 10～30 分钟有相当一部分病儿复发,而苯巴比妥起作用缓慢(肌内注射后 20～30 分钟)但维持时间长,二药联合应用,互补不足,达到更好的解痉效果。因此,不论先用安定是否有效,均应在注射安定后即刻给苯巴比妥 10 mg/kg 肌内注射,如未控制,可在 20 分钟或 40 分钟后重复应用,剂量同上。发作控制后,可改口服量 4 mg/(kg·d)维持治疗。其不良反应较少且轻,一般仅有嗜睡,偶有呼吸抑制及婴幼儿类似多动症样的过多活动,个别可出现皮疹、高热、血液危象及中毒性肝炎等。

3.苯妥英钠

苯妥英钠为较广谱的抗癫痫药物,能减少癫痫灶内异常放电的扩散,增加脑内 5-羟色胺及 7-氨基丁酸的含量,对大发作疗效较好。静脉注射 10～15 mg/kg,速度为 1～3 mg/(kg·min),静脉注射后15 分钟达高峰值,但浓度很快下降,对大多数病儿有效血浓度为 10～20 mg/L,有人报道静脉注射速度过快或过量可引起低血压、房室传导阻滞、心室纤颤、呼吸骤停等。此药毒性大且中毒剂量与治疗量接近,故 1 岁内小儿不宜应用,即使较大儿童也不作为首选药物。也有人认为静脉注入负荷量能迅速获得疗效,安全且对呼吸及觉醒水平抑制差,因此竭力主张应用,只是对刚出生的新生儿用量要减少而已,一般为 5～10 mg/kg,新生儿后期就可按10～15 mg/kg给药,本药可用盐水稀释后应用,与葡萄糖溶液或其他溶液混合后会发生沉淀,所以应注意。用药时应测血压、心率及做心电图,用毕应注入无菌生理盐水冲洗局部,以免引起静脉炎。口服吸收完全,用后 4～8 小时达血浆高峰值,一般剂量为 5～10 mg/(kg·d),分 2 次口服,肌内注射吸收缓慢,不宜采用。

4.氯硝西泮

本药抗惊厥作用较地西泮强 5～10 倍,且安全有效,剂量小,维持时间长,有人认为它可取代地西泮作为癫痫持续状态的首选药物,对癫痫发作放电起传播作用的皮质下结构有抑制作用,使脑内单胺类神经递质增加,对全身性强直—阵挛性癫痫持续状态和肌阵挛性持续状态特别有效。其为高脂溶性药物,易透过血脑屏障,控制 SE 静脉注射 0.02～0.06 mg/kg,如发作未能控制,20 分钟后可重复注射。必要时静脉缓慢滴注。大多数病例在几分钟内可停止发作,能维持 24 小时;口服后亦吸收很快,30～60 分钟即可出现对脑功能的影响,1～2 小时达高峰血浓度,剂量为 0.1～0.3 mg/kg,鼻饲效果亦好。较大剂量时对心脏及呼吸抑制作用较强,所以剂量要小,速度不宜过快。不可突然停药,以免诱发 SE,故停用或改用其他抗癫痫药均应逐渐减量过渡。

5.丙戊酸钠

本药可以提高脑中 γ-氨基丁酸的浓度,抑制脑部异常放电的扩散,脂溶性高,易于直肠吸收,口服或直肠栓剂给药 10～20 mg/kg,1～4 小时达高峰血浓度,有人应用此药栓剂治疗癫痫持续状态取得较好效果。

6.应用上述药物持续发作仍未控制,则可使用下述药物

(1)副醛。用生理盐水配成 4 ％新鲜溶液 3.75 mL/kg 静脉滴注,速度为 0.15 mL/(kg·h),停止发作后应将速度调至能维持不发作的最低速度。深部肌内注射一次 0.15～0.3 mL/kg,每一个部位不超过2.5 mL,20～30 分钟后血浆浓度达高峰。副醛是混悬油剂,直肠吸收缓慢,经光线与空气作用后能变成乙醛进一步变成乙酸,因此需要现用现配,可能对心、肺、肾、肝有毒性作用,但较少见。

(2)水合氯醛。10 ％溶液一次 0.5 mL/kg,口服或灌肠。

7.麻醉疗法

经前述方法治疗 30～60 分钟,癫痫持续状态不能控制,可选用硫喷妥钠,其为快速作用的巴比妥类药物,有引起中枢性呼吸麻痹的不良反应,故要慎用。一次 10～20 mg/kg 静脉或肌内注射,配成2.5 ％溶液,按 0.5 mg/(kg·min)静脉注射,发作停止后应立即停药。阿米妥钠 5 mg/kg,速度不超过10 mg/min,静脉或肌内注射。此二药止痉效果虽好,但均有抑制呼吸之弊,故用药前应做好抢救准备。

(四)对症处理

癫痫持续状态可出现许多并发症,如低血糖、水电解质紊乱、高热、脑水肿及肺水肿等,应及时诊断与处理,此处仅介绍肺水肿的诊断及处理。

癫痫发作后,肺水肿多发生于难以控制的慢性全身性运动,可首次、多次或长时间发作。其发生原因有较多的假说,如声门关闭、脑缺氧及惊厥后颅内压增高,前者已由喉痉挛引起肺

水肿所证实,后者由动物实验所显示。其体征有呼吸困难、紫绀、粉红色泡沫痰及肺部弥漫性啰音,而不伴有心脏病或心功能不全的病史及体征,胸片示弥漫性双侧性肺泡渗出,不伴有心脏扩大,且通常在 24 小时内迅速消退,但需与吸入性肺炎鉴别。治疗首先是支持疗法,给氧,气管插管,间歇正压吸氧,限制液体入量并利尿,加强止痉药物应用。经以上处理,一般在48~72 小时缓解,因病儿无心功能不全,一般不需用强心药。及时有效地控制癫痫持续状态,可防止急性肺水肿的发生。

(五)病因治疗

小儿癫痫持续状态的病因有些可以治愈,如低血糖、低血钙、低血镁和硬脑膜下血肿等,应及时治疗,对中枢感染应根据不同病原选用有效抗生素,颅内占位性病变可进行手术切除,癫痫诊断明确者应根据不同发作类型,选择有效药物,见表 13-2。对难治性癫痫可用甲状腺素片。近年来,有些研究者用胎脑移植加癫痫灶切除对继发性癫痫进行治疗,获得良好效果。

表 13-2 不同发作类型的抗癫痫药物选择

发作类型	选择药物
大发作,局限性运动性发作	苯巴比妥、苯妥英钠、扑米酮
部分性发作变为全身性发作	卡马西平、丙戊酸钠
精神运动性发作	卡马西平、苯妥英钠、苯巴比妥、扑米酮、氯硝西泮、丙戊酸钠
失神发作	乙琥胺、丙戊酸钠、氯硝西泮、苯巴比妥
肌阵挛性发作	硝西泮、氯硝西泮、丙戊酸钠
失张力性发作	卡马西平
婴儿痉挛症	激素(ACTH,肾上腺皮质类固醇)、硝西泮、氯硝西泮、丙戊酸钠、苯妥英钠
自主神经性发作	苯巴比妥、苯妥英钠、扑米酮、卡马西平

(六)抗癫痫的正规治疗

癫痫持续状态一旦被控制,就应转入抗癫痫的正规治疗,除了采用综合疗法及去病因治疗外,要适当选择抗癫痫药物。用药原则:先从一种药小剂量开始,逐渐调整药量,长期规律服药,一般服药至癫痫发作停止 2~4 年,并逐渐减药以至停药。注意用药的毒性作用,并定期复查,指导完成治疗方案。

第三节 小儿惊厥

惊厥(convulsion)是小儿时期常见的症状,小儿惊厥的发生率是成人的 10~15 倍,是儿科重要的急症。其发生是由大脑神经元的异常放电引起的。临床上多表现为突然意识丧失,全身骨骼肌群阵挛性或强直性或局限性抽搐,一般经数秒至数分钟后缓解,若惊厥时间超过 30分钟或频繁惊厥中间无清醒,称为惊厥持续状态。50 %惊厥持续状态发生于 3 岁以内,特别在第一年内最常见。惊厥性癫痫持续所致的惊厥性脑损伤与癫痫发生率为 4 %~40 %。

一、病因

(一)有热惊厥(感染性惊厥)

感染性惊厥多数伴有发热,但严重感染及某些寄生虫脑病可以不伴发热。感染性病因又分为颅内感染与颅外感染。

1.颅内感染

各种病原,如细菌、病毒、隐球菌、原虫和寄生虫等所致的脑膜炎、脑炎。惊厥反复发作,年龄越小,越易发生惊厥。常有发热与感染伴随症状、颅内压增高或脑实质受损症状。细菌性脑膜炎、病毒性脑膜炎及病毒性脑炎常急性起病;结核性脑膜炎多亚急性起病,但婴幼儿时期可急性起病,进展迅速,颅神经常常受累;隐球菌脑膜炎慢性起病,头痛明显并逐渐加重;脑寄生虫病特别是脑囊虫病往往以反复惊厥为主要表现。体格检查可发现脑膜刺激征及锥体束征阳性。脑脊液及脑电图等检查异常帮助诊断,特别是脑脊液检查、病原学检测、免疫学及分子生物学检查帮助明确可能的病原。

2.颅外感染

(1)热性惊厥为小儿惊厥最常见的原因,其发生率为 4 %～8 %。热性惊厥是指婴幼儿时期发热38 ℃以上的惊厥,而无中枢神经系统感染、水及电解质紊乱等异常病因。目前仍使用1983 年全国小儿神经病学专题讨论会诊断标准(自贡会议)。好发年龄为 4 个月～3 岁,复发年龄为 5～6 岁;惊厥发作在体温骤升 24 小时内,发作次数为 1 次;表现为全身性抽搐,持续时间在 10～15 分钟;可伴有呼吸道或消化道等急性感染,热性惊厥也可发生在预防接种后。神经系统无异常体征,脑脊液检查无异常,脑电图 2 周内恢复正常,精神运动发育史正常,多有家族病史。以上典型发作又称为单纯性热性惊厥。部分高热惊厥临床呈不典型发作表现,称为复杂性高热惊厥:24 小时内反复多次发作;发作惊厥持续时间超过 15 分钟;发作呈局限性,或左右明显不对称;清醒后可能有神经系统异常体征;惊厥停止 7 天后脑电图明显异常。某一患儿具有复杂性高热惊厥发作的次数越多,今后转为无热惊厥及癫痫的危险性越大。

自贡会议明确指出凡发生以下疾病中的发热惊厥均不要诊断为高热惊厥:①中枢神经系统感染;②中枢神经系统疾病(颅脑外伤、出血、占位性病变、脑水肿和癫痫发作);③严重的全身性代谢紊乱,如缺氧、水和电解质紊乱、内分泌紊乱、低血糖、低血钙、低血镁、维生素缺乏及中毒等;④明显的遗传性疾病、出生缺陷、神经皮肤综合征(如结节性硬化)、先天性代谢异常(如苯丙酮尿症)及神经结节苷脂病;⑤新生儿期惊厥。

(2)中毒性脑病:颅外感染所致中毒性脑病常见于重症肺炎、中毒性菌痢,以及败血症等急性感染过程中出现类似脑炎的表现,但并非病原体直接侵入脑组织。惊厥的发生为脑缺氧、缺血、水肿或细菌毒素直接作用等多因素所致。这种惊厥的特点是能找到原发病症,且发生在原发病的极期,惊厥发生次数多,持续时间长,常有意识障碍,脑脊液检查基本正常。

(二)无热惊厥(非感染性惊厥)

1.颅内疾病

小儿时期原发性癫痫最为多见。其他还有颅内出血(产伤、窒息、外伤或维生素缺乏史),颅脑损伤(外伤史),脑血管畸形,颅内肿瘤,脑发育异常(脑积水、颅脑畸形),神经皮肤综合征,脑炎后遗症及脑水肿等。

2.颅外疾病

(1)代谢异常:如低血钙、低血糖、低血镁、低血钠、高血钠、维生素 B_1 和维生素 B_6 缺乏症，均是引起代谢紊乱的病因并有原发疾病表现。

(2)遗传代谢疾病:如苯丙酮尿症、半乳糖血症、肝豆状核变性及黏多糖病等,较为少见。多有不同疾病的临床特征。

(3)中毒性因素:如药物中毒(中枢兴奋药、氨茶碱、抗组胺类药物、山道年、异烟肼、阿司匹林、安乃近及氯丙嗪)、植物中毒(发芽马铃薯、白果、核仁、蓖麻子及地瓜子等)、农药中毒(有机磷农药如1605、1509、敌敌畏、敌百虫、乐果、666 及 DDT 等)、杀鼠药及有害气体中毒等。接触毒物史及血液毒物鉴定可明确诊断。

(4)其他:全身性疾病如高血压脑病、阿-斯综合征和尿毒症等,抗癫痫药物撤退,预防接种如百白破三联疫苗等均可引起惊厥。

二、临床表现

小儿惊厥多表现为全身性发作,患儿意识丧失,全身骨骼肌不自主、持续地强直收缩,或有节律地阵挛性收缩;也可表现为部分性发作,神志清楚或意识丧失,局限于单个肢体、单侧肢体半身性惊厥,有时半身性惊厥后产生暂时性肢体瘫痪,称为 Todd 麻痹。小婴儿,特别是新生儿惊厥表现不典型,可表现为阵发性眨眼、眼球转动、斜视、凝视或上翻,面肌抽动似咀嚼、吸吮动作,口角抽动,也可以表现为阵发性面部发红、发绀或呼吸暂停而无明显的抽搐。

三、诊断

惊厥是一个症状,通过详细的病史资料、全面的体格检查,以及必要的实验室检查,以尽快明确惊厥的病因是感染性还是非感染性,原发病在颅内还是在颅外。

(一)病史

病史如有无发热及感染伴随症状,了解惊厥的特点,惊厥发作是全身性还是局限性、惊厥持续时间、有无意识障碍及大小便失禁,有无误服毒物或药物史,出生时有无窒息抢救史或新生儿期疾病史,既往有无类似发作史,家族中有无惊厥患者,联系发病年龄及发病季节综合考虑。①新生儿时期惊厥发作常见于缺血缺氧性脑病、颅内出血、颅脑畸形、低血糖、低血钙、低血镁、低血钠、高血钠、化脓性脑膜炎、破伤风及高胆红素血症等;②婴儿时期惊厥常见于低血钙、化脓性脑膜炎、热性惊厥(4 个月后)、中毒性脑病、低血糖及头部跌伤等;③幼儿及年长儿惊厥常见于癫痫、颅内感染、中毒性脑病及头部外伤等。

(二)体格检查

惊厥发生时注意生命体征 T、R、HR、BP、意识状态,以及神经系统异常体征、头围测量。检查有无颅内压增高征(前囟是否紧张与饱满,颅缝是否增宽)、脑膜刺激征和阳性神经征,以及全身详细的体格检查,如皮肤有无瘀点、瘀斑,肝、脾是否肿大,有无牛奶咖啡斑、皮肤脱失斑或面部血管瘤;有无毛发或头部畸形。并观察患儿发育进程是否迟缓以帮助明确病因。

(三)实验室检查

(1)血、尿、粪三大常规,有助于中毒性菌痢及尿路感染等感染性疾病的诊断。

(2)血生化检查,如钙、磷、钠、钾、肝、肾功能帮助了解有无代谢异常,所有惊厥病例均检查血糖,了解有无低血糖。

（3）选择血、尿、粪及脑脊液等标本培养明确感染病原。

（4）毒物及抗癫痫药物浓度测定。

（5）疑颅内病变,选择腰椎穿刺、眼底检查、头颅 B 超及脑电图等检查。神经影像学检查的指征为局灶性发作、异常神经系统体征。疑外伤颅内出血时,首选头颅 CT;疑颅内肿瘤、颞叶病变、脑干及小脑病变和陈旧性出血时,首选 MRI。

四、治疗

（一）一般治疗

保持气道通畅,及时清除咽喉部分泌物;头部侧向一边,避免呕吐物及分泌物吸入呼吸道;吸氧,以减少缺氧性脑损伤发生;退热,应用物理降温或药物降温;保持安静,避免过多刺激。要注意安全,以免受伤。

（二）止痉药物

首选静脉或肌内注射途径。

1.地西泮(安定,diazepam)

地西泮为惊厥首选用药,1～3 分钟起效,每次 0.2～0.5 mg/kg(最大剂量 10 mg),静脉推注,注入速度为1～1.5 mg/min,作用时间 5～15 分钟,必要时每 15～30 分钟可重复使用 2～3 次。过量可致呼吸抑制及低血压;勿肌内注射,因为吸收慢而难以迅速止痉。

2.氯羟安定(劳拉西泮,lorazepam)

氯羟安定与蛋白结合含量仅为地西泮的 1/6,入脑量随之增大,止痉作用显著加强。因外周组织摄取少,2～3 分钟起效,止痉作用可维持 12～24 小时。首量 0.05～0.1 mg/kg,静脉注射,注速为 1 mg/min(每次极量4 mg),必要时可 15 分钟后重复一次。降低血压及抑制呼吸的不良反应比地西泮小而轻,为惊厥持续状态首选药。国内尚未广泛临床应用。

3.氯硝西泮(clonazepam)

此药亦为惊厥持续状态首选用药,起效快,作用比地西泮强 5～10 倍,维持时间为 24～48 小时。剂量为每次 0.03～0.1 mg/kg,每次极量 10 mg,用原液或生理盐水稀释静脉推注,也可肌内注射。12～24 小时可重复。呼吸抑制发生较少,但有支气管分泌物增多和血压下降等不良反应。

4.苯巴比妥(鲁米那,phenobarbital)

此药脂溶性低,半衰期长,起效慢,静脉注射 15～20 分钟开始见效,作用时间 24～72 小时。多在地西泮用药后使用,首次剂量 10 mg/kg,作为首选止痉用药时,应尽快饱和用药,即首次剂量 15～20 mg/kg,在 12 小时后给维持量每日 4～5 mg/kg,静脉(注速为每分钟 0.5～1 mg/kg)或肌内注射。较易出现呼吸抑制和心血管系统异常,尤其是在与地西泮合用时。新生儿惊厥常常首选苯巴比妥,起效较快,疗效可靠,不良反应也较少。

5.苯妥英钠(phenytoin)

此药为惊厥持续状态的常见药,可单用,或一开始就与地西泮合用,或作为地西泮奏效后的维持用药,或继用于地西泮无效后,效果均好。宜用于部分性发作惊厥持续状态或脑外伤惊厥持续状态。对婴儿也较安全。负荷量为 15～20 mg/kg(注速为每分钟 0.5～1.0 mg/kg),10～30 分钟起效,2～3 小时后方能止痉,必要时2～3 小时后可重复一次,作用维持 12～24 小时,12 小时后给维持量每日 5 mg/kg,静脉注射,应密切注意心率、心律及血压,最好用药同时进行心电监护。磷苯妥英钠(fosphenytoin)为新的水溶性苯妥英钠药物,在体内转化成苯妥英钠,两药剂量可换算(1.5 mg fosphenytoin=1 mg phenytoin),血压及心血管不良反应相近,但局部注射的反应如静脉炎和软组织损伤在应用 fosphenytoin 时较少见。

6.丙戊酸(valproic acid)

目前常用为丙戊酸钠。其对各种惊厥发作均有效,脂溶性高,迅速入脑,首剂 10～15 mg/kg,静脉推注,以后每小时 0.6～1 mg/kg 滴注,可维持 24 小时,注意肝功能随访。

7.灌肠药物

当静脉用药及肌内注射无效或无条件注射时,选用直肠保留灌肠:5 %副醛每次 0.3～0.4 mL/kg;10 %水合氯醛每次 0.3～0.6 mL/kg;其他脂溶性药物如地西泮和氯硝西泮、丙戊酸钠糖均可使用。

8.严重惊厥不止者考虑其他药物或全身麻醉药物

(1)咪唑安定(midazolam)静脉注射每次 0.05～0.2 mg/kg,1.5～5 分钟起效,作用持续 2～6小时,不良反应同地西泮。

(2)硫喷妥钠(sodium pentothal)每次 10～20 mg/kg,配制成 1.25 %～2.5 %溶液,先按 5 mg/kg静脉缓注,余者静脉滴速为 2 mg/min,惊厥控制后递减滴速,应用时需严密监测呼吸、脉搏、瞳孔、意识水平及血压等生命体征。

(3)异丙酚(propofol)负荷量为 3 mg/kg,维持量为每分钟 100 μg/kg,近年来治疗难治性惊厥获得成功。

(4)对难治性惊厥持续状态,还可持续静脉滴注苯巴比妥 0.5～3 mg/(kg·h),或地西泮 2 mg/(kg·h),或咪唑安定,开始 0.15 mg/kg,然后 0.5～1 μg/(kg·min)。

(三)惊厥持续状态的处理

惊厥持续状态的预后不仅取决于不同的病因、年龄及惊厥状态本身的过程,还取决于可能出现的危及生命的病理生理改变,故治疗除有效选择抗惊厥药物治疗外,还应强调综合性治疗措施。①20 %甘露醇每次 0.5～1 g/kg 静脉推注,每 4～6 小时 1 次;或复方甘油 10～15 mL/kg静脉滴注,每日 2 次,纠正脑水肿。②25 %葡萄糖 1～2 g/kg,静脉推注或 10 %葡萄糖静脉注射,纠正低血糖,保证氧和葡萄糖的充分供应,是治疗惊厥持续状态成功的基础。③5 % $NaHCO_3$ 5 mL/kg,纠正酸中毒。④防止多系统损害,如心肌损害、肾衰竭、急性肺水肿及肺部感染。⑤常规给予抗癫痫药物治疗 2 年以上。

(四)病因治疗

尽快找出病因,采取相应的治疗,参考本书相应章节。积极治疗颅内感染,纠正代谢失常,对复杂性热性惊厥可预防性用药,每日口服苯巴比妥 3 mg/kg,或口服丙戊酸钠每日 20～40 mg/kg,疗程数月至 1～2 年,以免复发。对癫痫患者应强调规范用药。

第四节　病毒性脑膜炎、脑炎

病毒性脑炎（viral encephalitis）是指各种病毒感染引起的脑实质的炎症。如果仅仅脑膜受累，称为病毒性脑膜炎（viral meningitis），如果脑实质与脑膜同时受累，则称为病毒性脑膜脑炎（viral meningoencephalitis）。该病是小儿最常见的神经系统感染性疾病之一，2岁以内小儿脑炎的发病率最高，每年为16.7/10万，主要发生于夏、秋两季，约70％的病毒性脑炎和脑膜炎发生于6月至11月。病毒性脑炎的病情轻重差异很大，轻者预后良好，重者可留有后遗症甚至死亡。

一、病因

目前国内外报道有100多种病毒可引起脑炎病变，但引起急性脑炎较常见的病毒是肠道病毒、单纯疱疹病毒、虫媒病毒、腺病毒、巨细胞病毒及某些传染病病毒等。由于计划免疫的不断深入，脊髓灰质炎病毒、麻疹病毒等引起的脑炎已经少见，腮腺炎病毒、风疹病毒及流行性乙型脑炎病毒等引起的脑炎也大幅度地减少。近年来，肠道病毒71引起的脑炎在亚洲流行，已造成极大危害。

不同病毒引起的脑炎，具有不同的流行特点。如流行性乙型脑炎，由蚊虫传播，因此主要发生在夏秋季节（7月至9月）。人对乙脑病毒普遍易感，但感染后发病者少，多呈隐性感染，感染后可获得较持久的免疫力，故患病者大多为儿童，占患者总数的60％～70％，2～6岁发病率最高。在我国，肠道病毒脑炎最常见，也主要发生在夏秋季节，且大多数患者为小儿；肠道病毒71引起的脑炎患儿多在5岁以下，重症致死者多在3岁以下。单纯疱疹病毒脑炎则高度散发，一年四季均可发生，且可感染所有年龄人群。

二、发病机制

（一）病毒性脑炎的感染途径

1.病毒入侵途径

病毒进入机体的主要途径有皮肤、结膜、呼吸道、肠道和泌尿生殖系统。

（1）完好的皮肤可以防止病毒的进入，当皮肤损伤或被虫媒咬伤时，病毒即可进入机体。如日本乙型脑炎、森林脑炎病毒等。

（2）结膜感染，嗜神经病毒、肠道病毒和腺病毒可由结膜感染而进入中枢神经系统。

（3）呼吸道是病毒进入中枢神经系统的主要途径，这些病毒包括带状疱疹病毒、EB病毒、巨细胞病毒、淋巴脉络膜炎病毒、狂犬病毒、Lassa病毒、麻疹病毒、风疹和流感A病毒等。这些病毒可通过上呼吸道黏膜感染进入人体，亦可直接通过肺泡进入人体。当病毒颗粒≤5 μm时，可直接进入肺泡，诱发巨噬细胞破坏组织上皮，进入局部淋巴组织，经胸导管或局部淋巴结而扩散到全身，然后经血脑屏障进入中枢神经系统。

（4）消化道，如EB病毒、肠道病毒71等，均可由消化道进入。

2.病毒到中枢神经系统的扩散途径

病毒感染机体后是否进入中枢神经系统取决于病毒的性质、病毒寄生部位，以及机体对病毒的免疫反应。其主要扩散途径有以下几种。

(1)随血液进入。病毒进入人体后在局部复制,经淋巴结、淋巴管、胸导管进入血液,产生初级的病毒血症,然后病毒随血流扩散到全身器官,并再次复制,导致次级病毒血症。病毒在血流中可以病毒颗粒的方式游离于血浆中(如肠道病毒)或与白细胞、血小板和红细胞并存(如麻疹病毒在淋巴细胞内,HIV 在 CD4$^+$ T 细胞内)。游离病毒颗粒经血液多次循环以后,可引起免疫反应或被抗体中和而排除。淋巴细胞内病毒有抗免疫能力,当达到一定浓度后可通过血脑屏障而侵入中枢神经系统。有些病毒可以损伤血脑屏障,如 HIV-1 感染血脑屏障的内皮细胞,以非细胞溶解机制进入中枢神经系统,亦可经内皮细胞直接感染脑实质或进入脑脊液后再移行至脑实质而产生脑和脊髓实质的病毒感染。

(2)沿神经进入。病毒进入体内后,经过初级复制侵入局部周围神经,然后沿周围神经轴索向中枢侵入。例如,狂犬病毒、假狂犬病毒、脊髓灰质炎病毒、带状疱疹病毒和单纯疱疹病毒,这些病毒均可经局部神经沿轴索侵入。病毒颗粒在轴索内的移行速度很慢,狂犬病毒的移行速度为 3 mm/d,单纯疱疹病毒的移行速度为 16 mm/d。

(二)病毒性脑炎的免疫机制

病毒具有较强的免疫原性,能诱导机体产生免疫应答。其后果既可表现为抗病毒的保护作用,也可表现为对脑组织的免疫损伤。

病毒感染后,首先激发中枢神经系统的胶质细胞表达大量的主要组织相容性复合体(major histocompatibility complex,MHC)Ⅰ类和Ⅱ类分子,这样胶质细胞就可作为抗原提呈细胞将病毒抗原处理成免疫原性多肽,以 MHC 分子-抗原肽复合物的形式表达于细胞表面。T 细胞特异性的识别抗原提呈细胞所提呈的 MHC 分子-抗原肽复合物,然后被激活和增生,进而分化成效应细胞。活化的 T 细胞产生穿孔素和颗粒酶,穿孔素可与双层脂质膜结合,插入靶细胞膜,形成异常通道,使 Na$^+$、水分进入靶细胞内,K$^+$ 及大分子物质(如蛋白质)则从胞内逸出,从而改变细胞渗透压,最终导致细胞溶解。颗粒酶与穿孔素有协同作用,还有内源性核苷酸酶效应,在 T 细胞致靶细胞发生凋亡的过程中发挥重要作用。T 细胞被激活后还可产生多种细胞因子,如 TNF-α、IL-1β、IL-2、IL-4、IL-6 和 IFN-γ 等,在这些细胞因子中,TNF-α 和 IL-6 参与了脑组织的破坏和死亡,而 IFN-γ 则能减少神经节内潜伏的病毒量,限制活化的病毒扩散从而降低感染的严重程度。因此病毒性脑炎引起的神经系统损伤,主要原因有:①病毒对神经组织的直接侵袭,病毒大量增殖,引起神经细胞变性、坏死和胶质细胞增生与炎症细胞浸润;②机体对病毒抗原的免疫反应,剧烈的炎症反应可导致脱髓鞘病变及血管和血管周围的损伤,而血管病变又影响脑循环,加重脑组织损伤。

三、病理

受累脑组织及脑膜充血水肿,有单核细胞、浆细胞、淋巴细胞浸润,常环绕血管形成血管套(perivascular cuffs)。可有血管内皮及周围组织的坏死,胶质细胞增生可形成胶质结节。神经细胞呈现不同程度的变性、肿胀和坏死,可见噬神经细胞现象(neurophagia)。神经细胞核内可形成包涵体,神经髓鞘变性、断裂。如果脱髓鞘病变严重,常提示是感染后或变态反应性脑炎。大多脑炎病变呈弥漫分布,但也有不少病毒具特异的嗜好性,如单纯疱疹病毒脑炎易侵犯颞叶,虫媒病毒脑炎往往累及全脑,但以大脑皮质、间脑和中脑最为严重。肠道病毒 71 嗜好脑干神经核和脊髓前角细胞,易导致严重的脑干脑炎或脑干脊髓炎。

四、临床表现

由于病毒性脑炎的病变部位和轻重程度差别很大,因此临床表现多种多样,且轻重不一。轻者1~2周恢复,重者可持续数周或数月,甚至致死或致残。即使是同一病原引起者,也有很大差别。有的起病时症状较轻,但可迅速加重,有的起病突然,频繁惊厥;但大多患儿先有全身感染症状,而后出现神经系统的症状体征。

(一)前驱症状

前驱症状可有发热、头痛、上呼吸道感染症状、精神萎靡、恶心、呕吐、腹痛、肌痛等。

(二)神经系统症状体征

(1)颅内压增高:主要表现为头痛、呕吐、血压升高、心动过缓、婴儿前囟饱满等,严重时可呈现去脑强直状态,甚至出现脑疝危及生命。

(2)意识障碍:轻者无意识障碍,重者可出现不同程度的意识障碍、精神症状和异常行为,少数患儿精神症状非常突出。

(3)惊厥:常出现全身性或局灶性抽搐。

(4)病理征和脑膜刺激征均可阳性。

(5)局灶性症状体征:如肢体瘫痪、失语、颅神经障碍等,一侧大脑血管病变为主者可出现小儿急性偏瘫;小脑受累明显时可出现共济失调;脑干受累明显时可出现交叉性偏瘫和中枢性呼吸衰竭;后组颅神经受累明显则出现吞咽困难,声音低微;基底神经节受累明显则出现手足徐动、舞蹈动作和扭转痉挛;肠道病毒71易侵犯脑干背部,故常出现抖动、肌阵挛、共济失调、心率加快、血压改变、脑神经功能障碍等,重者由于迷走神经核严重受累可发生神经源性肺水肿、心功能障碍和休克。

(三)其他系统症状

其他系统症状如单纯疱疹病毒脑炎可伴有口唇或角膜疱疹,柯萨奇病毒脑炎可伴有心肌炎和各种不同类型的皮疹,腮腺炎脑炎常伴有腮腺肿大。肠道病毒71脑炎可伴随手足口病或疱疹性咽峡炎。

五、辅助检查

(一)脑脊液检查

脑脊液压力增高,外观多清亮,白细胞总数增加,多在 300×10^6/L 以下,以淋巴细胞为主。少数患儿脑脊液白细胞总数可正常。单纯疱疹病毒脑炎脑脊液中常可见到红细胞。病毒性脑炎患儿脑脊液蛋白质大多轻度增高或正常,糖和氯化物无明显改变。涂片或培养均无细菌发现。

(二)病毒学检查

(1)病毒分离与鉴定:从脑脊液、脑组织中分离出病毒,具有确诊价值,但所需时间较长。

(2)血清学检查:双份血清法,或早期 IgM 测定。

(3)分子生物学技术:PCR 技术可从患儿呼吸道分泌物、血液、脑脊液中检测病毒 DNA 序列,从而确定病原。

(三)脑电图

脑电图主要表现为高幅慢波,多呈弥漫性分布,可有痫样放电波,对诊断有参考价值。需要强调的是,脑炎的脑电图变化是非特异性的,亦可见于其他原因引起的脑部疾病,必须结合病史及其他检查分析判断。

(四)影像学检查

严重病例 CT 和 MRI 均可显示炎性病灶形成的大小不等、界限不清、不规则低密度或高密度影灶,但轻症病脑患儿和病毒性脑炎的早期多不能发现明显异常改变。

六、诊断和鉴别诊断

病毒性脑炎的诊断主要靠病史、临床表现、脑脊液检查和病原学鉴定。在临床上应注意和下列疾病进行鉴别。

(一)化脓性脑膜炎

经过不规则治疗的化脓性脑膜炎,其脑脊液改变可以与病毒性脑炎相似,应结合病史、治疗经过,特别是病原学检查进行鉴别。

(二)结核性脑膜炎

婴幼儿结核性脑膜炎可以急性起病,而且脑脊液细胞总数及分类与病毒性脑炎相似,有时容易混淆。但结核性脑膜炎脑脊液糖和氯化物均低,常可问到结核接触史,身体其他部位常有结核灶,再结合 PPD 试验和血沉等,可以鉴别。

(三)真菌性脑膜炎

其起病较慢,病程长,颅内压增高明显,头痛剧烈,脑脊液墨汁染色可确立诊断。

(四)其他

如 Reye 综合征、中毒性脑病等亦需鉴别。

七、治疗

病毒性脑炎至今尚无特效治疗,仍以对症处理和支持疗法为主。

(一)一般治疗

应密切观察病情变化,加强护理,保证营养供给,维持水电解质平衡,重症患儿有条件时应在儿童重症监护病房(PICU)监护治疗。

(二)对症治疗

(1)控制高热可给予物理降温或化学药物降温。

(2)及时处理颅内压增高和呼吸循环功能障碍。对于颅内压明显增高的重患儿,迅速稳妥地降低颅内压非常重要。一般选用 20 %甘露醇,0.5～1.5 g/kg,每 4～8 小时 1 次,必要时再联合应用呋塞米、清蛋白、激素等。

(3)控制惊厥可适当应用止痉剂如安定、苯巴比妥等。

(三)病因治疗

(1)对疱疹病毒脑炎可给予阿昔洛韦(acyclovir)治疗,每次 10 mg/kg,于 1 小时内静脉注射,每 8 小时用 1 次,疗程 1～2 周。

(2)甲流感病毒可试用奥司他韦。

(3)对其他病毒感染可酌情选用干扰素、更昔洛韦、利巴韦林、静脉注射免疫球蛋白、中药等。

(四)肾上腺皮质激素的应用

急性期应用肾上腺皮质激素对于控制炎症反应、减轻脑水肿、降低颅内压有一定疗效,但意见尚不一致。

(五)抗生素的应用

对重症婴幼儿或继发细菌感染者,应适当给予抗生素。

(六)康复治疗

对重症恢复期患儿或留有后遗症者,应进行康复治疗。可给予功能训练、针灸、按摩、高压氧等康复措施,以促进各种功能的恢复。

八、预后

大部分病毒性脑炎患儿在1~2周康复,部分患儿病程较长。重症患儿可留下不同程度后遗症,如肢体瘫痪、癫痫、智力低下、失语、失明等。除肠道病毒71引起者外,其他肠道病毒脑炎死亡率很低,后遗症也不多。但单纯疱疹病毒脑炎和乙型脑炎死亡率仍在10%以上,且存活者后遗症发生率也高。

九、预防

风疹、麻疹、脊髓灰质炎、流行性乙型脑炎、流行性腮腺炎等减毒疫苗的广泛应用,使得这些病毒引起的脑炎已明显减少,但有些病毒(如埃可病毒、柯萨奇病毒、肠道病毒71)尚不能用疫苗预防。因此,教育儿童加强体育锻炼,增强体质,开展爱国卫生运动,积极消灭蚊虫,保证饮食洁净,等等,对预防病毒性脑炎的发生有重要作用。

第十四章　营养性疾病

第一节　维生素 A 缺乏症

维生素 A 又称视黄醇,主要存在于各种动物的肝脏中,在乳类及蛋类中含量也较多。胡萝卜素在人体内可转化为维生素 A,故含胡萝卜素丰富的食物,如胡萝卜、番茄、红薯、南瓜、豆类及深绿色蔬菜也是重要的维生素 A 来源。如果小儿摄入上述食物较少或者由消化吸收等障碍引起维生素 A 缺乏则称为维生素 A 缺乏症。

一、诊断

(一)病史

婴幼儿多见,男孩多于女孩。病史如:长期食用脱脂牛奶、豆浆、大米粥等而未能及时增加辅食,膳食中脂肪含量过低;小儿长期患消化不良、肠结核等慢性疾病,引起低蛋白血症。较大儿童可述眼干不适,结膜、角膜干燥。

(二)体格检查

当维生素 A 缺乏数周或数月后,可出现以下症状及体征。

1.眼部表现

夜间视物不清(夜盲症),眼泪减少,自觉眼干不适,眼部检查可见角膜边缘处干燥起皱褶,角化上皮堆积形成泡沫状白斑,称为结膜干燥斑。继而角膜发生干燥、混浊、软化、溃疡、坏死,眼部疼痛,畏光,经常眨眼或用手揉搓导致感染。严重者出现角膜穿孔、虹膜脱出乃至失明。

2.皮肤表现

全身皮肤干燥,鳞状脱屑,角化增生,常发生丘疹样角质损害,触之有粗沙砾样感觉,以四肢伸面、两肩及臀区为著。毛囊角化引起毛发干燥,失去光泽,易脱落。指甲多纹,失去光泽,易折裂。

3.生长发育障碍

严重者身高落后,牙质发育不良,易发生龋齿。

(三)辅助检查

(1)小儿血清维生素 A 浓度降至 200 $\mu g/L$ 即可诊断。

(2)血清视黄醇结合蛋白水平低于正常范围则有维生素 A 缺乏的可能。

(3)取 10 mL 新鲜中段尿,加 1 %甲紫溶液数滴,摇匀后在显微镜下做上皮细胞计数。除泌尿系统感染外,若每立方毫米中上皮细胞超过 3 个,提示维生素 A 缺乏;高倍镜检查尿沉淀,如有角化上皮细胞更有助于诊断。

(4)用暗适应对视网膜电流变化进行检查,如发现暗光视觉异常则有助于诊断。

(四)诊断要点

有维生素 A 摄入不足史或慢性消化吸收障碍史,加上眼部和皮肤症状体征可以做出诊断。

二、治疗

(一)改善饮食

增加富含维生素 A 及类胡萝卜素的食物,积极治疗原发病,如消化道疾病。

(二)维生素 A 治疗

早期可口服维生素 A 制剂,每日总量 10 000～25 000 U,分 2～3 次服。一般数日后眼部症状改善,逐渐减量至治愈。对重症或消化吸收障碍者,可肌内注射维生素 A,每次 25 000 U/d,一般 2～3 次见效,眼部症状消失后改预防剂量,不宜长期大量服用,以防中毒。

(三)眼病局部疗法

早期局部用硼酸溶液洗眼,涂抗生素眼膏或眼水防治感染。对重症患儿用 1 ％阿托品扩瞳,以防虹膜粘连。检查和治疗时切勿压迫眼球,防止角膜溃疡穿孔。

治疗后,夜盲改善最快,数小时即可见效。注意防止维生素 A 中毒。

三、预防

注意平衡膳食,经常食用富含维生素 A 的食物。孕妇、乳母应食富含维生素 A 及类胡萝卜素的食物,婴儿时期最好以母乳喂养。人工喂养儿应给维生素 A 较多的食物,推荐每日维生素 A 摄入量1 500～2 000 U。如有消化道功能紊乱或慢性疾病患者,应及早补充维生素 A,必要时肌内注射。

第二节　维生素 B 缺乏症

维生素 B 族包括维生素 B_1、B_2、B_6、B_{12}、烟酸(维生素 PP)及叶酸。它们既不是组成机体结构的物质,也不是供能物质,但参与体内辅酶的组成,调节物质代谢;有溶于水的特性,不能在体内合成,必须由食物提供,过剩则由尿排泄,不存储于体内,故每日供给,过量无毒性,若缺乏迅速出现临床症状。

一、维生素 B_1 缺乏症

维生素 B_1 是嘧啶噻唑化合物,其中含硫及氨基,故又称硫胺素。体内以焦磷酸硫胺素的形式存在,作为辅酶参与糖代谢及 α-酮酸的氧化脱羧反应,维持神经、心肌的活动功能,调节胃肠蠕动,促进生长发育。若饮食中缺乏维生素 B_1 3 个月以上,则会出现临床症状。

1.病因与病理生理

(1)病因。乳母缺乏维生素 B_1,婴儿未加辅食,可发生维生素 B_1 缺乏。在以精白米为主食的地区,习惯淘洗米过多或弃去米汤或加碱煮粥等,使维生素 B_1 损失多而致摄入不足。儿童生长发育迅速时期,维生素 B_1 要量增加而不补充,也易引起缺乏。长期腹泻或肝病可导致维生素 B_1 吸收利用障碍,临床可出现缺乏症状。

(2)维生素 B_1 缺乏的病理生理。维生素 B_1 在小肠内吸收后,在肝、肾等组织中磷酸化,转为焦磷酸硫胺素,是丙酮酸脱氢酶的辅酶,参与 α-酮酸的氧化脱羧作用;又是转酮酶的辅酶,参与磷酸戊糖旁路代谢,在三羧酸循环中使糖代谢得以正常进行,也可促进脂肪和氨基酸代谢。缺乏时引起糖代谢障碍,使血和组织中丙酮酸和乳酸堆积,损害神经组织、心肌和骨骼肌。维生素 B_1 又能抑制胆碱酯酶对乙酰胆碱的水解作用,缺乏时使乙酰胆碱的量降低,从而影响神经传导,引起脑功能障碍。

2.临床表现

维生素 B_1 缺乏症又称脚气病,早期只出现踝部水肿。婴儿脚气病常发病突然,以神经症状为主者称脑型,以突发心力衰竭为主者称心型。年长儿常以周围神经炎和水肿为主要表现。一般症状常有乏力无神、食欲不振、腹泻、呕吐、生长滞缓等。脑型脚气病常表现有烦躁、反应迟钝、嗜睡,甚至昏迷、惊厥,肌张力低下,深浅反射消失,但脑脊液检查正常。年长儿的周围神经炎,先从下肢开始,有蚁走样感觉或感觉麻木至消失,呈上行性对称性发展,肌无力,行为困难,伴腓肠肌压痛,跟腱及膝反射消失;等等。心型脚气病多见于婴儿,突发呛咳、气急、缺氧青紫,心率快、心音弱,可出现奔马律,心脏扩大,肝脾进行性肿大,重症很快以急性心衰死亡,心电图呈低电压、ST 段压低、QT 延长、T 波平或倒置,需紧急抢救。

3.诊断及辅助检查

当有维生素 B_1 摄入缺乏的饮食史及典型临床表现时,诊断不难,但早期和不典型患儿易漏诊或误诊,尤其暴发脑型或心型,因病情发展迅速,危及生命,必须警惕此症,对可疑患儿可用大剂量维生素 B_1(一次 50~100 mg)行试验性治疗诊断,效果显著,常于 1~2 天迅速好转。

常用实验室检查如下。①血液维生素 B_1 量的测定,正常小儿血中维生素 B_1 浓度为 7~8 μg/dL。②尿液维生素 B_1 量测定,成人 24 小时尿中维生素 B_1<100 μg,儿童<30 μg/d,即可确定为维生素 B_1 缺乏症。③维生素 B_1 负荷试验,口服维生素 B_1 5 mg 后,4 小时尿中排出>200 μg 为正常。④血中丙酮酸、乳酸浓度增高。⑤红细胞转酮酶活性降低。

4.防治原则

(1)预防。加强孕母、乳母营养,应摄食含维生素 B_1 丰富的食物,如糙米粗粮、豆制品、肉、肝类等。婴儿应及时添加辅食,儿童必须食物多样化,不偏食,每日乳母需维生素 B_1 3~4 mg,婴儿需 0.5 mg,儿童需 1~2 mg。

(2)治疗。一般患儿口服维生素 B_1 即可,每日 15~30 mg。哺乳婴儿患脚气病时,乳母应同时治疗,每日 50~60 mg。重者或消化吸收障碍者可肌内注射维生素 B_1 一次 10 mg,每日 1~2 次,或静脉注射50~100 mg/d,但避免用葡萄糖溶液冲配。当出现脑型或心型症状时,应同时对症治疗,但不宜用高渗葡萄糖溶液、肾上腺皮质激素、洋地黄制剂等。

二、维生素 B_2 缺乏症

维生素 B_2 是核醇与黄素的结合物,故又称核黄素,它具有可逆的氧化还原特性,在组织中参与构成各种黄酶的辅酶,发挥其生物氧化过程中的递氢作用,维持皮肤、口腔和眼的健康。维生素 B_2 不易在体内储存,故易缺乏,常与烟酸或其他维生素 B 缺乏同时存在。

1.病因

维生素 B_2 溶于水,呈黄绿色荧光,虽对热和酸稳定,但易被光及碱破坏。当饮食中缺乏维生素 B_2 或烹调不当,即易发病。胆管闭锁、肝炎等可影响维生素岛的吸收,光疗时可被破坏而出现缺乏症状。

2.临床表现及诊断

(1)临床表现。主要为口腔病变,表现有唇炎、口角炎和舌炎。眼部症状有畏光、流泪、角膜炎、结膜炎、眼睑炎等。皮肤可有脂溢性皮炎,好发于鼻唇沟、眉间、耳后等处。

(2)诊断。一般根据临床表现,结合饮食史,诊断不难,有条件时可以进行实验室检查:①尿中维生素 B_2 的排出量,正常 24 小时尿维生素 B_2 的排出量为 $150\sim200~\mu g$,若$<30~\mu g/d$ 即可确诊;②红细胞中谷胱甘肽还原酶活力测定,当维生素 B_2 缺乏时,该酶活力下降。

3.防治原则

(1)预防。多进食富含维生素 B_2 的食物,如乳类、肉、蛋、蔬菜等。婴儿需要维生素 B_2 每日 0.6 mg,儿童及成人需要 $1\sim2$ mg/d。

(2)治疗。口服维生素 B_2 $5\sim10$ mg/d 即可,若疗效不显,可肌内注射一次 2 mg,每日 $2\sim3$ 次。同时应给复合维生素 B 口服,并改善饮食。

三、维生素 B_6 缺乏症

维生素 B_6 有三种形式:吡多醇、吡多醛及吡多胺,易互相转换,食物中以吡多醇为主。维生素 B_6 是氨基酸转氨酶、脱羧酶及脱硫酶的组成成分,参与蛋白质和脂肪代谢。动物性食物及谷类、蔬菜、种子外皮等均含维生素 B_6,也能由肠道细菌合成,故很少发生维生素 B_6 缺乏症。维生素 B_6 易溶于水和乙醇,稍溶于脂溶剂,对光和碱敏感,高温下易被破坏。

1.病因及病理生理

(1)病因。易发生于消化吸收不良的婴儿,或食物烹调加热时间过长致维生素 B_6 被破坏,或长期服抗生素引起肠道菌群失调致维生素 B_6 合成障碍等而引起维生素 B_6 缺乏。当应用异烟肼、青霉胺等维生素 B_6 拮抗剂时,维生素 B_6 被破坏而引起缺乏。

(2)病理生理。维生素 B_6 在体内经磷酸化后转变为 5-磷酸吡多醛或 5-磷酸吡多胺,作为氨基酸代谢中各种酶的辅酶而起生理作用,也在糖原及脂肪酸代谢中起调节作用。例如,可使 5-羟色氨酸脱羧为 5-羟色胺;可促进谷氨酸脱羧,有利于 γ-氨基丁酸形成;等等。γ-氨基丁酸为脑细胞代谢所需,与中枢神经系统的抑制过程有关,若维生素 B_6 缺乏,易出现惊厥及周围神经病变。也有少数是由于某些氨基酸酶结构异常,维生素 B_6 与其结合力低,临床可出现症状。例如,维生素 B_6 依赖性惊厥,因谷氨酸脱羧酶异常,维生素 B_6 难以有活性,引起婴儿期维生素 B_6 依赖性贫血,因 δ-氨基己酸、丙酸合成酶的异常,不能与维生素 B_6 结合发挥作用,引起临床小细胞低色素性贫血,必须给予大剂量维生素 B_6,才能缓解。

2.临床表现及诊断

(1)临床表现。维生素 B_6 缺乏症较少见,主要为脑神经系统症状。婴儿缺乏维生素 B_6 时出现躁动不安或惊厥、周围神经炎等。其他症状有唇炎、舌炎、脂溢性皮炎等,常与其他 B 族维生素缺乏合并存在。当有顽固性贫血时,免疫抗体下降,易反复合并感染。少数维生素 B_6 缺乏性惊厥的小儿,脑电图有改变。

(2)诊断。临床常可用维生素 B_6 试验性治疗来辅助诊断,尤其婴儿惊厥在排除常见原因后,可立刻肌内注射维生素 B_6 100 mg,以观疗效而确诊。实验室检查有:①色氨酸负荷试验,给维生素 B_6 缺乏者口服色氨酸 100 mg/kg,尿中排出大量黄尿酸,可助诊断(正常小儿为阴性);②红细胞内谷胱甘肽还原酶减少,反映体内维生素 B_6 缺乏。

3.防治原则

(1)预防。饮食中应含有足够的维生素 B_6,提倡平衡饮食、合理喂养。维生素 B_6 的需要量为:婴儿 0.3~0.5 mg/d,儿童 0.5~1.5 mg/d,成人 1.5~2.0 mg/d。当小儿在用拮抗剂(如异烟肼)治疗时,应每日给予维生素 B_6 2 mg,以预防其缺乏。

(2)治疗。一般患儿每日口服 10 mg 维生素 B_6 即可,重者可肌内注射维生素 B_6 每次 10 mg,每日2~3 次。维生素 B_6 缺乏的惊厥患儿,可肌内注射每次 100 mg。维生素 B_6 依赖患儿可每日口服维生素 B_6 10~100 mg 或肌内注射 2~10 mg/d。

四、其他 B 族维生素的缺乏

1.烟酸

烟酸(或称维生素 PP)系体内脱氢酶的辅酶Ⅰ、辅酶Ⅱ的重要组成部分,是氧化过程所必需的,其生理功能为维持皮肤、黏膜和神经的健康,促进消化功能。烟酸缺乏时可发生糙皮病,故又称其为抗糙皮病因子。因奶中富含烟酸,故婴幼儿少见缺乏者,但以粮食(尤其是粗粮)为单一饮食者易发生缺乏,因谷类可影响烟酸的吸收。临床症状多见皮炎、腹泻,也可有神经炎的表现。烟酸在乳类、肉类、肝脏、花生和酵母中较多,只要进食多样化的平衡膳食,很少缺乏。烟酸需要量为每日 15~30 mg。

2.维生素 B_{12}

维生素 B_{12} 是一种含钴的衍生物,故又称钴胺素。其作为辅酶参与核酸蛋白质等的合成过程,促进叶酸的利用和四氢叶酸的形成,促进红细胞发育成熟,对生血和神经组织的代谢有重要作用。维生素 B_{12} 水溶液较稳定,但易受日光、氧化剂、还原剂、强碱等作用而破坏。维生素 B_{12} 需在胃内与内因子结合后才能被吸收,胃内因子缺乏,可导致维生素 B_{12} 吸收障碍。维生素 B_{12} 缺乏时会发生巨幼红细胞贫血,青年可发生恶性贫血。动物性食物中均富含维生素 B_{12}。

3.叶酸

叶酸以其存在于草及蔬菜叶子中而得名,在体内以活动形式四氢叶酸作为碳基团转移的辅酶,参与核苷酸及氨基酸代谢,特别是胸腺嘧啶核苷酸的合成,促进骨髓造血功能。叶酸缺乏时,DNA 合成受抑制,临床发生巨幼红细胞贫血;孕早期缺乏叶酸可引起胎儿神经管畸形。叶酸在绿色蔬菜中含量多,动物性食物中也含有,但各种乳类中少有叶酸。每日叶酸需要量为 400 μg。

第三节　维生素 C 缺乏症

维生素 C 是水溶性维生素,由于人体缺乏合成维生素 C 所必需的古洛糖酸内酯氧化酶,故不能自身合成,必须由食物供给。维生素 C 遇热、碱或金属后,极易被破坏,在胃酸帮助下,维生素 C 迅速被胃肠道吸收,储存于各类组织细胞中。若维生素 C 长期摄入不足,即出现临床维生素 C 缺乏症,又名坏血病。

一、病因及病理生理

1.病因

维生素 C 摄入不足是主要原因,缺乏 3～6 个月即可出现症状。当需要量增加,如小儿生长发育快速期或患感染性疾病时,维生素 C 需要量大而供给不足即可患病。当长期消化功能紊乱影响维生素 C 的吸收时,也可导致其缺乏。

2.病理生理

维生素 C 是一种较强的氧化还原剂,参与和调节体内大量氧化还原过程及羟化反应。例如:在肠道内将三价铁(Fe^{3+})还原为二价铁(Fe^{2+}),促进铁的吸收;体内将叶酸转变为四氢叶酸,促进红细胞核成熟;调节脯氨酸、赖氨酸的羟化,有利于胶原蛋白的合成等。维生素 C 缺乏会导致毛细血管通透性增加,引起皮肤、黏膜、骨膜下、肌肉及关节腔内出血,并阻碍骨化过程,造成典型的维生素 C 缺乏引起的骨骼病变。维生素 C 在体内还参与肾上腺皮质激素、免疫抗体和神经递质(如去甲肾上腺素)的合成,因此维生素 C 缺乏会导致免疫力低下、应激反应差、易受感染、伤口愈合慢等。维生素 C 还有抗细胞恶变、解毒和降低胆固醇的作用,长期维生素 C 不足对身体健康不利。

二、临床表现

维生素 C 缺乏症多见于 6 个月至 2 岁的婴幼儿,3 岁后随年龄增大而发病减少,近年已比较少见。

1.一般症状

起病缓慢,表现为食欲差、面色苍白,烦躁或疲乏,生长发育迟缓,常伴腹泻、呕吐、反复感染等,往往易忽略有维生素 C 缺乏的存在。

2.出血

表现开始时常见皮肤小出血点或瘀斑,牙龈肿胀或出血,严重者可有鼻出血、血尿、关节腔出血等。

3.骨骼病变

典型病变为骨膜下出血、骨干骺端分离,表现为下肢疼痛,大多在膝关节附近,局部肿胀有压痛,不愿被挪动,呈假性瘫痪。肋骨、软骨交界处有尖锐状突起,移动胸廓时疼痛,使呼吸浅速。骨骼 X 射线摄片有典型坏血病的特点:①骨干骺端临时钙化带增厚致密,骨干骺分离脱位;②骨质疏松,密度降低呈毛玻璃状,骨小梁不清;③骨膜下血肿等。

三、诊断及辅助检查

根据维生素 C 摄入不足史和临床表现及骨骼 X 射线摄片特征,诊断不难。对可疑患者,可做临床治疗试验,给予大剂量维生素 C 治疗后,症状 1 周内消失而确诊。必要时也可做以下辅助检查。①毛细血管脆性试验阳性。②测血清维生素 C 含量降低(正常为 5～14 mg/L 或28.4～79.5 mol/L),当<2 mg/L 时即可出现症状。③测维生素 C 24 小时尿排出量,正常24 小时尿中维生素 C 排出量为 20～40 mg,若排出量<20 mg/d 即提示有维生素 C 缺乏。④维生素 C 负荷试验,若尿维生素 C 排出量小于正常的 50 %,即表示缺乏,也有人用 4 小时尿维生素 C 排出的负荷试验来诊断其缺乏。

四、防治原则

1.预防

维生素 C 每日需要量为 50～60 mg。只要膳食中有富含维生素 C 的食物,乳母的乳汁所含维生素 C 已足够,故鼓励母乳喂养,以后添加绿叶蔬菜和水果,并在患病时增补维生素 C 100 mg,即可预防维生素 C 缺乏症。

2.治疗

治疗维生素 C 缺乏症口服维生素 C 300～500 mg/d 即可,重症可采用静脉滴注 500～1 000 mg/d,并对症治疗出血和骨骼病变,一般治疗 1 周后症状逐渐消失,预后良好。

第四节　维生素 D 缺乏症

一、维生素 D 缺乏性佝偻病

维生素 D 缺乏性佝偻病是维生素 D 缺乏,致使体内钙、磷代谢失常,从而引起以骨骼生长障碍为主的全身性疾病,是我国重点防治的四病之一。该病多见于婴幼儿,可致生长发育障碍,免疫功能降低,易并发肺炎及腹泻等。近年来的调查表明,佝偻病的患病率逐渐下降,重症佝偻病已明显减少。但在某些偏远地区,佝偻病的患病率仍较高。我国北方地区佝偻病患病率高于南方,可能与日照时间短、寒冷季节户外活动少有关。

(一)维生素 D 的来源和代谢

维生素 D 是一种脂溶性维生素。人体维生素 D 主要源于皮肤中的 7-脱氢胆固醇,经日光中的紫外线照射转化为胆骨化醇,也就是内源性维生素 D3。外源性维生素 D 从食物中获得,动物肝脏、蛋黄、乳类中都含有维生素 D3,植物(绿叶蔬菜等)含有麦角固醇,经紫外线照射后能转化为可被人体利用的维生素 D2。内源性和外源性维生素 D 均无生物活性,需经人体进一步转化后方有抗佝偻病活性。

维生素 D3 经肝脏羟化为 25-羟基胆骨化醇[25-(OH)D3],然后在肾脏近曲小管上皮细胞内经 1-羟化酶系统作用,进一步羟化为 1,25 二羟胆骨化醇[1,25-(OH)$_2$D3],其生物活性大大增强,可通过血液循环作用于靶器官而发挥生理作用。

(二)钙磷代谢的调节

1.维生素 D 的作用

(1)促进肠道钙磷的吸收:促进小肠黏膜对钙、磷的吸收,使血钙、血磷升高,有利于骨的钙化。

(2)对骨骼的作用:促进旧骨脱钙以维持血钙浓度,在新骨形成处促进钙向骨内转移,促进新骨形成。

(3)促进肾小管对钙磷的重吸收:促进肾近曲小管对钙磷的重吸收,尤其是促进磷的重吸收,减少尿钙磷的排出,提高血钙磷的浓度。

2.甲状旁腺激素(PTH)的作用

甲状旁腺激素促进小肠对钙磷的吸收,促进破骨细胞形成,使骨盐溶解,血钙、血磷浓度增加,促进肾近曲小管对钙的重吸收,使尿钙降低、血钙上升,同时抑制对磷的重吸收,使尿磷增加。

3.降钙素(CT)的作用

降钙素可抑制肠道及肾小管对钙、磷的重吸收,抑制破骨细胞形成,阻止骨盐溶解,促进破骨细胞转化为成骨细胞,使血钙降低。

(三)病因

1.日光照射不足

维生素D3由皮肤7-脱氢胆固醇经紫外线照射而产生。小儿户外活动减少,则易患佝偻病。另外城市高层建筑增多,空气中烟雾、粉尘增多,均可阻挡紫外线的通过,使小儿易患佝偻病。冬季日照时间短,紫外线弱,户外活动少,故本病冬春季节多见。

2.维生素D摄入不足

人乳及其他乳类中维生素D的含量很少,不能满足小儿生长发育的需要,如果不补充维生素D或晒太阳不足,则易患佝偻病。另外,因为牛乳中钙磷比例不当,不利于钙磷的吸收,所以牛乳喂养儿更易患佝偻病。

3.维生素D的需要量增加

骨骼生长愈快,需维生素D愈多。婴儿生长速度快,维生素D的需要量大,佝偻病的发病率也高。2岁后生长速度减慢,户外活动逐渐增多,佝偻病的发病率降低。早产儿因体内钙和维生素D含量不足,生长速度较足月儿快,易患佝偻病。

4.疾病的影响

肠道及胆管慢性疾病可影响维生素D及钙磷的吸收和利用。患肝肾疾病时会影响维生素D3的羟化过程,$1,25-(OH)_2D3$不足而引起佝偻病。长期服用抗癫痫药物可干扰维生素D的代谢而导致佝偻病。

(四)发病机制与病理变化

维生素D缺乏时,肠道钙磷吸收减少,血钙浓度降低,低血钙可刺激甲状旁腺激素分泌增多,促进骨盐溶解,增加肠道及肾小管对钙的吸收,维持血钙在正常或接近正常水平。同时甲状旁腺激素抑制肾小管对磷的重吸收,尿磷排出增加,血磷降低,钙磷乘积下降(正常值大于40),造成骨样组织钙化障碍,成骨细胞代偿性增生,骨样组织堆积在骨骺端,碱性磷酸酶分泌增多,产生一系列症状体征及生化改变。

患佝偻病时血钙磷乘积下降,成熟软骨细胞和成骨细胞不能钙化而继续增殖,形成骨样组织堆积于干骺端,使临时钙化带增宽而不规则,骨骺膨大,形成手镯、脚镯、肋串珠等临床体征,骨的生长停滞不前。骨干、骨膜下的成骨活动同样发生障碍,骨皮质逐渐为不坚硬的骨样组织代替,使颅骨软化,骨质稀疏,使骨干在负重及肌肉韧带牵拉下发生畸形,甚至导致病理性骨折。

(五)临床表现

佝偻病的主要表现是生长中的骨骼改变、肌肉松弛和非特异性神经、精神症状,多见于3个月~2岁小儿。临床上可分为初期、激期、恢复期和后遗症期四期,初期和激期统称为活动期。

1.初期

多数于 3 个月左右发病,初期主要表现为神经、精神症状。患儿易激惹、烦躁、睡眠不安、夜间啼哭、多汗且常与季节无关,由于多汗刺激头部皮肤发痒,摇头刺激枕部,致使枕部有秃发区,称为"枕秃"。此期骨骼常无明显改变,骨骼 X 射线检查可无异常或仅见长骨钙化带稍模糊、血生化改变轻微,血钙正常或稍低,血磷正常或稍低,钙磷乘积稍低(30～40),血碱性磷酸酶多稍增高。

2.激期

除原有初期症状外,激期主要表现为骨骼改变和运动功能发育迟缓。

(1)骨骼系统的改变。骨骼的改变在生长快的部位最明显。因小儿身体各部位骨骼的生长速度在各个年龄阶段不相同,故不同年龄有不同的骨骼改变。

1)头颅。①颅骨软化。最常见于 3～6 月婴儿,是活动期佝偻病的表现。最常见部位是顶骨或枕骨的中央部位,用手指轻压该部位时可感觉到颅骨内陷,放松后弹回,犹如按压乒乓球的感觉。②方颅。多见于 8 个月以上的患儿,因两侧额顶骨骨膜下骨样组织堆积过多而形成,表现为前额角突出,形成方颅。严重者呈马鞍状或十字状头。③前囟过大或闭合延迟,严重者 2～3 岁前囟尚未闭合。④出牙延迟。可迟至 10 个月或 1 岁方萌牙,萌出牙齿顺序颠倒,缺乏釉质,易患龋齿。

2)胸廓。胸廓畸形多见于 1 岁左右小儿。①肋骨串珠。因肋骨和肋软骨交界处有骨样组织堆积而膨出,可触到或看到明显的半球状隆起,以两侧 7～10 肋最明显。由于肋串珠向内压迫肺组织,患儿易患肺炎。②肋膈沟(赫氏沟)。膈肌附着处的肋骨因被牵拉而内陷,同时下部肋骨则常因腹大而外翻,形成一条横沟样的肋膈沟。③鸡胸或漏斗胸。肋骨骨骺部内陷,胸骨向外突出,形成鸡胸。胸骨剑突部向内凹陷,则形成漏斗胸。鸡胸或漏斗胸均影响小儿呼吸功能。该类畸形多见于 1 岁左右小儿。

3)四肢。①腕踝畸形。多见于 6 个月以上佝偻病患儿。腕和踝部骨骺处骨样组织增生使局部形成钝圆形环状隆起,称为佝偻病手镯或脚镯。②下肢畸形。由于长骨钙化不足,下肢常因负重而弯曲,形成"O"形或"X"形腿,见于 1 岁以后开始行走的患儿。做"O"形腿检查时,患儿立位,两足跟靠拢,两膝关节相距<3 cm 为轻度,3～6 cm 为中度,>6 cm 为重度。做"X"形腿检查时,两膝关节靠拢,两踝关节相距<3 cm 为轻度,3～6 cm 为中度,>6 cm 为重度。

4)脊柱及骨盆。佝偻病小儿会坐后可致脊柱后突或侧弯,重症者骨盆前后径变短形成扁平骨盆,女婴成年后可致难产。

(2)肌肉松弛。血磷降低妨碍肌肉中糖的代谢,患儿肌发育不良,全身肌张力低下,关节韧带松弛,腹部膨隆如蛙腹状,坐、立、行等运动发育落后。肝脾韧带松弛常致肝脾下垂。

(3)其他。因免疫功能低下,患儿易发生反复呼吸道感染;条件反射及发育缓慢,语言发育迟缓。

(4)血液生化改变。血钙稍降低,血磷明显降低,钙磷乘积常小于 30,血碱性磷酸酶明显升高。

(5)骨骼 X 射线改变。干骺端临时钙化带模糊或消失,呈毛刷状,并有杯口状改变,骨干骨质疏松,密度降低,可发生弯曲和骨折。

3.恢复期

经合理治疗后上述症状和体征逐渐好转或消失,血清钙、磷恢复正常,钙磷乘积逐渐恢复正常,血碱性磷酸酶4~8周可恢复至正常。骨骼X射线改变2~3周后有所改善,临时钙化带重新出现,骨密度增浓,逐步恢复正常。

4.后遗症期

后遗症多见于3岁以后小儿临床症状消失,血液生化及X射线检查均恢复正常,仅遗留不同程度和部位的骨骼畸形,如"O"形或"X"形腿、鸡胸或漏斗胸等。

5.先天性佝偻病

除上述典型佝偻病外,尚应注意先天性佝偻病。因母亲患严重的软骨病或孕妇食物中维生素D严重缺乏,新生儿期即可有典型症状和体征,如前囟大,前囟与后囟相通,颅缝增宽,常伴低钙惊厥。血钙、血磷降低,碱性磷酸酶升高。骨骼X射线检查可见典型佝偻病改变。

(六)诊断与鉴别诊断

1.诊断

根据病史、体征、临床表现,结合血液生化改变及骨骼X射线变化,佝偻病的诊断并不困难。碱性磷酸酶多在骨骼体征和X射线改变之前已增高,有助于早期诊断。血清25-(OH)D3(正常值10~80 μg/L)和1,25-(OH)$_2$D3,(正常值0.03~0.06 μg/L)水平在佝偻病初期已明显降低,是本病诊断的早期指标。

根据1986年卫生部颁发的"婴幼儿佝偻病防治方案",佝偻病可分为三度。

(1)轻度:可见颅骨软化、囟门增大、轻度方颅、肋骨串珠、肋软骨沟等改变。

(2)中度:可见典型肋串珠、手镯、肋软骨沟,轻度或中度鸡胸、漏斗胸、"O"形或"X"形腿,也可有囟门晚闭、出牙迟缓等改变。

(3)重度:严重骨骼畸形,可见明显的肋软骨沟、鸡胸、漏斗胸、"O"形或"X"形腿,脊柱畸形或病理性骨折。

2.鉴别诊断

(1)先天性甲状腺功能减退症。因先天性甲状腺发育不全,多在生后2~3个月出现症状。表现为生长发育迟缓,前囟大且闭合晚、身材矮小而与佝偻病相似。本病患儿智力明显低下,有特殊面容。血清TSH测定有助于鉴别诊断。

(2)软骨营养不良。临床表现为头大、前额突出、长骨骺端膨出、肋串珠和腹胀。上述症状与佝偻病相似。但患儿四肢及手指粗短,五指齐平,腰椎前凸,臀部后凸。血清钙磷正常。X射线可见长骨粗短、弯曲,干骺端变宽,部分骨骺可埋入扩大的干骺端中。

(3)抗维生素D佝偻病。①低血磷性抗维生素D佝偻病。该病为遗传性疾病,常有家族史。因肾小管及肠道吸收磷有缺陷而致病。本病多在1岁以后发病,2~3岁后仍有活动性佝偻病的表现。骨骼变形较严重,血生化检查血钙正常而血磷低,尿磷排出增加。一般剂量的维生素D治疗无效,需服用大剂量维生素D制剂并同时服用磷才能起作用。②远端肾小管性酸中毒。远端肾小管排泌氢离子功能缺陷,从尿中丢失大量钠、钾、钙,继发甲状旁腺功能亢进,骨质脱钙,出现佝偻病症状。临床表现为多尿、碱性尿、代谢性酸中毒、低血钙、低血磷、低血钾和高氯血症。维生素D治疗无效。③维生素D依赖性佝偻病。该病为常染色体隐性遗传性疾病,由于肾脏缺乏 1-羟化酶使 25-(OH)D3 不能转化为 1,25-(OH)$_2$D3,或靶器官对 1,25-(OH)$_2$D3 无反应而发病。发病多较早,有严重的佝偻病症状,可出现低钙血症引起惊厥或手足搐搦。一般维生素 D 治疗量无效,1,25-(OH)$_2$D3 治疗有效。④肾性佝偻病。各种原因所致的慢性肾功能障碍影响维生素 D 和钙磷的代谢,血钙低,血磷高,导致继发性甲状旁腺功能亢进,骨质脱钙而发生佝偻病改变,治疗重点在于改善肾功能,并用大剂量维生素 D3 或 1,25-(OH)$_2$D3 治疗。⑤肝性佝偻病。肝功能障碍导致 25-(OH)D3 生成障碍,伴有胆管阻塞时还可影响维生素 D 的吸收,出现佝偻病症状。治疗用 25-(OH)D3 较为理想。

(七)治疗

1.一般治疗

加强护理,尽量母乳喂养,及时添加富含维生素 D 的辅食,增加户外活动,但不要久坐、久站,以防骨骼畸形。

2.维生素 D 疗法

(1)口服法。活动早期给予维生素 D 每日 0.5 万～1 万 U,连服 1 个月后改为预防量。激期给予维生素 D 每日 1 万～2 万 U 口服,持续 1 个月后改为预防量。恢复期可用预防量维生素 D 口服维持。如需长期大量应用,宜用纯维生素 D 制剂,不宜用鱼肝油,以免发生维生素 A 中毒。

(2)突击疗法。重症佝偻病伴有急慢性疾病,不宜口服患儿可采用突击疗法。初期或轻度佝偻病患儿可肌内注射维生素 D3 30 万 U,或维生素 D2 40 万 U,一般肌内注射一次即可。激期给予维生素 D3 60 万 U 或维生素 D2 80 万 U 分两次注射,间隔 2～4 周。第 2 次肌内注射 1 个月后改用预防量。重度佝偻病给予维生素 D3 90 万 U 或维生素 D2 120 万 U,分 3 次肌内注射,间隔 2～4 周,末次肌内注射后 1 个月改用预防量口服,直至 2 岁。

3.钙剂

应用维生素 D 治疗的同时给予适量钙剂,可用 10 %氯化钙或葡萄糖酸钙口服,每日 1～3 g 或元素钙 200～300 mg,有手足搐搦症病史的患儿,可在肌内注射维生素 D 制剂前口服钙剂 2～3 天。

4.手术矫形

轻度骨骼畸形多能自行矫正,严重畸形需外科手术矫正。

(八)预防

佝偻病的预防重点在于多晒太阳及补充维生素 D 制剂。小儿应增加户外活动,不宜久居室内,应多晒太阳。母乳中维生素 D 含量低,生后 1 个月左右应给予维生素 D 预防。预防剂量为每日 400 U,早产儿应在出生后 2 周左右补充维生素 D,前 3 个月每日给予 800 U,以后改用 400 U,2 岁以后户外活动增多,生长速度减慢,一般不易发生佝偻病,可不用维生素 D 预防。长期服用苯妥英钠及苯巴比妥治疗的患儿,每日应给 500～1 000 U 的维生素 D。

二、维生素 D 缺乏性手足搐搦症

维生素 D 缺乏性手足搐搦症又称佝偻病性低钙惊厥,或婴儿手足搐搦症,多见于 2 岁以下小儿。因维生素 D 缺乏,同时甲状旁腺代偿不足,导致血清钙离子浓度降低,神经肌肉兴奋性增高。临床表现为手足搐搦、喉痉挛甚至全身惊厥。

（一）病因和发病机制

本病的发生与血清钙离子浓度降低有直接关系。正常小儿血清总钙浓度稳定在 2.25～2.75 mmol/L(9～11 mg/dL)，血清游离钙为 1.25 mmol/L(5 mg/dL)。当血清总钙降至 1.75～1.88 mmol/L(7～7.5 mg/dL)或游离钙低于 1.0 mmol/L(4 mg/dL)时，即可引起惊厥。

引起血钙降低的主要原因有：①春季、夏季阳光照射增多，或在维生素 D 治疗的初期，血清钙大量沉积于骨骼，旧骨脱钙减少，经肠道吸收钙相对不足而致血钙下降；②患儿在感染、发热或饥饿时，组织分解使血磷升高而引起血钙降低；③长期腹泻或慢性肝胆疾病使维生素 D 和钙的吸收减少。

（二）临床表现

1.典型发作

(1)惊厥。一般为无热惊厥，常突然发作，轻者双眼上翻，面肌痉挛，意识清楚。重者表现为肢体抽动，口吐白沫，意识丧失。每日发作数次到数十次，持续时间数秒到数分钟。发作停止后多入睡，醒后活泼如常，多见于婴儿期。

(2)手足搐搦。见于较大婴幼儿。发作时两手腕屈曲，手指伸直，拇指内收贴紧掌心。双下肢伸直内收，足趾向下弯曲，足底呈弓状。

(3)喉痉挛。多见于婴儿。喉部肌肉及声门突发痉挛，引起吸气性呼吸困难和喉鸣，严重者可突然发生窒息、缺氧而死亡。

2.隐性体征

没有典型的发作，但局部给予刺激可引出的体征称为隐性体征。

(1)面神经征(Chvostek 征)：用指尖或叩诊锤轻叩颧弓与口角间的面颊部，出现口角或眼睑抽动为阳性，正常新生儿可呈假阳性。

(2)腓反射：用叩诊锤上部击膝下外侧腓神经处可引起足向外侧收缩为阳性。

(3)陶瑟征(Trousseau 征)：血压计袖带绑在上臂，充气使其压力维持在收缩压与舒张压之间，5 分钟内出现手痉挛者为阳性。

（三）诊断与鉴别诊断

婴幼儿突发无热惊厥，反复发作，发作后神志清楚，无神经系统阳性体征者应首先考虑本病。血清钙低于 1.88 mmol/L(7.5 mg/dL)或离子钙低于 1.0 mmol/L(4 mg/dL)则可确诊。其应与下列疾病鉴别。

1.低血糖症

低血糖症常发生于清晨空腹时，常有进食不足或感冒、腹泻病史，可出现惊厥、昏迷，血糖常低于 2.2 mmol/L(40 mg/dL)，口服糖水或静脉注射葡萄糖后立即好转或恢复。

2.婴儿痉挛

婴儿痉挛为 1 岁以内发病，突然发作，头及躯干、上肢均屈曲，手握拳。下肢屈曲至腹部，常伴意识障碍，每次发作数秒至数十秒，反复发作，常伴智力异常。血钙正常，脑电图有高幅异常节律。

3.低镁血症

低镁血症多见于新生儿及幼小婴儿，多为人工喂养，血清镁低于 0.58 mmol/L（1.4 mg/dL），表现为知觉过敏，触觉和听觉的刺激可引起肌肉颤动，甚至惊厥及手足搐搦。用硫酸镁深部肌内注射有效。

4.原发性甲状旁腺功能减退症

原发性甲状旁腺功能减退症多见于较大儿童。表现为间歇性惊厥及手足搐搦，间歇数日或数周发作 1 次；血钙降低，血磷升高，碱性磷酸酶正常或降低。

5.急性喉炎

急性喉炎多有上呼吸道感染症状，声音嘶哑，呈犬吠样咳嗽，常夜间发作，无低钙症状和体征，钙剂治疗无效。

(四)治疗

1.急救处理

惊厥发生时应用镇静止痉剂治疗，安定 0.1～0.3 mg/kg 肌内注射或静脉注射。也可选用苯巴比妥，同时保持呼吸道通畅，给予氧气吸入；喉痉挛者应立即将舌头拉出口外，行人工呼吸或加压给氧，必要时行气管插管术。

2.钙剂治疗

可用 10 %葡萄糖酸钙溶液 5～10 mL 加入 10 %葡萄糖溶液 10～20 mL 中缓慢静脉注射（10 分钟以上）。注射过快可引起血钙骤升，发生呕吐甚至心搏骤停。惊厥反复发作者，可每日应用钙剂 2 次治疗，直至惊厥停止后改为口服。轻症手足搐搦患儿可口服 10 %氯化钙，每日 3 次，每次5～10 mL 稀释后口服。

3.维生素 D 治疗

应用钙剂治疗后同时给予维生素 D 治疗，用法同维生素 D 缺乏性佝偻病。

第十五章　新生儿疾病

第一节　新生儿重症监护和呼吸支持治疗

一、新生儿重症监护

近数十年来,随着新生儿重症监护室(neonatal intensive care unit, NICU)的普遍建立,新生儿病死率和远期发病率明显下降。新生儿重症监护的定义是:对病情不稳定的危重新生儿给予持续的护理;复杂的外科手术前、后处置;连续的呼吸支持或其他强化干预。目前,新生儿重症监护已被广泛认为是最高等级的治疗措施。

(一)监护对象

需要重症监护的新生儿包括以下几种状况。①应用辅助通气及拔管后 24 小时内的患儿。②病情不稳定的心肺疾病(包括呼吸暂停)患儿。③曾施行过大手术,尤其是在手术后 24 小时内的患儿。④胎龄小于 30 周、生后 48 小时内,或胎龄小于 28 周、出生体重小于 1 000 g 的所有新生儿。⑤重度围生期窒息儿(1 或 5 分钟 Apgar 评分＜3)。⑥接受全胃肠外营养患儿。⑦惊厥患儿经处理 24 小时内不缓解者。⑧所有需要急救的有严重器官功能衰竭(如休克、DIC、肺出血、心力衰竭、肾衰竭等)的新生儿。⑨有中心性导管或需要做较大处置如换血术等的新生儿。

(二)监护内容

危重新生儿往往处于生命垂危状态或具有潜在威胁生命的因素,必须进行不间断的临床观察,同时应用监护仪器、微量快速检验和影像设备等手段对生命信息和病理生理变化实施连续不断的监测,以便早期发现病情变化和给予及时处理。

1. 心脏监护

主要监测危重患儿的心电活动,观察心率、心律和波形改变,如心率增快、减慢,各种心律失常和电解质紊乱的特征表现等。

2. 呼吸监护

①呼吸运动监测,常用阻抗法监视呼吸波形和频率改变,发出呼吸暂停警报等。②肺通气量和呼吸力学监护,应用双向流速和压力传感器连接于呼吸机,持续监测机械通气患儿的气体流速、气道压力改变,作为调节通气参数的依据。

3. 血压监护

直接测压法(创伤性测压法)为经动脉(脐动脉)插入导管,由传感器将压力转变、连续显示于荧光屏,操作复杂,并发症多,临床仅在周围灌注不良时应用;间接测压法(无创性测压法),NICU 常用 Dinamap 血压测定仪,方法简便,可定时、自动显示收缩压、舒张压和平均动脉压。

4.体温监测

置婴儿于已预热的辐射热式抢救台上或暖箱内,以体温监测仪(传感器)同时监测腹壁皮肤温度和核心温度(肛门温度)或环境温度。婴儿于最佳环境温度(中性温度)下,其代偿产热量小,氧耗值最低,有利于正常体温的维持。体温监测仪通常和心脏、呼吸、血压监护仪组合,称为生命体征监护仪。

5.血气监测

呼吸衰竭患儿,尤其在应用机械通气时,应定期(2～4 小时)监测动脉血气,包括无创性经皮氧分压($TcPO_2$)和二氧化碳分压($TcPCO_2$)监测。因脉搏氧饱和度监护仪(pulse oximeter)具有无创、连续、自动、准确、使用简便和报警可调等优点,已成为 ICU 中血氧动态监护的主要方法之一。

6.微量血液生化测定

微量血液生化测定包括血糖、电解质、钙、尿素氮、肌酐、胆红素等。

7.影像学检查

根据病情需要,选择进行床边胸(腹)部 X 射线摄影,或脑、心、腹部超声检查,必要时还需进行 CT 或 MRI 等检查。虽然大部分 NICU 监护工作是借助监测仪器和化验检查来完成的,但是,仔细的临床观察仍是极为重要的,必须强调医护人员守护在危重患儿床边的监护与急救的作用。危重患儿的监护除 NICU 外,尚应包括患儿发病现场的急救和转运途中的监护、处理。

二、呼吸支持治疗

(一)应用呼吸囊正压通气给氧

1.应用指征

凡新生儿经过清理呼吸道和触觉刺激等初始复苏处理仍然无自主呼吸;或虽有自主呼吸,但不充分,心率仍低于 100 次/分者,均应立即应用复苏囊和面罩或气管插管正压通气给氧,以建立和改善呼吸。

2.操作方法

(1)保持气道通畅是应用复苏囊进行正压通气给氧的前提,应使新生儿处于颈部仰伸体位,利于呼吸道开放,并吸净气道分泌物。

(2)操作者站于新生儿头侧或左侧,便于操作和观察胸廓。

(3)选择适当大小的面罩或气管导管。

(4)应用 90 %～100 % 的高浓度氧,送气压力随新生儿体重和肺部情况而异,通常为 15～40 cmH_2O(1.47～3.92 kPa)。

(5)通气频率一般为 40 次/分。

3.效果评估

见效的指标为:①心率增加并稳定在 100 次/分以上;②出现自主呼吸,呼吸频率和深度达到正常;③肤色好转呈粉红色。根据上述指标改善或恶化的程度,决定进一步复苏的措施。

(二)气道持续正压(CPAP)呼吸

1.作用和应用指征

CPAP 的作用是使有自主呼吸的婴儿在整个呼吸周期中(吸气和呼气)都接受高于大气压(正压)的气体。在呼气时可防止小气道和肺泡陷闭,并可使一部分萎陷的肺泡扩张,增加肺容量和功能残气量,改善通气分布,从而使进行气体交换的肺泡表面积加大,改善通气与灌注比值,减少肺内静脉、动脉分流,使动脉血氧分压(PaO_2)增加。

CPAP 主要用于新生儿肺透明膜病、肺不张、肺炎、湿肺、肺水肿和胎粪吸入综合征等疾病;亦用于反复发作的呼吸暂停、准备撤离呼吸机和预防拔管后肺不张等情况。

患儿必须有自主呼吸;动脉血二氧化碳分压($PaCO_2$)正常或接近正常,< 6.7 kPa(50 mmHg);吸入氧分压(FiO_2)为 $0.3 \sim 0.5$ 时,$PaO_2 < 8.0$ kPa(60 mmHg)。

2.操作方法

开始时将 CPAP 调到 $4 \sim 6$ cmH_2O;FiO_2 与用 CPAP 前相同,或为 $0.4 \sim 0.6$;供气流量一般为 $3 \sim 5$ L/min。连接患者后 $10 \sim 15$ 分钟测血气,如 PaO_2 仍低,每次增加 CPAP $0.098 \sim 0.196$ kPa($1 \sim 2$ cmH_2O),最高限值为 1.17 kPa(12 cmH_2O);FiO_2 每次增加 $0.05 \sim 0.1$,最高可达1.0,维持 PaO_2 在 $6.7 \sim 9.3$ kPa($50 \sim 70$ mmHg)。若 PaO_2 仍低,一般 < 8.0 kPa(60 mmHg)时即用呼吸机治疗。当临床症状好转,血气改善,$PaO_2 > 9.3$ kPa(70 mmHg)时,每次降低吸入氧浓度0.05,至降到 0.04 时,再降低 CPAP,每次 0.196 kPa(2 cmH_2O);当 CPAP 降到 0.196 kPa(2 cmH_2O)时病情仍稳定,PaO_2 在 $6.7 \sim 9.3$ kPa($50 \sim 70$ mmHg)的范围,即可拔管、撤离 CPAP,改用头罩吸氧。

(三)新生儿机械通气的应用

1.目的和指征

使用呼吸机对新生儿进行机械通气的目的是纠正各种病因引起的呼吸衰竭。由于新生儿的肺生理特点和不同疾病时的肺病理机制差异,新生儿机械通气的方法也不完全相同。使用呼吸机时,应采用尽可能低的氧浓度和吸气压力,使血气维持在正常范围内。

新生儿应用机械通气的指征包括以下几点。

(1)频繁的呼吸暂停,严重呼吸困难,呼吸节律不整。

(2)严重高碳酸血症,$PaCO_2 > 9.3$ kPa(70 mmHg)。

(3)严重低氧血症,在 CPAP 下吸入氧浓度 ≥ 60 %,或压力 ≥ 0.78 kPa(8 cmH_2O)时,PaO_2 仍 < 6.67 kPa(50 mmHg)者。

(4)有下述情况,应尽早使用。①已诊断 RDS 的小早产儿(出生体重 < 1 350 g)。②肺出血的进展期。③各种原因引起的心跳、呼吸暂停经复苏后仍未建立有规则的自主呼吸者。

2.机械参数及其初调值

新生儿呼吸机应具有压力限制、时间循环和持续气流等特点,可选择 CPAP、IMV、IPPV+PEEP 等各种辅助通气形式。呼吸机可调定流量、FiO_2、最大吸气压力(PIP)、PEEP、吸气时间(TI)、吸呼气时间比(I/E ratio)和呼吸频率,有的呼吸机还可显示 MAP。

(1)PIP。PIP 是决定潮气量的主要参数,改变 PIP 即可调节潮气量大小,从而影响通气状态。提高 PIP 即可增加潮气量和每分通气量,改善通气,从而使 CO_2 排出增多、$PaCO_2$ 下降;

反之则 CO_2 排出减少、$PaCO_2$ 增高。增加 PIP 时,还可使平均气道压力增高而改善氧合;但 PIP 值如>4.0 kPa(30 cmH_2O),则会增加肺气压伤和支气管肺发育不良(BPD)发生的机会。PIP 的初调值一般在新生儿无呼吸道病变(如早产儿呼吸暂停)时为 1.47~1.76 kPa(15~18 cmH_2O);有肺不张病变(如 RDS)或阻塞性病变(如胎粪吸入综合征、肺炎等)时为 1.96~2.46 kPa(20~25 cmH_2O)。

(2)PEEP。PEEP 可稳定呼气时的肺容量,改善肺内气体分布和通气与血流比值。提高 PEEP 可使功能残气量增加,潮气量和每分通气量减少,CO_2 排出减少,$PaCO_2$ 升高;反之,则相反。PEEP 过低时,肺顺应性降低,易发生肺不张和 CO_2 潴留;提高 PEEP 可使 MAP 增加而改善氧合作用,但 PEEP 过高也会使肺顺应性降低。PEEP 初调值对于无呼吸道病变者为 0.196~0.294 kPa(2~3 cmH_2O);对于有肺不张型病变、功能残气量减少者为 0.39~0.58 kPa(4~6 cmH_2O);对于有阻塞性病变、功能残气量增加者为 0~0.29 kPa(0~3 cmH_2O)。

(3)呼吸频率(RR 或 VR)。RR 是决定每分钟(肺泡)通气量及 CO_2 排出量的另一主要因素。RR 初调值对于健康肺为 20~25 次/分,对于有病变肺为 30~45 次/分。提高 RR 时,通气量和 CO_2 排出量增加,$PaCO_2$ 降低;反之则相反。新生儿机械通气在应用较快频率(>60 次/分)时,可用较低 PIP,有减少肺气压伤的优点。但 RR 过快则吸气时间不足,潮气量将下降,且影响气道压力波形,使 MAP 下降,导致 $PaCO_2$ 降低。RR 减慢(<20 次/分)加自主呼吸,即为间歇指令通气(IMV),常用于撤离呼吸机时。

(4)I/E 比值。一般呼吸机治疗常设定吸气时间等于或短于呼气时间。提高I/E 比值可使 MAP 增加,吸气时间较长,有利于气体分布,改善氧合作用。I/E 比值对于肺不张型病变应为1:1~1:1.2;对于阻塞性病变宜为 1:1.2~1:1.5;对于健康肺,TI 宜为 0.5~0.75 秒。

(5)流量(FR)及气道压力波形。流量是达到一定高度 PIP 及气道压力波形(方形波)的决定因素。一般至少应为每分通气量的两倍(正常新生儿每分通气量为 200~260 mL/kg),4~10 L/min。

(6)FiO_2。呼吸机的可调氧浓度为 0.21~1.0。提高 FiO_2 可使 PaO_2 增加。由于 FiO_2 和 MAP 均可改善氧合作用,一般欲提高 PaO_2 时,首先增加 FiO_2 至 0.6~0.7 后再增加 MAP;撤离呼吸机时,首先降低 FiO_2(0.4~0.7),然后降低 MAP。因为保持适宜的 MAP 可明显降低 FiO_2 的需要。但 MAP 已很高时,则应先降 MAP,后降 FiO_2。常用的 FiO_2 初调值在无呼吸道病变时为<0.4,在有肺部病变时为 0.4~0.8。

3.根据血气调节呼吸机参数的方法

在机械通气过程中应密切注意临床反应,如:观察胸廓运动和肺呼吸音以了解肺内进气情况;观察血压、心率以了解心肺功能;观察皮肤和面色以了解血氧情况;等等。血气分析是判定呼吸机参数调定是否适宜的唯一指标,每次调节参数后 10~20 分钟,或病情突变时,均应进行血气分析,作为是否需要继续调节参数的依据。

(1)新生儿血气分析参考值:pH 7.35~7.45;PaO_2 9.31 kPa(70 mmHg);$PaCO_2$ 4.655~5.85 kPa(35~45 mmHg)。

(2)影响血气的呼吸机参数和每次调整范围。调整的原则是采用尽量低的氧浓度和吸气峰压、维持 PaO_2 在 8~12 kPa(60~90 mmHg)。一般每次调整一个或两个参数(其中之一常

是 FiO_2）。调整范围：① RR $2\sim10$ 次/分；② PIP $0.196\sim0.294$ kPa（$2\sim3$ cmH$_2$O）；③PEEP $0.098\sim0.196$ kPa（$1\sim2$ cmH$_2$O）；④TI 或 TE $0.25\sim0.5$ 秒；⑤FiO_2 为 0.05，当 PaO_2 接近正常时为 $0.02\sim0.03$，当 PaO_2 大于13.3 kPa（100 mmHg）时为 0.10。

（3）调节方法。①提高 PaO_2 可采用增加 FiO_2、增加 PIP、增加呼吸频率、增加 PEEP（功能残气量不足时）、延长吸气时间、延长吸气平台等方法。②降低 $PaCO_2$ 可采用增加 PIP、增加 RR、降低 PEEP（功能残气量增多时）等方法。③调整参数后，根据临床表现和复查的血气值再确定如何进一步调节。

4.准备撤离呼吸机

当患儿病情好转时，可逐渐减少呼吸机支持，直至撤离呼吸机。此过程可短于 24 小时或长达数日至数周[如支气管肺发育不良（BPD）]。可根据病种、严重程度、恢复快慢、并发症、日龄和体重等综合考虑。

（1）停用呼吸机的指征。①自主呼吸有力，呼吸机的支持已明显小于自主呼吸的作用。②$FiO_2\leqslant0.4$，PIP$\leqslant1.96$ kPa（20 cmH$_2$O），血气正常。③呼吸道分泌物不多，能耐受每 2 小时 1 次的吸痰操作，无全身情况恶化。④RDS患儿日龄＞3 天。

（2）撤机步骤。①撤机过程中要密切监测临床表现，如自主呼吸、循环和全身情况等，每次调整呼吸机参数后均应检测血气，维持血气在正常范围，如发现异常，即应回复至原来参数。②当 PIP 降到$1.47\sim2.16$ kPa（$15\sim22$ cmH$_2$O）、PEEP$\leqslant0.49$ kPa（5 cmH$_2$O）、$FiO_2<0.5$ 时，考虑转入准备撤离呼吸机；对控制呼吸和应用肌松剂及吗啡的患儿，首先停用两药，待自主呼吸出现，使呼吸机与患儿自主呼吸同步。③自主呼吸良好，血气正常，改用 IMV，并逐渐降低 PIP、PEEP、FiO_2 及 RR，TI 维持在$0.5\sim1.0$ 秒，锻炼自主呼吸，减少呼吸机支持。④待 PIP 降到 $1.176\sim1.76$ kPa（$12\sim18$ cmH$_2$O），PEEP 为 $0.196\sim0.392$ kPa（$2\sim4$ cmH$_2$O），$FiO_2\leqslant0.4$，RR 6 次/分，血气正常时，即改用 CPAP，此时应提高 FiO_2 $0.05\sim0.1$ 以补偿停用 IMV 后呼吸功增加，预防缺氧；如果耐受良好，逐渐降低 FiO_2 每次 0.05、CPAP 每次 0.098 kPa（1 cmH$_2$O）。⑤待 FiO_2 为 $0.25\sim0.40$，CPAP 为 0.19 kPa（2 cmH$_2$O）时，于患儿最大吸气时拔管。拔管后用面罩吸氧，或用鼻塞 CPAP，并逐渐降低 FiO_2 每次 0.05，直至改为空气吸入。

第二节　早产儿呼吸暂停

早产儿呼吸暂停为呼吸停止 20 秒以上伴心动过缓（心率＜100 次/分）及发绀。心动过缓及发绀常在呼吸停止 20 秒后出现，当呼吸停止 $30\sim40$ 秒时出现苍白、肌张力低下，此时婴儿对刺激的反应可消失。

胎龄越小呼吸暂停的发作次数越多，发作持续时间并不一致，但到达 37 周时即停止发作，严重反复发作的呼吸暂停如处理不当，可由脑缺氧损害造成脑室周围白质软化及耳蜗背侧神经核受损，导致脑性瘫痪及高频性耳聋，故呼吸暂停必须及时发现，迅速纠正。

一、病因及发病机制

早产儿呼吸暂停可分为特发性及继发性两类。

（一）特发性呼吸暂停

特发性呼吸暂停指无任何原发疾病而发生的呼吸暂停,发病机制可能与下列因素有关。

(1)与脑干神经元的功能有关:早产儿脑干神经细胞间树状突少,神经元细胞间突触少,呼吸控制不稳定,当神经元传入冲动少时,呼吸中枢传出冲动亦少,即引起呼吸暂停,胎龄越小,中枢越不成熟,脑干听觉诱发反应示传导时间延长,随着胎龄增加传导时间缩短,呼吸暂停发作亦随之减少。

(2)与胎龄大小及对 CO_2 的敏感性有关:胎龄越小中枢越不成熟,对 CO_2 升高的反应敏感性低,尤其低氧时化学感受器对 CO_2 的刺激反应更低,易使呼吸抑制。

(3)与快速眼动相睡眠期有关:早产儿快速眼动相睡眠期占优势,此期内呼吸不规则,肋骨下陷,肋间肌抑制,潮气量降低,肺容量降低 30 %,PaO_2 下降后呼吸功增加,早产儿膈肌的氧化纤维数量少、易疲劳而产生呼吸暂停。

(4)与上气道呼吸肌张力有关:上气道呼吸肌,如颏舌肌,能起着吸气时保持咽部开放的作用,早产儿颏舌肌张力低下,快速眼动相期常可引起梗阻性呼吸暂停发作。

(5)与神经递质有关:早产儿神经递质儿茶酚胺量低,致使化学感受器敏感性差,易造成低通气及呼吸暂停。

（二）继发性呼吸暂停

(1)低氧血症:当早产儿肺透明膜病肺广泛萎陷时,动脉导管开放左向右分流,肺血流增加,肺顺应性降低时,以及出现感染性肺炎时的低氧血症时,均可导致呼吸暂停发作。在上述疾病中,出现呼吸暂停常为疾病恶化的象征。

(2)中枢疾病:早产儿易发生脑室及脑室周围出血,严重时可发生呼吸暂停,严重的中枢缺氧性损害及中枢感染均易导致呼吸暂停发作。

(3)异常高反射:由贲门、食管反流或其他因素所致的咽部分泌物积聚,通过喉上神经可反射性抑制呼吸,吮奶时奶汁刺激迷走神经,<32 周龄者吞咽常不协调及放置胃管刺激咽部时均可引起呼吸暂停。

(4)早产儿贫血:医源性失血,超过总血容量的 10 %时,因中枢灌注压降低可引起呼吸暂停发作,早产儿晚期贫血亦可导致严重呼吸暂停发作。

(5)感染:如败血症时。

(6)代谢紊乱:早产儿易发生低血糖、低血钙、代谢性酸中毒等,这些均易导致呼吸暂停发作。

(7)环境温度:相对高的控制环境温度可诱发呼吸暂停。

(8)体位不当:颈部过度屈曲或延伸时,因上气道梗阻,可引起呼吸暂停。

(9)药物抑制:镇静剂用量太大、速度太快时可引起呼吸暂停。

继发于上述病因的呼吸暂停发作时又分三种类型:第一类为中枢性呼吸暂停,发作时无吸气动作;第二类为梗阻性呼吸暂停,发作时有呼吸动作但因气道阻塞无气流进入;第三类为混合性呼吸暂停,先为气流阻塞性呼吸暂停继而发生中枢性呼吸暂停。

二、监护

所有小于 34 周龄的婴儿生后第 1 周内,条件许可时必须以呼吸暂停监护仪监护,或以心、肺监护仪监护心率及呼吸,并设置好心率的呼吸暂停时间报警值。当心率小于 100 次/分出现报警时,应检查患儿有无呼吸运动,或是否有呼吸运动但无气流进入,每个有呼吸暂停发作的婴儿均应详细记录呼吸暂停发作的时间、发作时的严重程度及经过处理等。

三、诊断

根据上述定义即可诊断。

早产儿特发性呼吸暂停往往在生后第 2 至 6 天发生,生后第 1 天或 1 周后出现呼吸暂停发作者,常有原因可以找到,在做出早产儿特发性呼吸暂停诊断时必须排除可能存在的继发因素,应从病史、体检着手考虑,出生第 1 天发生呼吸暂停常示肺炎、败血症或中枢缺氧缺血性损害。应根据不同情况考虑行动脉血气、血糖、血钙、血电解质、血细胞比容、胸片、血培养及头颅 B 超检查以明确病因诊断。

四、治疗

早产儿频繁发作的呼吸暂停(指每小时发作 2 次以上者)当无继发因素可查得时,可按下列步骤进行治疗。

(一)增加传入神经冲动,防止触发因素

(1)给予刺激增加传入冲动:发作时可先用物理刺激如弹拍足底、摇动肩胸部等,并可置振荡水袋于患儿背部,定时加以振荡刺激(给予前庭及本体感受刺激)以减少呼吸暂停发作。

(2)防止触发因素:置于低限的中性环境温度中,保持皮肤温度为 36.2 ℃可减少发作,避免寒冷刺激面部,面罩或头罩吸氧均需加温湿化,避免咽喉部用力吸引,摆好头位勿屈颈及过度延伸头颈部,以免引起气道梗阻。

(二)给氧

反复发作有低氧倾向者在监测 PaO_2 的情况下(可用经皮测氧分压、脉搏血氧饱和度仪及血气)可给低浓度氧,一般吸入氧浓度不超过 25 %,将 PaO_2 保持在 6.65~9.31 kPa。SpO_2 保持在 85 %~95 %,轻度低氧引起呼吸暂停发作者给氧可减少呼吸功及(或)减少中枢由低氧所致的抑制反应。

(三)俯卧位

俯卧位可改善肺的通气功能,减少呼吸暂停发作。

(四)皮囊加压手控通气

上述治疗无效,发作严重时,需以面罩皮囊加压手控通气,使呼吸立刻恢复,并可同时加用药物治疗。

(五)药物治疗

治疗可用甲基黄嘌呤类药物(茶碱、氨茶碱、咖啡因)。

(1)茶碱或氨茶碱(含茶碱量 85 %)。国内常用氨茶碱,可静脉注射或口服,剂量随妊娠周龄、生后年龄而异,推荐负荷量为 4~6 mg/kg,隔 6~8 小时后用维持量每次 1.4~2 mg/kg,作用机制包括:①增加延髓化学感受器对 CO_2 的敏感性,使呼吸规则,潮气量增加;②抑制磷酸二酯酶,增加环磷酸腺苷水平,作用于多种神经介质;③增加呼吸的驱动作用;④增加膈肌收缩,减少膈肌疲劳;⑤增加儿茶酚胺的作用,从而增加每搏输出量,改善组织氧合。应用茶碱或氨茶碱时,如条件许可应行血浓度监测,血清浓度应保持在6~12 $\mu g/mL$,峰浓度应在用维持

量 3 剂后测定,静脉给药者在给药后 0.5~1 小时采血测定,口服给药者在用药后 2 小时测定,药物平均半衰期为 30 小时,生后 3~4 周半衰期可缩短至 20 小时。茶碱在体内的代谢可受某些同时应用的药物影响,并与体内某些脏器的功能有关,如红霉素可使茶碱在体内的代谢率减慢,充血性心力衰竭、严重肝脏疾病时,代谢率亦可减慢,如有上述情况,可延长给药间隔时间。茶碱的毒性与血浆浓度有关,新生儿期当血浓度为 20 μg/mL 时,可发生心动过速(心率可大于 180 次/分),继而出现易激惹、不安及胃肠道症状如呕吐、腹胀及(或)喂养不耐受等;当与洋地黄类药物一起应用时,可出现心动过缓,血浓度大于 50 μg/mL 时可出现抽搐;茶碱又可增加肾小球滤过率,引起利尿、利钠,在应用过程中因对糖皮质激素及儿茶酚胺的刺激,会导致高血糖及游离脂肪酸增加;茶碱亦可使脑血管收缩,增加脑血管阻力,减少脑血流,但对中枢功能的影响不大。

(2)咖啡因。常用枸橼酸咖啡因(10 mg 枸橼酸咖啡因中含咖啡因基质 5 mg),此药对中枢刺激作用较茶碱强,但不良反应较茶碱弱。治疗量与中毒量间的范围较大,较为安全。负荷量为枸橼酸咖啡因 20 mg/kg,口服或静脉注射,负荷量为应用 24 小时后,用维持量 5~10 mg/kg,1 日 1 次(或可分为 1 日 2 次),口服能完全吸收。作用机制与茶碱相同,能增加中枢对呼吸的驱动作用及增加对 CO_2 的敏感性,有条件时应做血浓度监测,将浓度维持在 10~20 μg/mL,血液平均半衰期为 100 小时,毒性小,无心血管、胃肠道不良反应,降低药物代谢的因素与茶碱相同。血浓度大于 50 μg/mL 时有激惹不安,静脉给药时亦可导致高血糖及游离脂肪酸增加。

(六)持续气道正压(CPAP)

CPAP 可用鼻塞或气管插管进行,压力可置于 0.196~0.392 kPa。用 CPAP 后能将气体阻滞于肺内,增加功能残气量可改变肺的牵张感受器,达到稳定胸壁顺应性,消除吸气时对肋间反射的抑制,使呼吸暂停发作的次数减少。

(七)机械通气

上述治疗无效,严重反复发作持续较长时间者可用机械通气,无肺部疾病者呼吸机初调值:吸气峰压 1.47~1.76 kPa,吸气时间 0.75~1 秒,呼吸率 20~25 次/分,吸入氧浓度 0.25(一般与应用呼吸机前一致)。

(八)病因治疗

如短期内医源性失血量达总血液量的 10 %,应及时输血。

生后 1 个月左右、一般情况良好的早产儿呼吸暂停缓解后又再次出现时,必须检查血红蛋白或血细胞比容以排除贫血引起的呼吸暂停,有贫血时输血治疗可使呼吸暂停迅速停止。

(九)警惕婴儿猝死综合征

一般情况良好、体重已在 2 kg 左右的待出院早产儿,如再次出现呼吸暂停又无病因可查得,可重新应用氨茶碱治疗。条件许可的话,这类患儿应做脑干听觉诱发反应测定,如脑干功能异常,除继续应用氨茶碱外,应警惕婴儿猝死综合征的发生,出院时应教会其父母或其他亲属做正确的心肺复苏。

第三节　新生儿窒息与复苏

新生儿窒息是指婴儿出生后 1 分钟内未启动自主呼吸或未建立有效通气的呼吸动作,呈现外周性(四肢肢端)及(或)中央性(面部、躯干和黏膜)发绀甚至肤色苍白,肌张力不同程度地降低(严重时四肢松软),心率可能下降为<100 次/分甚至<60 次/分,血压正常或下降,最严重者甚至无心跳。主要是产前或产程中胎儿与母体间的血液循环和气体交换受到影响,致使胎儿发生进行性缺氧、血液灌流降低,称为胎儿窒息或宫内窘迫,少数是出生后的因素引致的。产前、产时或产后因素导致的窒息可统称为围生期窒息。

几十年来,为降低围产新生儿窒息的发生率、病死率和致残率,我国围产新生儿学工作者进行了十分艰苦的努力。近年来,在卫健委和中华医学会的领导和组织下,参照国外成功的经验,成立了"中国新生儿复苏项目专家组",制定了新生儿窒息复苏指南,广泛开展新生儿复苏的人员培训,同时大力推动复苏所需设备、用品的国产化,我国新生儿窒息复苏工作揭开了崭新的一页,各地纷纷报道执行复苏指南取得的成效。然而在许多地区,新生儿窒息仍是新生儿死亡和导致智力障碍的主要因素之一。如何做到凡有婴儿出生的地方都有经过复苏培训的人员,都具备合适的复苏场所和应有的设备、用品,还需要我们继续进行十分艰苦的努力。

一、病因

产前或产程中,出现新生儿窒息的常见因素如下。

(1)母亲因素。任何导致母体血氧含量降低的因素都会引致胎儿缺氧,如急性失血、贫血(Hb<100 g/L)、一氧化碳中毒、低血压、妊娠期高血压疾病、慢性高血压或心、肾、肺疾患、糖尿病等。另外要注意医源性因素:①孕妇体位,仰卧位时子宫可压迫下腔静脉和腹主动脉,前者降低回心血量,后者降低子宫动脉血流;②孕妇用药,保胎用吲哚美辛可致胎儿动脉导管早闭,妊娠期高血压疾病用心痛定可降低胎盘血流,孕妇用麻醉药,特别是腰麻和硬膜外麻可致血压下降。

(2)脐带因素:脐带长度>75 cm(正常为 30~70 cm)时易发生打结、扭转、绕颈、脱垂等而致脐血流受阻或中断。

(3)胎盘因素:胎盘功能不全、胎盘早剥、前置胎盘等。

(4)胎儿因素:宫内发育迟缓、早产、过期产、宫内感染等。

(5)生产和分娩因素。常见的因素是滞产,现代妇产科学将第一产程分为潜伏期和活跃期。初产妇潜伏期正常约需 8 小时,超过 16 小时称潜伏期延长,初产妇活跃期正常需 4 小时,超过 8 小时称活跃期延长,或进入活跃期后宫口不再扩张达 2 小时以上称活跃期停滞;而第二产程达 1 小时胎头下降无进展称第二产程停滞。以上情况均可导致胎儿窘迫。其他因素有急产、胎位异常、多胎、头盆不称、产力异常等。

少数婴儿出生后不能启动自主呼吸,常见的原因是:中枢神经受药物抑制(母亲分娩前 30 分钟至 2 小时接受镇静剂或麻醉药)、早产儿,颅内出血,先天性中枢神经系统疾患,先天性肌肉疾患,肺发育不良;等等。

二、病理生理

（一）生化改变

由于缺氧，糖原进入无氧酵解，大量乳酸堆积，即代谢性酸中毒。同时二氧化碳潴留致高碳酸血症，即呼吸性酸中毒。故婴儿出现严重混合性酸中毒和低氧血症，血气分析可见 $PaO_2 \downarrow$、$SaO_2 \downarrow$、$PaCO_2 \downarrow$、$pH \downarrow$、$BE \downarrow$。此外，很快出现低血糖（由于糖原耗竭）、低血钙和高血钾，并见氧自由基、心钠素等释放，以及血清肌酸激酶同工酶（CPK-MB）和乳酸脱氢酶增高。

（二）血流动力学改变

新生儿窒息后，回复到胎儿型循环，此时肺血管收缩，阻力增加，肺血流量减少，故左心房血流量亦减少，压力降低，通过卵圆孔右向左分流增加，新生儿即出现青紫。如此状态持续则可诊断为"持续胎儿循环"或"肺动脉高压"。另外，窒息初期，血液重新分配，肠、肾、皮肤、肌肉、肺血管收缩，心输出量和血压基本正常，保持了脑、心、肾上腺的血液供应。但这种代偿时间短暂，随着窒息持续，缺氧、酸中毒和低血糖等代谢紊乱造成脑和心等重要脏器损伤，血压、心率下降，加重缺氧、酸中毒和器官损伤，形成恶性循环。

（三）再灌注损伤

近年来研究发现，窒息过程中的缺氧、缺血、酸中毒等对重要脏器（如脑）的损伤只是初步的，更重要的损伤往往发生在经过复苏、血液再灌注之后，由于一些有害的兴奋氨基酸的释放、钙内流，以及大量氧自由基产生，造成重要脏器更多细胞凋亡和坏死。

（四）重要脏器损伤

（1）脑：对缺氧最敏感。动物实验发现，窒息 8 分钟，部分动物出现脑损伤，窒息 12.5 分钟，全部动物发生脑损伤。其主要改变是脑水肿、出血、脑实质坏死和白质软化。

（2）心脏：缺氧、酸中毒、ATP 减少、钙离子内流，以及心肌糖原耗竭均可致心肌受损，使心输出量、血压和心率下降；有报道称，缺氧可致心脏乳头肌坏死，导致房室瓣反流而发生心力衰竭。

（3）肾脏：窒息后不少新生儿出现尿少[尿量$<1\ mL/(kg \cdot h)$]、血尿、蛋白尿和管型尿，少数因重度窒息肾皮质及（或）肾小管坏死而致肾衰竭，监测尿 α_1 及 β_2 微球蛋白有助早期发现肾功能减退。

（4）胃肠道：可发生应激性溃疡并出血，早产儿窒息可诱发坏死性小肠结肠炎。

（5）肝脏：缺氧可全面影响肝脏功能，包括转氨酶升高、黄疸加重、凝血因子生成障碍而引起出血等。

（6）肺脏：缺氧、酸中毒可引起肺血管收缩及血管活性介质释放，而导致持续肺动脉高压；又由于肺泡上皮细胞坏死、脱落，形成透明膜而发生肺透明膜病；同时肺毛细血管亦受损伤，如凝血因子减少（肝脏受损所致），加上医源性因素（如心功能受损情况下，仍大量输入碳酸氢钠、全血、清蛋白等），可发生肺出血；如窒息同时有胎粪吸入，则可发生肺不张、张力性气胸等严重并发症。

三、临床表现

在正常分娩过程中，胎儿要经历短暂缺氧，这是由于子宫阵阵收缩，子宫、胎盘和脐带受到挤压而使血流间歇性减少甚或中断,致胎儿间歇性缺氧,即窒息。但其时间短暂,每次宫缩历时 50～75 秒,宫缩停止,血流便恢复。90 %的胎儿可以耐受此过程,娩出后 2～5 秒便发出第一声哭声,启动自主呼吸,1 分钟内出现规律呼吸。约 10 %的胎儿受到一些病理因素的影响,出生后启动自主呼吸有困难,表现为轻度或中度窒息:发绀,心率 100 次/分左右,肌张力尚可或稍差,需简单复苏支持。其中约 1 %则因缺氧严重,表现为重度窒息:中央性发绀,甚或肤色苍白,肌张力低,心率<100 次/分甚至<60 次/分,需强有力的复苏措施。90 %的新生儿窒息发生在产前或产时,前者称孕期胎儿窘迫,多为慢性缺氧;后者称产时胎儿窘迫,多为急性缺氧或慢性缺氧急性加重。

(一)慢性缺氧或慢性窒息

慢性缺氧或慢性窒息较多见。受上述各种致病因素影响,胎儿间歇发生缺氧缺血。开始时通过血液重新分配进行代偿,如病因不去除,胎儿由于缺氧和酸中毒逐渐加重,出现胎动异常情况,胎心率不规则(<120 次/分或>160 次/分),排出胎粪。此时如果生物物理学监测(BPP,包括胎儿呼吸、胎动、肌张力、胎儿心率反应、羊水量等)、心音图(CTG)异常或胎儿头皮血 pH<7.2(正常值为 7.25～7.35),如接近足月,应考虑结束妊娠。此时婴儿娩出,多为轻度窒息,发绀可能主要是外周性(四肢肢端),呼吸轻度抑制,对复苏反应良好,少有后遗症。如胎儿窘迫持续,发展为严重酸中毒和低血压,必然导致重要脏器损伤。此时婴儿娩出,即使经积极复苏抢救,也难免发生并发症和后遗症。可见,早期检出胎儿窘迫并密切观察十分重要,这有待产科、儿科医师密切合作,共同研究,必要时提早分娩,即宁要一个健康的、接近足月的早产儿,也不应等发生了脑损伤再让婴儿娩出。

(二)急性缺氧或急性窒息

此种情况在临床上并不少见,如产程中突然发现持续的脐血流受阻或中断。急性窒息的典型过程,根据在猕猴身上所做的实验(正常、足月猕猴胎儿剖宫产娩出,未开始呼吸便将其头放入一袋盐水内),分为四个阶段。

(1)原发性呼吸增快:1～2 分钟,表现为一阵阵喘气,肢体挣扎,皮色红,反应良好、活跃。

(2)原发性呼吸停止:1 分钟,表现为发绀,心率下降,约 100 次/分,肌张力及对刺激的反应尚可,刺激它可恢复自主呼吸。

(3)继发性呼吸增快:5～6 分钟,表现为深而不规则的连续喘气,发绀加重,血压开始下降。

(4)继发性(终末性)呼吸停止:约在窒息开始后 8 分钟出现,表现为呼吸动作完全停止,刺激不能诱发自主呼吸,肌张力进行性降低,显著苍白,心率和血压进一步下降,如不复苏抢救,会于数分钟内死亡。

在实验性窒息过程中,PaO_2 在 3 分钟内从 25 mmHg(3.33 kPa)降至 0 mmHg(0 kPa),$PaCO_2$ 按 10 mmHg(1.33 kPa)/min 的速度升高,即在 10 分钟内从 45 mmHg(6 kPa)升至 150 mmHg(20 kPa),血中乳酸含量从 15 mmol/L 降至 10 mmol/L,pH 在 10 分钟内从 7.3 降至 6.5～6.8。终末期出现高钾血症,血钾高达 15 mmol/L。

临床上很难准确判定一名窒息婴儿是处在原发性呼吸停止还是继发性(终末性)呼吸停止。凡婴儿出生后无呼吸或只阵发性喘气(无效的呼吸动作),说明婴儿极需要辅助通气,故均应认真进行复苏抢救。有条件者,可测血中 pH,如 pH>7.25,则多属原发性呼吸停止,即轻度或中度窒息,经处理很快出现自主呼吸;如 pH 在 7.0～7.1,可能是原发性也可能是继发性呼吸停止,经刺激,可能出现微弱自主呼吸,但不足以建立肺泡通气,需短时间的复苏支持;如 pH<7.0,多为严重窒息,肌肉松弛,心率<60 次/分,肯定是处在继发性(终末性)呼吸停止阶段,如仍得不到正确的复苏抢救,婴儿将最终死亡,全过程足月儿约 20 分钟。

四、诊断

主要根据临床表现做出诊断,并决定是否需要进行复苏。

新生儿窒息的诊断标准至今尚未统一。1953 年美国麻醉科医师维珍尼亚·阿普伽(Virginia Apgar)提出 Apgar 评分(表 15-1),包括 5 个项目,每一个项目分 0、1、2 三个分度。婴儿娩出后 1 分钟、5 分钟各进行一次评分,1 分钟评分在 4～7 分为轻度窒息,0～3 分为重度窒息;如 1 分钟评分正常(8 分及以上),但 5 分钟评分在 7 分或以下,仍应诊断为窒息。必要时在 10 分钟、15 分钟和 20 分钟再行评分。Apgar 评分提出后在国内外广为应用,对及时发现和处理窒息,以及不良预后的判断起了很好的作用。但现在人们认识到,婴儿出生后第 1 秒钟便要进行初步评估,以确定该婴儿是正常分娩还是需要复苏支持;一名窒息婴儿生后 1 分钟已经经历了至少两次甚至三次评估,以及一系列的处理,故 1 分钟 Apgar 评分已不能反映婴儿出生时的状况,但是 5 分钟、10 分钟、15 分钟和 20 分钟的 Apgar 评分,对估计婴儿对复苏的反应,以及对不良预后的判断仍有参考价值。在实际工作中,除使用 Apgar 评分外,将当时的复苏情况予以详细记录也十分重要。

表 15-1 Apgar 评分表

体征	评分		
	0	1	2
心率/(次/分)	0	<100	>100
呼吸	无	不规则,喘气	规则,哭声响亮
肌张力	松软	降低或正常,但无活动	正常伴活跃动作
对咽插管反应	无	面部有少许反应	反应好,咳嗽
躯干颜色	苍白	紫蓝	红润

由于 Apgar 评分存在局限性,美国儿科学会(AAP)和美国妇产科学会(ACOG)1996 年共同制定了新生儿窒息诊断标准:①脐动脉血显示严重代谢性或混合性酸中毒,pH<7.0;②Apgar 评分 0～3 分,并且持续时间>5 分钟;③有神经系统表现,如惊厥、昏迷或肌张力低;④多脏器损伤。我国也有学者在探讨新生儿窒息的诊断标准,这有待大家展开讨论,最后由有关学会共同商定。总之,制定统一的新生儿窒息诊断标准十分必要。

五、新生儿窒息的复苏术

美国心脏协会(AHA)和美国儿科学会(AAP)于 2006 年发表了它们 2005 年修订的新生儿复苏指南[以下简称"美国指南(05)"]。我国参照美国的方案,于 2007 年发表由"中国新生儿复苏项目专家组"修订的新生儿窒息复苏指南[以下简称"指南(07)"],这是我国实施新生儿窒息复苏的指导性文件。以下简要介绍指南(07)的一些特点及一些参考意见。

(1)强调"3个30秒"。第1个30秒决定是否要复苏,不要等待1分钟进行Apgar评分后认为"有窒息"再开始复苏,而是生后立即用几秒钟时间进行快速评估四项指标(是否足月?羊水是否清?是否呼吸或哭?肌张力是否好?),如全为"是",不必进行复苏,但只要四项中有一项为"否",则进行初步复苏(进入A即通畅的气道,包括保暖、头轻度仰伸体位、清理气道、擦干全身、触觉刺激诱发自主呼吸)。以上快速评估及初步复苏共需时30秒。第2个30秒根据评估三项生命体征:呼吸、心率和肤色,决定是否需要进入B(B即人工正压通气)。第3个30秒再次评估三项生命体征,特别是心率(可听诊心脏或触摸脐带根部脐动脉搏动)。心率>100次/分说明病情稳定,心率<60次/分需进入C(C即胸外心脏按压)和D[D即应用肾上腺素及(或)扩容剂]。

(2)羊水胎粪污染的处理问题。国内外对是否早期插管吸引或用表面活性物质冲洗等存在不同意见。指南(07)和美国指南(05)都明确规定:羊水胎粪污染不论稀或稠,不再推荐头娩出后、肩娩出前插管吸引,只要婴儿有活力(呼吸规则或哭声响亮,肌张力好,心率>100次/分),则继续初步复苏而不插管,如无活力(上述三项中有一项不好者),立即插管吸引。

(3)用氧或空气复苏问题。国内外近年来都有用空气(含21%的氧)进行新生儿窒息复苏的成功经验,主要是用于足月儿,至于对早产儿,其安全性及效果尚不清楚。总之,对用空气进行复苏尚需进行更深入的研究。指南(07)及美国指南(05)仍首先推荐用纯氧进行复苏,也可用21%~100%的氧,但如90秒病情无改善,应将FiO_2提高至100%(纯氧)。至于早产儿,动脉血氧过高有伤害性,用氧浓度要特别小心[详见指南(07)第五部分]。

(4)用药问题。复苏一般不再推荐使用碳酸氢钠,但经加压通气及心脏按压改善通气和循环以后,如确定存在代谢性酸中毒,特别是较重的酸中毒,可以适当使用碳酸氢钠。纳洛酮一般也不再推荐使用,除非指征明确:①正压人工呼吸使心率和肤色恢复正常后,出现严重的呼吸抑制;②母亲分娩前4小时有注射麻醉药史,则推荐静脉内给药。若母亲是吸毒者,则一定不能使用纳洛酮,否则会使病情加重。肾上腺素要静脉内给药,药量是1:10 000每次0.1~0.3 mL/kg。

(5)专项强调早产儿(特别是出生体重<1 500 g的极低出生体重儿和<1 000 g的超低出生体重儿),复苏需关注的六个方面,如保暖特别重要。初步复苏中的擦干身只适用于足月儿,对早产儿(特别是极低出生体重儿和超低出生体重儿)则不应费时去擦身,而是除头颅外,全身立即放入聚乙烯塑料袋(保鲜袋)内并放在辐射保暖台上。但无论是早产儿还是足月儿都要避免高体温,缺血后高体温可加重脑损伤。

(6)人工正压通气问题。新生儿窒息复苏首先是要让肺泡有良好的通气和换气,建立稳定的功能残气量,避免肺内分流。要达到此目标就要正确进行人工正压通气,正确应用PEEP和CPAP,特别是早产儿,及早应用CPAP可减少插管和正压通气的并发症。指南(07)在这方面做了十分详尽的介绍。

(7)强调每次高危分娩都要有一名熟悉新生儿复苏的人员参加。①要有计划地广泛开展理论与实践相结合的人员培训,让各级医疗机构凡有分娩的地方都要有人熟悉进行新生儿复苏。人员掌握的技术可分为两个层次:多数人掌握保持气道通畅和让肺膨胀的技术(如用面罩气囊加压通气);少数人掌握较全面的复苏技术,如气管插管、正压通气、胸外按压及用药等。

②要建立良好的产儿合作机制,提高预见性,及早发现高危分娩。③国外用复苏现场录影带做回顾研究,发现即使是高年资的顾问医师在复苏时都有不规范的动作,因此应强调复训的重要性。

(8)强调事前做好准备,包括场所(保暖、抢救台、光照、电源等)、设备、药物及各种用品等。

(9)强调各级政府和医疗机构的有力领导和支持,才有可能保证上述各项的实现。

(10)新生儿窒息复苏成功的关键在于:①预见性,根据存在的高危因素预测婴儿出生时需要复苏;②足够的准备,包括熟悉复苏的人员、场所、设备、药品和用品等;③正确的评估;④迅速开始各项支持措施。

(11)特别强调复苏后继续监护,包括体温、生命体征、血液生化及血气,以及各重要脏器的功能,并积极防止感染。

第四节　新生儿呼吸窘迫综合征

新生儿呼吸窘迫综合征(neonatal respiratory distress syndrome,NRDS)多见于早产儿,由肺发育不成熟,产生或释放肺泡表面活性物质(pulmonary surfactant,PS)不足,引起广泛的肺泡萎陷和肺顺应性降低,临床表现为生后不久即出现呼吸窘迫并进行性加重。

一、诊断程序

(一)是不是呼吸窘迫综合征

重要疑诊线索:

(1)多见于早产儿、糖尿病母亲的婴儿、剖宫产婴儿、双胎的第二婴、男婴。

(2)生后 2~6 小时出现进行性呼吸困难,呼吸窘迫呈进行性加重。表现为呼吸加快,皮肤青紫,胸廓吸气性凹陷和呼气性呻吟,早期听诊双肺呼吸音减弱,可闻及细湿啰音。

(二)会不会不是呼吸窘迫综合征引起的呼吸困难

排除线索如下。

1.湿肺

(1)湿肺多见于足月剖宫产儿,症状轻,病程短,不易和轻型新生儿呼吸窘迫综合征区别。

(2)湿肺生后数小时内出现呼吸加快、发绀、呻吟,呼吸音减弱,甚至有湿啰音,但症状多在 48 小时内进行性改善,也有个别患儿持续较长时间。

(3)湿肺 X 射线胸片显示如下征象。①肺门血管影增加,肺血增多、肺纹理增粗,由肺门放射向外延伸。②肺泡积液,肺野可见斑片状毛玻璃样或云雾状密度增高影。③叶间积液,可见网状条纹状影。④叶间胸膜积液和胸腔积液,叶间胸膜积液常发生于右肺上叶、中叶间,胸腔积液量少。

2.宫内感染性肺炎

宫内感染性肺炎尤其是 B 组溶血性链球菌肺炎不易与新生儿呼吸窘迫综合征区别,如孕妇有羊膜早破或妊娠晚期感染史,需考虑患儿有发生 B 组溶血性链球菌感染的可能,可结合辅助检查、胃液培养、细菌培养、呼吸机参数及抗生素治疗效果来鉴别。

3.膈疝

膈疝表现为腹部凹陷,患侧胸部呼吸音减弱甚至消失,可闻及肠鸣音,X射线胸片见患侧胸部有充气的肠曲或胃泡影及肺不张,纵隔向对侧移位。

4.成人呼吸窘迫综合征(ARDS)

目前认为新生儿期亦可发生 ARDS,临床表现似 NRDS。这类患儿在生后最初几天尚未发生 NRDS,而是在缺氧、肺炎或重症感染后发生继发性肺表面物质缺乏,病情常因原发病的控制而缓解。

(三)确诊的重要依据

X射线胸片典型改变早期为细颗粒状及网状阴影,分布于两肺野,肺充气不足;重者全肺透亮度消失呈毛玻璃样,可见支气管充气征;最重时可呈"白肺"改变,心影看不清,支气管充气征不明显。确诊的其他依据如下。

(1)泡沫实验:取患儿胃液 1 mL 加 95 %酒精 1 mL 振荡 15 秒,静置 15 分钟,沿管壁有多层泡沫可排除 NRDS,反之则考虑为 NRDS。

(2)PS 测定:卵磷脂/鞘磷脂比值(L/S)在 1.5～2 时为可疑,<1.5 提示肺未成熟。

(3)血气分析:pH 和动脉氧分压降低,动脉二氧化碳分压升高,碳酸氢根降低是 NRDS 的常见改变。

(四)临床评估

(1)呼吸急促:增加肺泡通气量,代偿潮气量的减少。

(2)鼻翼翕动:增加气道横截面积,减少气道阻力。

(3)呼气呻吟:呼气时声门不完全开放,使肺内气体潴留,防止肺泡萎陷。

(4)吸气性三凹征:呼吸辅助肌参与呼吸的结果。

(5)发绀:提示氧合不足。

(6)支气管肺发育不良:长期应用高浓度、高吸气峰压,对氧产生依赖,胸片可证实。

二、治疗程序

(一)一般治疗

保温,保证液体和营养供应,纠正酸中毒,关闭动脉导管,根据肺内继发感染的病原菌(细菌培养和药敏试验)应用相应抗生素治疗。

(二)供氧和机械呼吸

氧疗和辅助通气。

(1)根据发绀程度选用鼻导管、面罩或头罩给氧,如无缓解,可选择 CPAP。

(2)如 FiO_2 已达 0.8,而 PaO_2 仍在 6.65 kPa(50 mmHg)以下,则需做气管插管,使用人工呼吸机,吸气峰压不超过 2.9 kPa(30 cmH_2O),平均气道压<0.98 kPa(<10 cmH_2O),呼吸频率为 35～45 次/分,I/E 比值=1:(1～2)。FiO_2 开始时高,以后逐渐减至 0.4。应依病情和血气监测结果来调整呼吸机参数。

(3)除人工呼吸外,也可采用高频呼吸。用较小潮气量和较高通气频率进行通气,由于吸气时间短,故吸气峰压和平均气道压均低,胸腔内压亦低,有利于静脉回流,常用的方法是高频振荡通气(HFOV)。因早产儿易发生氧中毒,故以维持 PaO_2 50～70 mmHg(6.7～9.3 kPa)和经皮血氧饱和度($TcSO_2$)87 %～92 %为宜。

(三)PS 替代疗法

(1)PS 目前已常规用于预防或治疗 NRDS,一旦确诊,力争生后 24 小时内经气管插管注入肺内,视病情轻重,可给予 2～4 次。

(2)吸入一氧化氮治疗与 PS 合用可提高疗效,剂量为$(5～20)×10^{-6}$(质量分数)。

三、临床经验与注意事项

(1)严密观察有发生 NRDS 可能性的新生儿,尤其是胎龄较小的早产儿,一旦生后 12 小时内出现无诱因的呼吸困难,应考虑发生 NRDS 的可能。

(2)胸部 X 射线片是 NRDS 最客观的诊断依据。NRDS 与重症湿肺在临床上有时很难鉴别,需借助X 射线片。

(3)NRDS 一旦确诊,应尽早予以 CPAP 或机械通气治疗,目的在于防止正常肺泡发生萎陷,使已萎陷的肺泡重新膨胀。

(4)因 PS 的黏滞可发生气道阻塞,故在 PS 从呼吸道扩散到肺泡内之前,应适当增加机械通气的压力,应用 PS 之后,2 小时内尽量不吸痰,当潮气量迅速增加时,应及时下调吸气峰值压(PIP)、FiO_2,以免发生肺气漏及氧中毒。

(5)预防性应用 PS 时,应尽量避免因气管插管时间过长而发生低氧血症,甚至导致早产儿脑损伤。

(6)重视预防,应强调产科和儿科的协作预防,产前或分娩过程中采集羊水检测卵磷脂、鞘磷脂,产妇应用类固醇,对预防 NRDS 的发生有重要意义。

第五节　新生儿颅内出血

新生儿颅内出血(intracranial hemorrhage of newborn,ICH)是围生期新生儿常见的脑损伤。它既可单独发生,亦可作为缺氧缺血性脑病的一种表现,主要见于早产儿。

一、发生率与病死率

随着产科监护技术的进步,足月儿产伤性 ICH 已显著减少,但早产儿缺氧性 ICH 发生率仍高。早产儿 ICH 发生率,国外报道为 20 %,国内报道为 40 %～50 %,病死率为 50 %～60 %。

二、病因

产前、产时及产后一切能引起胎儿或新生儿产伤、脑缺氧缺血或脑血流改变之因素,均可导致 ICH,有时几种因素同时存在。国内新生儿感染率高,整个新生儿期重症感染亦可引起颅内出血。

(一)产伤

产伤多见于足月儿,常为胎头过大、头盆不称、先露异常(臀位、横位)、骨盆狭窄、急产、滞产、不适当助产(吸引产、钳产、不合理应用催产素)、产道肌肉僵硬等所致。

（二）缺氧

缺氧多见于早产儿。①母亲因素：母亲患糖尿病、妊娠期高血压疾病、重度贫血、心肾疾病、低血压、产时用镇静剂、镇痛剂。②胎儿、胎盘因素：胎盘早剥、产程延长、脐带受压、宫内窘迫。③新生儿因素：窒息、反复呼吸暂停、呼吸窘迫综合征，其中以新生儿窒息最常见。

（三）脑血流改变

（1）波动性脑血流：见于不适当机械通气、各种不良刺激（剧烈疼痛、气道刺激致剧咳等），可致脑灌注压剧烈波动。

（2）脑血流增快：见于血细胞比容低下（血细胞比容每减少 5 %，每 100 g 脑组织脑血流量增加 11 mL/min）、体循环血压升高、动脉导管开放、高血压、快速扩容、快速输注高渗液、高碳酸血症、低血糖、惊厥等，可明显增加脑血流。

（3）脑血流减慢：见于低血压、低碳酸血症、低体温、心力衰竭等。

（4）脑静脉压升高：阴道分娩、钳产、高 PEEP 通气、气胸等，可使颅内静脉压升高。

（四）感染

重症肺炎、败血症等。

（五）其他

维生素 K 缺乏症、弥散性血管内凝血等。

三、病理生理

（一）机械损伤

各项产伤因素均可致胎儿头部在分娩过程中骤然受压或过度牵引，使颅骨过度变形，引起大脑镰等撕裂出血。

（二）凝血功能未成熟

由于凝血因子不能经母胎转运，需由胎儿未成熟的肝脏合成，故新生儿生后 1 周内血浆大多数凝血因子水平不足，其中 4 个维生素 K 依赖因子（Ⅱ、Ⅶ、Ⅸ、Ⅹ）和 4 个接触因子（Ⅺ、Ⅻ、PK、HMWK）仅为成人的 50 %。Ⅴ因子、Ⅷ因子虽高，但半衰期短而不稳定，Ⅰ因子水平与成人接近，但因存在胎儿纤维蛋白原，含较多唾液酸而活性弱，转化为纤维蛋白较慢。此外，新生儿抗凝血酶Ⅲ（AT-Ⅲ）活性亦低下，血小板也处于低值。由于新生儿凝血物质不足，抗凝活性低下，故常有生理性出血倾向并致出血难止，早产儿尤甚。

（三）脑血管发育不成熟

（1）血管缺乏基质保护。生发基质位于侧脑室底的室管膜下，其最突出部分位于尾状核头部，从侧脑室前角延至颞角，第三、四脑室顶部。胎龄 26～32 周，侧脑室生发基质区和脉络丛微血管基质发育滞后于脑实质其他部位，部分早产儿细胞外基质Ⅳ型胶原纤维、粘连蛋白和纤维联结蛋白含量少，致无连续完整基膜。侧脑室生发基质于胎龄 32 周后才逐渐萎缩，而脉络丛微血管膜亦于足月后才发育成熟。在此期间，侧脑室生发基质区的血管密度和面积明显高于白质区，尽管周围微血管丰富，但因缺乏基质保护，由单层内皮细胞所组成的、缺少平滑肌及弹力纤维支持的血管，对抗血流冲击能力差，在缺氧、缺血、酸中毒、脑血流速波动等影响下，生发基质区易发生破裂出血。随着孕龄的增加，出血多来自脉络丛。

（2）长穿支血管少。在脑血管发育过程中，脑皮质血液供应来自软脑膜动脉，有较好的侧支循环,供应皮质下白质区为动脉的短穿支,均不易发生缺血性损害。供应脑室周围深部白质为动脉长穿支,早产儿越不成熟,长穿支越少,且缺少侧支循环,一旦缺血,该区最易受损。

（3）血管呈 U 形曲折。脑白质引流的静脉通常呈扇形分布于脑室周围,白质在脑室旁经生发基质区汇入终末静脉,此静脉在侧脑室马氏孔后方、尾状核部前方呈 U 形曲折,汇入大脑内静脉。当静脉压增高时,血液回流受阻,U 形曲折处压力升高,易发生充血、破裂出血或出血性梗死。

（四）脑血流波动

（1）被动压力脑循环,指脑血流随血压的变化而变化的形式。早产儿脑室周围循环血流分布不匀,存在高容量血流区和侧脑室生发基质低容量血流区,该区血流量极低,每 100 g 脑组织血流量<5 mL/min,而正常脑血流量为每 100 g 脑组织 40~50 mL/min。早产儿脑血管自主调节功能差,调节范围窄,因此各种原因引起的脑血流改变,均可导致 ICH。

（2）脑血管对二氧化碳敏感。$PaCO_2$ 每增加 1 mmHg,脑血管扩张导致脑血流增加 8.6 %,若 $PaCO_2$ 增加过多,超过脑血管扩张极限,可致血管破裂出血。反之若 $PaCO_2$ 减少,则脑血管收缩,脑血流减少,使低血容量区缺氧缺血,导致血管变性或缺血再灌注损伤,同样会引起 ICH。

四、颅内出血部位与相应临床表现

（一）硬膜下出血（SDH）

SDH 多见于足月儿,且多为产伤性,如头盆不称、先露异常（横位、臀位等）、产道肌肉僵硬、骨盆狭窄、骨盆变形能力差（高龄初产等）、急产、滞产、不适当助产（胎头吸引、钳产、不合理应用催产素等）、胎儿颅骨易变形等,多伴有颅骨骨折,部分可无任何诱因。

随着产科技术的进步,SDH 发生率已下降至 7.9 %。SDH 以颅后窝小脑幕下和幕上出血为常见。临床表现因出血部位与出血量的不同而异。

1.小脑幕撕裂

此病为大脑镰与小脑幕交叉部撕裂,引起直窦、Galen 静脉、横窦及小脑幕下静脉损伤,导致颅后窝小脑幕上和（或）幕下出血,但以幕上出血较常见。幕上出血量少者可无症状,出血量多者,生后 1 天即出现呕吐、易激惹或抽搐,甚或有颅内压增高表现。幕下出血早期可无症状,多在生后 24~72 小时出现惊厥、呼吸节律不整、神志不清,出血量多者数分钟至数小时后转入昏迷、瞳孔大小不等、角弓反张,甚至因脑干受压而死亡。

2.大脑镰撕裂

此病少见,为大脑镰与小脑幕连接部附近撕裂,致下矢状窦破裂出血。出血如不波及小脑幕下,常无临床症状,如波及致小脑幕下出血,症状与小脑幕撕裂相同。部分幕下出血可流入蛛网膜下隙或小脑而表现为蛛网膜下隙出血或小脑出血。

3.大脑浅表静脉破裂

破裂出血多发生在大脑凸面,常伴蛛网膜下隙出血。轻者可无症状,或新生儿期症状不明显,数月后发生慢性硬膜下血肿或积液,形成局部脑膜粘连和脑受压萎缩,导致局限性抽搐,可伴贫血和发育迟缓。重者于生后 2~3 天发生局限性抽搐、偏瘫、眼向患侧偏斜。

4.枕骨分离

枕骨分离常致颅后静脉窦撕裂,引起颅后窝小脑幕下出血并伴小脑损伤,症状同小脑幕下出血,常可致死。

(二)原发性蛛网膜下隙出血(SAH)

SAH是指单独发生而非继发于硬膜下或脑室内出血的蛛网膜下隙出血,是ICH中最常见的类型(占43%～76%),多见于早产儿,足月儿仅占4.6%～18.3%,73%为缺氧所致,少数由产伤引起。临床分3型。

(1)轻型。多见于早产儿,为软脑膜动脉吻合支或桥静脉破裂所致。出血量少,56%无症状,或仅轻度烦躁、哭声弱、吸吮无力,预后好。

(2)中型。多见于足月儿。生后2天起出现烦躁、吸吮无力、反射减弱,少有发绀、抽搐、阵发性呼吸暂停,检查偶见前囟胀满、骨缝裂开、肌张力改变,全身状态良好,症状与体征多于1周内消失,预后良好。约1/3病例可并发缺氧缺血性脑病,偶可发生出血后脑积水。

(3)重型。多伴重度窒息及分娩损伤,常因大量出血致脑干受压而迅速死亡,病死率为SAH的4.5%,但本型少见。头部CT可见前后纵裂池、小脑延髓池、大脑表面颅沟等一处或多处增宽及高密度影。

(三)室管膜下生发基质-脑室内出血(SHE-IVH)及脑室周围出血(PVH)

此病开始为室管膜下生发基质出血,出血量大时可突破生发基质而进入侧脑室,导致脑室内出血,并继而经第四脑室进入蛛网膜下隙甚或进入脑实质,引起脑室周围出血或脑实质出血。SHE-IVH及PVH均由缺氧所致,其发病率与胎龄密切相关,多见于出生体重<1 500 g、孕龄<32周的早产儿,是早产儿颅内出血中最常见的类型,也是早产儿脑损伤最常见的病因。国外发病率25%,重度者占5.6%,国内则分别为56.6%及16.3%,远高于发达国家的发病率,而足月儿脑室内出血发病率为8.6%～22%。

1.临床分型

根据出血程度不同,临床可分3型。

(1)急剧恶化型。多为Ⅲ～Ⅳ级出血(出血分级见影像学检查),生后数分钟至数小时出现发绀、抽搐、阵发性呼吸暂停、软瘫、昏迷。病情于48小时内迅速发展,50%～60%于96小时内死亡,幸存者于第4至5天渐趋稳定。

(2)普通型。多为Ⅱ级,偶为Ⅲ级出血。上述部分症状50%见于生后24小时内,25%见于生后第2天,15%见于生后第3天,因而90%于生后72小时内发生。其余可于2周内发生。症状于数小时至数日内发展,但可有缓解间隙,表现为神志异常、肌张力低下,但不发生昏迷,大部分可存活,少数发展为出血后脑积水。

(3)无症状型。此型占25%～50%,多为Ⅰ～Ⅱ级出血,临床症状不明显,多在影像检查时发现。

2.并发症

(1)出血后脑积水。脑室内出血的主要并发症是出血后脑室扩大(头围每周增加<2 cm)及出血后脑积水(头围每周增加>2 cm)。其发生主要与脑脊液吸收障碍有关:出血后脑脊液中大量血细胞成分及纤维蛋白可凝成血块,堵塞脑脊液循环通道如第四脑室流出道及天幕孔周围脑池等处,使脑脊液循环不良和积聚,导致以梗阻为主的脑室扩大及早期脑积水,若不及时清除,更可致蛛网膜炎而发生以交通性为主的脑室扩大及晚期脑积水。脑室的进行性扩大,可压迫脑室周围组织致其缺血性坏死,最终导致患儿死亡或致残。国外报道脑室内出血伴脑室扩大及脑积水的发生率为 49 %,其中Ⅲ级、Ⅳ级脑室内出血引起者分别占 40 % 与 70 %,常于出血后 15～70 天发生。

(2)慢性脑室扩大。有 25 %的脑积水可发展为慢性脑室扩大(PVD,脑室扩大持续 2 周以上)。Ⅲ级以上脑室内出血的慢性脑室扩大发生率可达 80 %,有 28 %自然停止发展,38 %非手术治疗后停止发展,34 %最终必须手术治疗。

(3)脑室周围出血性梗死(PHI)/脑室周围白质软化(PVL)。严重 SHE-IVH,常于发病第 4 天,伴发脑室周围出血-脑室周围出血性梗死(PVH-PHI)或脑室周围白质软化(PVL)。PHI 位于与脑室内出血同侧的侧脑室角周围,呈扇形分布,与静脉回流血管分布一致(静脉梗死)。

(四)脑实质出血(IPH)

脑实质出血为产伤或缺氧所致。

(1)大脑实质出血。可见于足月儿,为血管周围点状出血;或见于早产儿,多为生发基质大面积出血,并向前侧、外侧扩展,形成额顶部脑实质出血。少数为生发基质出血并向下扩展进入丘脑,形成丘脑部脑实质出血。临床表现为早期活动少,呼吸与脉搏慢弱,面色尚好,持续 6～10 天后,转为激惹、肌张力低下、脑性尖叫,有 15 %患儿无症状。本型特点为起病缓慢,病程较长,死亡较迟。

(2)小脑实质出血。多见于出生体重＜1 500 g 或孕龄＜32 周的早产儿,由缺氧所致,发病率为15 %～25 %,可为灶性小出血或大量出血。临床分为 3 型:①原发性小脑出血;②小脑静脉出血性梗死;③脑室内出血或硬膜下出血蔓延至小脑的继发性出血。症状于生后 1～2 天出现,主要表现为脑干受压征象,常有脑神经受累,多于 12～36 小时死亡。

(五)硬膜外出血(EDH)

硬膜外出血多见于足月儿,常由产伤所致,为脑膜中动脉破裂,可同时伴有颅骨骨折。出血量少者可无症状,出血量多者亦可表现为明显的占位病变、颅内压增高,头部影像学见明显中线移位,常于数小时内死亡。

(六)混合性出血

混合性出血是可同时发生上述 2 个或 2 个以上部位的出血,症状可因出血部位与出血量的不同而异。由产伤所致者主要为硬膜下出血、脑实质出血及蛛网膜下隙出血;由缺氧窒息所致者主要为脑室内-脑室周围出血。胎龄＜3 周以脑室内-脑室周围出血及小脑出血为主,胎龄 32～36 周以脑实质出血、脑室内-脑室周围出血及蛛网膜下隙出血为主,胎龄≥37 周以脑实质出血、硬膜下出血及蛛网膜下隙出血为主。

五、临床表现

重度窒息及产伤所致的 ICH,常于生后 2～3 天出现症状,表现为以下几点。

(1)神经系统兴奋症状:呻吟、四肢抖动、激惹、烦躁、抽搐、颈强直、四肢强直、腱反射亢进、角弓反张、脑性尖叫等。

(2)神经系统抑制症状:反应低下、吸吮无力、反射减弱、肌张力低下、嗜睡、软瘫、昏迷等。

（3）眼部症状：凝视、斜视、眼球震颤、瞳孔扩大或大小不等、对光反射迟钝等。

（4）其他：呼吸与心率快或慢、呼吸暂停、发绀、呕吐、前囟饱满、体温不稳定等。

早产儿 ICH 症状多不典型，常表现为吸吮困难、肢体自发活动少或过多、呼吸暂停、皮肤发灰或苍白、血压与体温不稳、心率增快或持续减慢、全身肌张力消失。

六、影像学检查

（一）头颅 B 超

头颅 B 超用于诊断 ICH 及其并发症，其敏感性及特异性分别高达 96 ％及 94 ％，是 ICH 最有效的筛选方法。因 ICH 多在生后 1～7 天发生，故检查宜在此期进行，并应每隔 3～7 天复查 1 次，直至出血稳定后，仍需定期探查是否发生出血后脑积水。超声（US）对诊断 SEH 和 IVH 的敏感性最高，这与 US 对颅脑中心部位高分辨率的诊断特性，以及对低血红蛋白浓度具有较高敏感性有关。研究显示，即使脑室少量出血、脑脊液中血细胞比容低至 0.2 ％，或在出血吸收、血红蛋白分解、出血部位血红蛋白降为 70～80 g/L，出血部位与周围组织密度相等，CT 难以发现出血时，US 仍可分辨并做出诊断，因此 US 诊断颅内出血的时间通常可延至出血后 3 个月或更久，故头颅 B 超在很大程度上已可代替 CT 检查。

SEH-IVH 的头颅 B 超表现及诊断标准，按 Papile 分级法分为 4 级。Ⅰ级：单侧或双侧室管膜下生发基质出血。Ⅱ级：室管膜下出血穿破室管膜，引起脑室内出血，但无脑室增大。Ⅲ级：脑室内出血伴脑室扩大（脑室扩大速度以枕部最快，前角次之），可测量旁矢状面侧脑室体部最宽纵径，6～10 mm 为轻度扩大，11～15 mm 为中度扩大，＞15 mm 为重度扩大；也可由内向外测量旁矢状面脑室后角斜径，≥14 mm 为脑室扩大；或每次测量脑室扩大的同一部位以做比较。Ⅳ级：脑室内出血伴脑室周围出血性梗死，后者于沿侧脑室外上方呈球形或扇形强回声反射，多为单侧。

SHE-IVH 按出血程度分为三类。轻度出血：单纯生发基质出血或脑室内出血区占脑室的 10 ％以下。中度出血：脑室内出血区占脑室的 10 ％～50 ％。重度出血：脑室内出血区占脑室的 50 ％以上。

（二）头颅 CT

头颅 CT 适用于早期快速诊断颅内出血，但分辨率及对脑实质病变性质的判断不及磁共振显像，一般在生后 1 周内分辨力最高，故宜于生后 1 周内检查。头颅 CT 可检查到各部位的出血，对 SHE-IVH 分级与 B 超分级相同，但分辨率明显逊于 US，对室管膜下及少量脑室内出血敏感性亦不及 US。7～10 天后随着出血的吸收，血红蛋白逐渐减少，血肿在 CT 中的密度也明显降低，等同于周围组织的密度。此时 CT 对残余积血不敏感。

（三）头颅磁共振显像（MRI）

MRI 对各种出血均有较高诊断率，分辨率高于头颅 B 超与 CT，并可准确定位及明确有无脑实质损害，但对新鲜出血敏感性较差，故宜在出血 3 天后检查。由于新鲜血肿内主要为氧合血红蛋白，T_1 加权像上仅表现为等信号或稍低信号，在 T_2 加权像上表现为高信号。7～10 天后，氧合血红蛋白转变为脱氧血红蛋白和高铁血红蛋白，血肿在 MRI 中的信号也随之变化，在 T_1 和 T_2 加权像上均表现为高信号。因此，通过 MRI 中不同的出血信号，可以估计出血时间。

CT 和 MRI 可很好辨别第三、四脑室内出血，以及 SDH 和 SAH，但 US 未能诊断上述部位的出血,此与 US 对颅脑边缘及后颅窝部位的病变分辨率差有关。较大量的脑实质出血,US、CT 和 MRI 均能做出准确的诊断。

七、诊断

(一)病史

重点了解孕产妇病史、围产史、产伤史、缺氧窒息史及新生儿期感染史。

(二)临床表现

有明显病因且临床出现抽搐者易于诊断,但有部分病例诊断困难,包括:①以呼吸系统症状为主要特征,神经系统症状不明显者,易误诊为肺部疾病,误诊率为 20 %～65 %;②晚期新生儿 ICH 多与其他疾病并存,尤以感染为多见,由于感染症状明显,故常忽略 ICH 的诊断,漏诊率达 69.7 %;③轻度 ICH 亦可因无临床症状而漏诊,故应提高警惕,对可疑病例加强检查。由于窒息缺氧既可引起肺部并发症,又可引起 ICH,两病亦可并存,故仅靠病史、体检常难以做出诊断,如无影像学配合,ICH 临床总误诊率为 55.4 %～56.2 %,多误诊为呼吸系统疾病。

(三)影像学检查

影像学检查是确诊 ICH 的重要手段,头颅 B 超使用方便,可在床边进行,可做连续监测,可对各项治疗的效果进行追踪与评估,价格便宜,应作为首选。头颅 CT 会有 X 射线辐射,头颅 MRI 诊断率高,但扫描时间长,价格较贵。可根据实际情况选用。

(四)脑脊液检查

由于影像学的进展,目前已很少做脑脊液检查。急性期脑脊液常为均匀血性,红细胞呈皱缩状,糖定量降低且与血糖比值<0.6(正常为 0.75～0.80),蛋白升高。脑脊液改变仅可考虑蛛网膜下隙出血,但仍未能明确是原发还是继发,故诊断价值有限。一周后脑脊液转为黄色,一般可持续 4 周左右。

八、治疗

(一)一般治疗

保持绝对安静,避免搬动,头肩高位(30°),保暖,维持正常血气,消除各种致病因素,重者延迟24～48小时开奶,适当输液。

(二)纠正凝血功能异常

补充凝血因子,可用血凝酶 0.5 kU 加 0.9 %氯化钠 2 mL 静脉注射,隔 20 分钟重复 1 次,共 2～3 次,可起止血作用。或用维生素 K_1 0.4 mg/kg 静脉注射。必要时输血浆,每次 10 mL/kg。

(三)镇静与抗惊厥

对无惊厥者用苯巴比妥 10～15 mg/kg 静脉注射以镇静及防止血压波动,12 小时后用维持量5 mg/(kg·d),连用 5 天。有惊厥者抗惊厥治疗。对Ⅳ级脑室内出血伴生后 1 个月内仍有惊厥发作者,因80 %以上于 1 个月后仍可发生迟发性惊厥,故可使用抗癫痫药物。

(四)脑水肿治疗

(1)于镇静、抗惊厥治疗 12 小时后,可给予呋塞米 1 mg/kg 静脉注射,每日 3 次,至脑水肿消失。

(2)地塞米松 0.5～1.0 mg/kg 静脉注射,每 6 小时 1 次,连用 3 天。此药能降低脑血管通透性,减轻脑水肿,增强机体应激能力而不会加重出血。

(五)穿刺放液治疗

(1)硬膜下穿刺放液。用于有颅内高压之硬膜下出血,每日穿刺放液 1 次,每次抽出量<5 mL,若 10 天后液量无显著减少,可做开放引流或硬膜下腔分流术。

(2)腰椎穿刺放液。用于有蛛网膜下隙出血或Ⅲ～Ⅳ级脑室内出血者。腰椎穿刺放液于 B 超确诊后即可进行,每日穿刺放液 1 次,每次放液量 5～15 mL,以降低颅内压,去除脑脊液中的血液及蛋白质,减少日后粘连,避免发生脑积水。当 B 超显示脑室明显缩小或每次只能放出<5 mL 液量时,改隔日或隔数日 1 次,直至脑室恢复正常。

(3)侧脑室引流。对有Ⅲ～Ⅳ级脑室内出血、腰椎穿刺放液未能控制脑室扩大者,或伴有颅内压增高的急性脑积水者,均可做侧脑室引流,首次引流液量 10～20 mL/kg。此法常可控制脑室扩大及急性脑积水。为防感染,一般维持 7 天即应拔管。

(4)手术治疗。侧脑室引流效果不佳者,应行脑室-腹腔分流术。

(六)出血后脑积水(PHH)治疗

早产儿脑室内出血,其血性脑脊液引起化学性蛛网膜炎,脑脊液吸收障碍,导致脑室扩大,虽较常见,但 87 ％能完全恢复,只有约 4 ％的 IVH 发展为出血后非交通性脑积水(Ⅲ级中78 ％、Ⅳ级中 100 ％发生脑积水)。后者乃脑室内血性脑脊液沿脑脊液通路进入蛛网膜下隙,引起脑脊液循环通路阻塞所致,以中脑导水管梗阻为多。

1.连续腰椎穿刺

对严重 ICH,可做连续腰椎穿刺放液,以控制出血后脑积水,成功率为 75 ％～91 ％,连续腰椎穿刺应做到早期应用(病后 1～3 周)、放液量不宜过少(每次 5～8 mL)、间隔期应短(1～2天)、疗程足够(1 个月左右),并避免腰椎穿刺损伤。对连续腰椎穿刺效果欠佳者,可联合应用乙酰唑胺治疗。有人认为反复腰椎穿刺放液并不能减少 PHH 的发生,反而会增加颅内感染的机会,因而提出反对。但因持续的颅内高压可破坏神经元轴突和损伤白质的少突胶质细胞,轴突的损伤亦可累及皮质的神经元,已证实腰椎穿刺放液能使皮质灰质容积明显增加,因此连续腰椎穿刺放液对控制持续颅内高压、防止脑积水发生确有其实际意义。

2.脑脊液生成抑制剂

乙酰唑胺 40～100 mg/(kg·d)口服。由于出血后脑积水的发病机制主要是脑脊液吸收障碍而不是分泌增加,故不主张单独应用。

3.其他

过去用于溶解血凝块的尿激酶、链激酶,抑制脑脊液生成的甘油、呋塞米等,均已证实未能减少脑积水发生而停止使用。

4.手术治疗

采用脑室-腹腔分流术,指征为:

(1)每周影像检查提示脑室进行性增大。

(2)每周头围增长>2 cm。

(3)出现心动过缓、呼吸暂停、惊厥、昏迷等颅内高压症。

(4)术前脑脊液蛋白含量<10 mg/mL。术后常见并发症为感染及分流管梗阻。

经正规治疗的 ICH 患儿,大多于 5～7 天痊愈。

九、预防

(一)产前预防

(1)预防早产,预防可导致产伤的各种因素,治疗孕产妇高危疾病如妊娠期高血压病。胎膜早破孕妇应用抗生素防感染。

(2)早产孕妇产前应用糖皮质激素。糖皮质激素可促肺成熟的同时,亦可促进生发基质毛细血管发育成熟,明显降低新生儿 ICH 的发生率。其不良反应为可导致低出生体重及头围缩小,但主要发生在多疗程使用糖皮质激素者身上。为避免产生不良反应,可仅于分娩前 24～48 小时给予地塞米松 10 mg 或倍他米松 12 mg 静脉滴注,于 1 日内 1 次或分 2 次滴入,必要时可连用 2 天(第 2 次应用应与分娩时间间隔 24 小时以上),可明显降低早产儿颅内出血的发生率。

(3)早产孕妇产前应用维生素 K_1,目的是促使胎儿血浆 II、VII、X 三种凝血因子水平升高,从而降低早产儿颅内出血发生率。可于分娩前给予维生素 K_1 静脉或肌内注射,每日 1 次,连用 2～7 天(最后 1 次应用应与分娩时间间隔 24 小时以上),同样有良好效果,如出生早期给予早产儿注射活性因子 VII,效果更佳。

(4)产前联合应用糖皮质激素及维生素 K_1。联合应用比单用糖皮质激素或维生素 K_1 效果更佳,两药用法同上,可使 PVH-IVH 发生率下降 50 % 以上,重度出血减少 75 %。

(5)其他。早产孕妇产前应用苯巴比妥,经循证医学分析,无良好效果,不能用于早产儿颅内出血的预防。亦有介绍产前联合应用硫酸镁(每次 4.0 g)及氨茶碱(每次 240 mg)静脉滴注 12 小时,然后每 12 小时一次,直至分娩或疗程已达 48 小时。

(二)产前、产后联合预防

由于 ICH 多发生在宫内或生后 1～6 小时,故生后 6 小时才注射苯巴比妥,确实不能预防早产儿颅内出血的发生,若于生后 1～3 小时注射该药,虽仍不能降低颅内出血发生率,但可减少重度出血的发生及减少轻度出血转为重度出血。故可于产前采用糖皮质激素及维生素 K_1,而于婴儿出生 3 小时内注射苯巴比妥,可获得更好的预防效果。

(三)产时预防

产时预防方法采用延迟结扎脐带。已证实早产儿脱离母体后 30～45 秒结扎脐带(延迟结扎脐带),与脱离母体后 10 秒内结扎脐带(即刻结扎脐带)比较,早产儿颅内出血发生率明显降低。

(四)新生儿药物预防

(1)苯巴比妥。尽管有报道早产儿应用苯巴比妥,可使脑室内出血发生率从 43.9 %～54 % 降至 7.1 %～28.2 %,并使重度脑室内出血发生率从 20 %～33.3 % 降至 0～11 %。于生后 6 秒、12 秒及大于生后 12 秒给药,脑室内出血发生率分别为 15.6 %、32.8 % 及 44.9 %。故可于生后 6 秒内应用,苯巴比妥负荷量 20 mg/(kg·d),分 2 次,间隔 12 小时静脉注射,24 秒后维持量为 5 mg/(kg·d),共用 3～5 天。但国外经循证医学分析后认为,于生后 6 小时内应用苯巴比妥,对降低 ICH 及 ICH 后遗症、病死率均无效,且可增加对机械通气的需求,因而不推荐使用。

(2)吲哚美辛,能调节脑血流,促进室管膜下生发基质成熟。出生体重<1 250 g 的早产儿,于生后6～12 小时给予吲哚美辛0.1 mg/kg,24 小时后重复 1 次;或生后 6～12 小时给予 1 次,此后每 12 小时 1 次,连用2～3 天,可使脑室内出血发生率降低 66 ％,但对男婴效果好于女婴,且可升高坏死性小肠结肠炎发生率。

(3)维生素 K_1。迄今为止,采用维生素 K_1 预防维生素 K 缺乏所致之 ICH,其用药方法、用药途径、使用剂量均未统一,多认为口服比肌内注射更为合适。尽管证实维生素 K 作为氧化剂,对患 G-6-PD 缺乏症新生儿的红细胞不会发生氧化损害,亦不会发生 DNA 损伤,但未能排除导致儿童期白血病的可能。目前多建议以下几点。①由于肌内注射维生素 K_1 短期内可引起机体非常高的维生素 K_1 水平,对新生儿可能会有潜在损害,故非必要不做肌内注射。②足月儿生后可有维生素 K 缺乏,于生后第 1 天及第 4 天分别口服水溶性混合微胶粒制剂(phylloquinone,内含维生素 K_1 2 mg 及卵磷脂、甘氨胆酸)2 mg,维生素 K 缺乏性出血症可减少61.1 ％,从而预防维生素 K 缺乏性 ICH。对单纯母乳喂养者,亦可每周口服 2 mg,采用少剂量多次口服,安全性更高。③早产儿维生素 K 依赖性凝血因子减少,不是维生素 K 缺乏所致,而是蛋白质合成不足造成的,且早产儿维生素 K 缺乏并不明显,给予维生素 K_1 效果不佳,故早产儿生后前几周应适当减少维生素 K_1 的供给,不必过早给予。④对不适宜口服者可予静脉注射维生素 K_1 0.4 mg/kg,效果与口服3 mg者相同。⑤对服用抗生素、抗结核药及抗癫痫药物的孕妇,于分娩前 15～30 天口服维生素 K_1 10～20 mg/d,该新生儿生后应立即静脉注射维生素 K_1,亦有预防作用。

(4)其他。尚有报道应用泮库溴铵、维生素 E、酚磺乙胺、钙拮抗剂等者,但多认为效果不大。

十、预后

(一)影响 ICH 预后的因素

(1)临床症状。①昏迷或半昏迷;②中枢性呼吸衰竭;③重度惊厥;④原始反射全部消失。具备上述项目越多,预后越差。其中严重室管膜下生发基质-脑室内出血发生后遗症率>35 ％,伴发脑室周围出血、梗形脑室周围白质软化者可高达 90 ％,常表现为半身瘫,认知障碍。

(2)出血部位及出血量。严重硬膜下出血、严重原发性蛛网膜下隙出血、严重脑室内出血及小脑实质出血,均预后不良。常见的脑室内出血,其预后与出血程度有关:轻度出血者几乎全部存活,后遗症率为0～10 ％;中度出血病死率为 5 ％～15 ％,后遗症率为 15 ％～25 ％;重度出血病死率为 50 ％～60 ％,后遗症率为65 ％～100 ％。

(3)脑室周围出血性梗形与脑室周围白质软化。严重后遗症的发生可能与下列因素有关:①生发基质损伤,可使神经细胞分化障碍及板下区神经元损伤,导致髓鞘、皮质发育异常而发生运动、认知障碍;②脑室周围白质特别是对应中央区、顶枕区白质损害,皮质脊髓视放射及丘脑投射纤维损害,导致双下肢痉挛瘫,视觉损害及认知障碍;③持续颅内高压及脑积水,可导致神经发育迟缓;④皮质神经元损伤,可导致认知障碍。

室管膜下生发基质-脑室内出血所导致的脑实质损害与神经发育的关系见表 15-2。

表 15-2　脑实质损害与神经发育的关系

白质损害	例数	神经发育		
		正常	轻度异常	重度异常
无	43	25	17	1
轻度	20	11	8	1
重度	9	0	4	5

（二）常见后遗症

（1）脑积水。主要由 IVH 所致。54 ％可于 8 周后自然缩小并恢复正常；部分可继续扩大超过 6 个月，然后逐渐消退，并于 1 岁左右恢复正常；还有一部分保持稳定或继续发展成严重脑积水。过去曾广泛采用乙酰唑胺［Diamox,100 mg/(kg·d)］及呋塞米［furosemide,1 mg/(kg·d)］治疗,但最后证实不但无效,而且反而可能增加死亡率及伤残率。过去亦曾于脑室内注射链激酶,亦证明无效。而脑室-腹腔引流则可有一定疗效。

（2）智力、运动发育障碍。多由 PVH-IVH 所致,包括有运动、认知障碍,视觉损害及脑性瘫痪。

参考文献

[1] 许峰. 实用儿科机械通气操作手册 [M]. 北京：人民卫生出版社，2018.

[2] 李振芳. 实用儿科药物剂量速查手册 [M]. 5 版. 北京：中国医药科技出版社，2018.

[3] 谭金童，王俊超，杨圣春. 现代儿科临床诊疗学 [M]. 武汉：湖北科学技术出版社，2017.

[4] 何利君，张广清，廖卫华. 儿科护理健康教育 [M]. 北京：科学出版社，2017.

[5] 陈玉瑛. 儿科护理学 [M]. 2 版. 北京：科学出版社，2018.

[6] 朱丽辉，谢鑑辉. 儿科静脉治疗护理标准化操作程序 [M]. 长沙：湖南科学技术出版社，2018.

[7] 赵南. 儿童教育发生学 [M]. 北京：中央编译出版社，2016.

[8] 崔明辰，王振敏. 儿科学 [M]. 3 版. 西安：第四军医大学出版社，2015.

[9] 赵正言. 儿科疾病诊断标准解读 [M]. 北京：人民卫生出版社，2018.

[10] 朱翠平. 儿科急症救治临床指引 [M]. 北京：人民卫生出版社，2018.

[11] 王伟迪. 妇产与儿科常见病治疗学 [M]. 长春：吉林科学技术出版社，2017.

[12] 刘凤爱. 实用临床儿科疾病理论与实践 [M]. 北京：科学技术文献出版社，2018.

[13] 支立娟，陈圣洁，巩文艺. 儿科用药指导手册 [M]. 北京：中国医药科技出版社，2017.

[14] 任为. 临床儿科诊疗与儿童保健 [M]. 上海：上海交通大学出版社，2018.

[15] 吴少祯. 中国儿科医学史 [M]. 2 版. 北京：中国医药科技出版社，2015.

[16] 甘卫华，于宝生，焦泽霖. 儿科临床处方手册 [M]. 5 版. 南京：江苏凤凰科学技术出版社，2017.

[17] 张贤锋. 实用儿科疾病诊断与治疗 [M]. 延吉：延边大学出版社，2016.

[18] 王文强. 儿童行为与精神障碍症状表现及其干预 [M]. 厦门：厦门大学出版社，2015.

[19] 曾丽娟. 儿科护理 [M]. 武汉：湖北科学技术出版社，2014.

[20] 耿蓉娜，付海燕，温婵，等. 实用儿科疾病临床诊断与护理 [M]. 北京：中国科学技术出版社，2017.

[21] 江荷叶. 儿科主治医师资格考试考点速记 [M]. 北京：中国医药科技出版社，2015.

[22] 胡仪吉，申昆玲，沈颖. 当代医学新理论新技术丛书：儿科学 [M]. 哈尔滨：黑龙江科学技术出版社，2014.

[23] 罗小平，刘铜林. 临床医师诊疗丛书 儿科疾病诊疗指南 [M]. 3 版. 北京：科学出版社，2014.

[24] 谢鑑辉，高红梅，陈立华. 儿科护理常规 [M]. 长沙：湖南科学技术出版社，2015.

[25] 张道友，陈斌. 临床医学概论 [M]. 合肥：中国科学技术大学出版社，2014.

[26] 张建. 儿科神经系统疾病病例解析 [M]. 北京：人民卫生出版社，2017.

[27] 罗开源，李新维. 儿科学 [M]. 北京：中国医药科技出版社，2014.

[28] 卞成磊. 儿科疾病诊断与治疗 [M]. 上海：上海世界图书出版公司，2017.

[29] 王丽芹，付春华，裘晓霞. 儿科病人健康教育 [M]. 北京：科学出版社，2017.

[30] 李玲，朱天垣，张轶乐，等. 新编妇产科与儿科学 [M]. 北京：科学技术文献出版社，2014.

[31] 达志海，梁殿哲. 最新儿科疾病诊疗指南 [M]. 兰州：甘肃文化出版社，2017.

[32] 张大华，蒙景雯. 北京大学第一医院儿科护理工作指南 [M]. 北京：人民卫生出版社，2017.